Hippokrates

Die Rückenschule

Aufbau und Gestaltung eines Verhaltenstrainings für Wirbelsäulenpatienten

Herausgegeben von
Christian G. Nentwig †
Jürgen Krämer
Carl-Heinz Ullrich

Unter Mitarbeit von
K. Büttner, A.B. Czolbe,
S. Höfling, R.O. Kissling, R. Krämer,
L. Krüger, R. Menzel, E. Nitzschke,
B. Reinhardt, A. Rössler, Ch. Schreiner,
H. Struif, A. Wilcke, D. Windemuth

4., durchgesehene Auflage

Hippokrates Verlag · Stuttgart

Die Deutsche Bibliothek –
CIP-Einheitsaufnahme

Ein Titeldatensatz für diese Publikation ist bei der Deutschen Bibliothek erhältlich

Herausgeber:

Prof. Dr. rer. nat. Christian G. Nentwig †

Prof. Dr. med. Jürgen Krämer
Direktor der Orthopädischen
Universitätsklinik Bochum
St. Josef-Hospital
Gudrunstr. 56
D-44791 Bochum

Dr. med. Carl-Heinz Ullrich
Gesundheitszentrum Heiligenhaus
Südring 180
D-42579 Heiligenhaus

1. Auflage 1990
2. Auflage 1993
3. Auflage 1997
4. Auflage 2002

Die 1. bis 3. Auflage erschienen im F. Enke Verlag, Stuttgart.

Wichtiger Hinweis: Wie jede Wissenschaft ist die Medizin ständigen Entwicklungen unterworfen. Forschung und klinische Erfahrung erweitern unsere Erkenntnisse, insbesondere was Behandlung und medikamentöse Therapie anbelangt. Soweit in diesem Werk eine Dosierung oder eine Applikation erwähnt wird, darf der Leser zwar darauf vertrauen, dass Autoren, Herausgeber und Verlag große Sorgfalt darauf verwandt haben, dass diese Angabe **dem Wissensstand bei Fertigstellung des Werkes** entspricht.

Für Angaben über Dosierungsanweisungen und Applikationsformen kann vom Verlag jedoch keine Gewähr übernommen werden. **Jeder Benutzer ist angehalten**, durch sorgfältige Prüfung der Beipackzettel der verwendeten Präparate und gegebenenfalls nach Konsultation eines Spezialisten festzustellen, ob die dort gegebene Empfehlung für Dosierungen oder die Beachtung von Kontraindikationen gegenüber der Angabe in diesem Buch abweicht. Eine solche Prüfung ist besonders wichtig bei selten verwendeten Präparaten oder solchen, die neu auf den Markt gebracht worden sind. **Jede Dosierung oder Applikation erfolgt auf eigene Gefahr des Benutzers.** Autoren und Verlag appellieren an jeden Benutzer, ihm etwa auffallende Ungenauigkeiten dem Verlag mitzuteilen.

Unsere Homepage: www.hippokrates.de

Satz: Photocomposition Jung, F-67420 Plaine
Druck: Calwer Druckzentrum GmbH,
D-75365 Calw

ISBN 3-8304-5526-8

Editorial zur 3. Auflage

Degenerative Erkrankungen der Wirbelsäule zählen zu den in den letzten Dekaden in den industrialisierten Ländern besonders weit verbreiteten „Zivilisationskrankheiten". Damit einher gehen eine erhebliche Verminderung der Lebensqualität der Betroffenen durch Schmerzen und Einschränkungen des Bewegungsspielraumes, eine wesentliche Belastung des Gesundheitssystems durch langwierige und kostenintensive Behandlung und ein beträchtlicher volkswirtschaftlicher Schaden durch den Ausfall von Arbeitstagen und frühzeitige Berentungen.

Schon allein auf Grund der hohen Prävalenz, der gesundheitspolitischen und ökonomischen Bedeutung erscheinen daher die Entwicklung und Durchführung von Maßnahmen zur Prävention degenerativer Wirbelsäulenerkrankungen als notwendig. Angesichts des Nachweises der Behandlung unangemessener Bewegungsformen und Körperhaltungen für die Pathogenese dieser Erkrankungen sind Methoden der Verhaltensprävention gerade hier sinnvoll und erfolgversprechend. Entsprechende Programme sind mit der Bezeichnung „Rückenschulen" als Verhaltenstraining zur Prävention und Rehabilitation degenerativer Wirbelsäulenerkrankungen entstanden.

Charakteristisch für die Entwicklung und Durchführung dieser Programme ist die Zusammenarbeit von Vertretern verschiedener Disziplinen, insbesondere der Orthopädie, der Krankengymnastik und der Psychologie. Die interdisziplinäre Kooperation von Medizin und Verhaltenswissenschaft zur Prävention degenerativer Wirbelsäulenerkrankungen in Rückenschulen sind ein prägnantes Beispiel der Verhaltensmedizin.

Der Gedanke, auf diesem Gebiet verhaltensbezogene Maßnahmen zur Prävention und Rehabilitation einzusetzen, ist allerdings nicht neu: Bereits zu Beginn des 19. Jahrhunderts hat *Delpech* in der Nähe des französischen Montpellier ein Institut gegründet, das Bewegungsübungen in Gymnastiksaal und Schwimmbad für Patienten mit Rückenschmerzen anbot und später als „klassische" Rückenschule bezeichnet wurde. Die eigentlichen Grundlagen für die heute durchgeführten Rückenschulprogramme hat der schwedische Orthopäde *Alf Nachemson* in den 60er Jahren dieses Jahrhunderts geschaffen, indem er den Zusammenhang zwischen verschiedenen Körperhaltungen beim Sitzen, Stehen, Liegen und Heben und dem Belastungsdruck der Lendenbandscheiben drastisch veranschaulicht hat.

Es ist daher sicher kein Zufall, dass die erste Einrichtung mit dem Namen „Rückenschule" 1969 von der Physiotherapeutin *Marianne Zachrisson-Forssell* in der Nähe von Stockholm gegründet wurde. Damit begann eine Entwicklung, die über die Entstehung von Rückenschulprogrammen in den USA und Kanada während der 70er Jahre zu intensiven Aktivitäten im deutschsprachigen Raum seit Mitte des letzten Jahrzehntes geführt hat.

Seit 1985 veranstaltet der Arbeitskreis „Degenerative Wirbelsäulenerkrankungen" der Deutschen Gesellschaft für Orthopädie und Traumatologie unter der wissenschaftlichen Leitung von *Carl-Heinz Ullrich* und *Jürgen Krämer* jährlich eine Tagung zum Thema „Wirbelsäule – Rückenschule" in St. Moritz bzw. in Assmannshausen, die Wissenschaftler des deutschsprachigen Raumes zusammenführt. Diese Konferenzen behandelten jeweils unterschiedliche Rahmenfragestellungen, wie z. B. „Rückenschule und Sport", „Rückenschule in der Schule", „Rückenschule im Alter", „Rückenschule am Arbeitsplatz" oder „Rückenschule in der Rehabilitation".

Mit der steigenden Bedeutung der Schmerztherapie in der Orthopädie muss der Rückenschule im Sinne der sekundären und tertiären Prävention besondere Aufmerksamkeit geschenkt werden. Einerseits beinhaltet das Curriculum der orthopädischen Rückenschule Bausteine zur Schmerzbewältigung; andererseits kann die dringende Empfehlung zu motorischer und sozialer Aktivität als Bestandteil der Schmerzbehandlung nur dann verantwortungsvoll erteilt werden, wenn der Patient weiß, wie er Aktivitäten wirbelsäulengerecht ausführen kann. Dementsprechend wird das nächste Rahmenthema dieser Konferenz „Rückenschule und Schmerz" lauten.

Das vorliegende Buch verfolgt hauptsächlich zwei Ziele:

- Es will über die Entwicklung der Rückenschul-Bewegung und den Stand der Forschung zu Fragen der Rückenschule berichten.
- Es will Anregungen, Orientierung und Hilfestellung für Neugründungen, Aufbau, Gestaltung und Weiterentwicklung von Rückenschulen vermitteln.

C.G. Nentwig　　*J. Krämer*　　*C.-H. Ullrich*

Inhalt

Mitarbeiterverzeichnis

Dr. med. *Klaus Büttner*
Chefarzt der
Schlüsselbad-Klinik
Renchtalstr. 2
D-77740 Bad Peterstal-Griesbach

Anne B. Czolbe
Bachstr. 121
D-22083 Hamburg

Prof. Dr. *Siegfried Höfling*
Akademie für Politik und Zeitgeschehen
Hanns-Seidel-Stiftung
Lazarettstr. 33
D-80636 München

Priv.-Doz. Dr. med. *Rudolf O. Kissling*
Leitender Arzt der
Orthop. Univ.-Klinik Balgrist
Forchstr. 340
CH-8008 Zürich

Prof. Dr. med. *Jürgen Krämer*
Direktor der Orthop. Univ.-Klinik Bochum
St.-Josef-Hospital
Gudrunstr. 56
D-44791 Bochum

Dr. med. *Robert Krämer*
Orthopädische Klinik der
Heinrich-Heine-Universität
Moorenstr. 5
D-40225 Düsseldorf

Lutz Krüger
Rechtsanwalt
Sonnenberger Str. 24
D-65193 Wiesbaden

Dr. phil. *Regina Menzel*
Sternbuschweg 128
D-47057 Duisburg

Dr. med. *Eckhart Nitzschke*
Münzgasse 29
D-78462 Konstanz

Dr. med. *Bernd Reinhardt*
Rosenheimer Str. 53
D-83043 Bad Aibling

Achim Rössler
Leiter der Physiotherapie-Schule
St.-Elisabeth-Stiftung Bochum
Günnigfelder Str. 176
D-44793 Bochum

Dr. med. *Christofer Schreiner*
Heinrich-König-Str. 100
D-44795 Bochum

Dr. *Helmfried Struif*
Dipl.-Kaufmann
Tilmannstr. 9
D-57627 Hachenburg

Dr. med. *Carl-Heinz Ullrich*
Gesundheitszentrum Heiligenhaus
Südring 180
D-42579 Heiligenhaus

Dr. med. *Andreas Wilcke*
Krankenhaus St. Josef
Orthopädische Klinik
Bergstr. 6
D-42105 Wuppertal

Dr. phil. *Dirk Windemuth*
BgAg – Berufsgenossenschaftliches Institut
Arbeit und Gesundheit
Königsbrücker Landstr. 2
D-01109 Dresden

I Allgemeine Bestandteile des Rückenschulprogrammes

Im Teil I werden Programmbausteine und deren Grundlagen beschrieben, die Bestandteil jeder Rückenschule sind: Informationen über die Wirbelsäule und wirbelsäulengerechtes Verhalten, krankengymnastische Übungen, psychologische Verfahren, die besondere Berücksichtigung der Halswirbelsäule, Grundlagen zur Biomechanik des Sitzens und der Beckenbalance sowie Informationen über wirbelsäulengerechtes Ausüben von Sportarten.

J. Krämer erläutert in Kap. 1 „Inhalte der Rückenschule" die grundlegenden Bestandteile des Curriculums. Dazu gehören Anatomie und Physiologie der Wirbelsäule, der Stoffwechsel der Bandscheiben, Regeln zur Vermeidung der Kyphose unter Belastung und der Hyperlordose. Besonders berücksichtigt werden die Regeln für wirbelsäulengerechtes Sitzen, deren Formulierung die neuen Ergebnisse der anatomischen Untersuchungen zur Biomechanik des Sitzens und zum Lenden-Becken-Beinwinkel von *R. Krämer* (Kap. 5) berücksichtigt.

In Kap. 2 werden von *A. Rössler* die Grundzüge des krankengymnastischen Vorgehens bei Wirbelsäulenpatienten beschrieben. Besonders wichtig für die stationäre Rückenschule ist die krankengymnastische Behandlung in der akuten Phase. Zur Stabilisierung der Wirbelsäule werden Übungen zur Kräftigung der Rumpfmuskulatur eingesetzt.

Die Notwendigkeit psychologischer Maßnahmen für die Rückenschule wird in Kap. 3 von *C.G. Nentwig* beschrieben. Nach der gegenüberstellenden Diskussion traditionell psychosomatischer versus verhaltensmedizinischer Maßnahmen folgt die Beschreibung von psychologischen Bausteinen im Programm der Rückenschule.

Auf den Mangel skandinavischer und nordamerikanischer Rückenschulen, die sich bevorzugt auf den „low back pain" und die LWS konzentrieren, weist *J. Krämer* in Kap. 4 hin. Er stellt ein Curriculum für die HWS in der Rückenschule und Verhaltensregeln für HWS-Patienten vor.

B. Reinhardt führt die besondere Bedeutung der Lenden-Becken-Hüft-Region als Funktionseinheit für die Wirbelsäule vor Augen. In Kap. 6 verdeutlicht er die Auswirkungen muskulärer Dysbalance und die Notwendigkeit der Beckenbalance.

Informationen über das wirbelsäulengerechte Ausüben verbreiteter Sportarten und Hinweise auf wirbelsäulenfreundliche bzw. wirbelsäulenschädigende Bewegungsabläufe beim Sport sind notwendiger Bestandteil des Rückenschulprogrammes. *C.-H. Ullrich* erläutert in Kap. 7 diesen Teil des Curriculums.

1 Inhalte der Rückenschule

J. Krämer

Tab. 1 Risikofaktoren für bandscheibenbedingte Erkrankungen.

1. **Anlage**	gehäuftes Auftreten von Bandscheibenschäden in der Familie Wirbelsäulenverkrümmungen niedrige Schmerzschwelle Neigung zu muskulären Verspannungen und psychischen Fehlhaltungen
2. **Äußere Umstände**	bandscheibenbelastende Tätigkeiten im Beruf und in der Freizeit Haltungskonstanz fehlende körperliche Betätigung
3. **Lebensalter**	zwischen 30 und 60 Jahren, vor allem um die 40

1.1 Definition

Die Rückenschule ist eine Einrichtung der vorbeugenden Gesundheitspflege zur Prävention und Rehabilitation von Wirbelsäulenschäden. Es gibt Fehlhaltungen und fehlerhaftes Verhalten, z. B. beim Sitzen, Heben, Tragen und Bücken, die bei gegebener Veranlagung zu Rückenschäden führen können. In der Rückenschule werden wirbelsäulenschädliche Haltungen und Verhaltensweisen abgebaut und durch wirbelsäulenfreundliche ersetzt.

Im Gruppenunterricht finden Informationen und Demonstrationen statt, die durch praktische Übungen ergänzt werden. Die Rückenschüler erlernen systematisch richtige Körperhaltungen und Bewegungen und führen diese nach entsprechender Einübung vor.

Zielgruppen für die Rückenschule sind im Rahmen der *sekundären Prävention* Personen, die einen oder mehrere Risikofaktoren aus Tab. 1 aufweisen und häufig unter Kreuzschmerzen, Ischias und Hexenschuss leiden. Hier sollen durch die Rückenschule Häufigkeit und Heftigkeit der von der Wirbelsäule ausgehenden Beschwerden reduziert werden.

Es nehmen aber auch primär nicht Erkrankte, also vor allem Kinder und Jugendliche an der Rückenschule teil, damit sie die Rückenschäden erst gar nicht bekommen, im Sinne der *primären Prävention:* die Rückenschule gehört auch in die Schule (s. Kap. 13 u. 14).

Tab. 2 Die 10 Regeln der Rückenschule

1. Du sollst dich bewegen
2. Halte den Rücken gerade
3. Gehe beim Bücken in die Hocke
4. Hebe keine schweren Gegenstände
5. Verteile Lasten und halte sie dicht am Körper
6. Halte beim Sitzen den Rücken gerade und stütze den Oberkörper ab
7. Stehe nicht mit geraden Beinen
8. Ziehe beim Liegen die Beine an
9. Treibe Sport, am besten Schwimmen, Laufen oder Radfahren
10. Trainiere täglich deine Wirbelsäulenmuskeln

1.2 Was wird in der Rückenschule gelehrt?

Aufbau und Funktion der Wirbelsäule

Anhand von Videofilmen, Diapositiven und am Wirbelsäulenmodell wird der Aufbau der Wirbelsäule erklärt. Die funktionelle Einheit – das Bewegungssegment – mit ihren wichtigsten Bestandteilen wird erläutert. Der vorgetragene Text lautet z. B.:

Das Bewegungssegment besteht aus 2 Wirbelkörpern, der Bandscheibe, dem Wirbelgelenk sowie den Muskeln. Bandscheibe und Wirbelgelenk bilden eine Funktionseinheit. Störungen und Verschiebungen der Bandscheibe führen auch gleichzeitig zu Verschiebungen der Wirbelgelenke. Unmittelbar neben den Wirbelgelenken und der Bandscheibe finden sich druckempfindliche Gewebsstrukturen – in erster Linie die Wurzeln des Ischiasnervs im unteren Lendenwirbelsäulenabschnitt.

Ausgangspunkt aller krankhafter Veränderungen an der Wirbelsäule auf degenerativer Basis sind die Veränderungen in der Bandscheibe.

Die Bandscheiben des Menschen unterliegen einem frühzeitigen Verschleißprozess, bedingt durch die schlechte Ernährungslage der blutgefäßlosen Bandscheibe, die zudem noch durch den aufrechten Gang stark belastet wird. Es treten Gefügelockerungen, Risse und Gewebsverlagerungen auf, die unterschiedliche Beschwerden verursachen. Die degenerativen Veränderungen erreichen ihren Höhepunkt im mittleren Lebensabschnitt zwischen dem 30. und 50. Lebensjahr, wo auch die meisten bandscheibenbedingten Erkrankungen auftreten. Danach kommt es zur Austrocknung und wohltätigen Teilversteifung der Wirbelsäule.

Warum man sich viel bewegen soll, Bandscheibenernährung

Die Ernährung der Bandscheiben sollte erläutert werden. Etwa folgendermaßen:

Die Bandscheiben des Menschen haben keine Blutgefäße. Sie werden durch eine Art Durchsaftungsmechanismus ernährt. Bei Belastung werden Stoffwechselschlacken und Flüssigkeit aus der Bandscheibe herausgepresst, bei Entlastung, also im Liegen, saugt sich die Bandscheibe wieder voll. Große Druckbelastungen führen zu einem raschen Wasseraustritt mit Bandscheibenerniedrigung. Am geringsten ist die Belastung, wenn man liegt und die Beine im Hüft- und Kniegelenk beugt. Der unterschiedliche Flüssigkeitsgehalt der Bandscheiben morgens und abends lässt sich an der unterschiedlichen Körperlänge, aber auch z. B. im Kernspintomogramm nachweisen. Regelmäßiger Wechsel zwischen Be- und Entlastung, also *Bewegung, fördert den Stoffaustausch in der Bandscheibe,* Haltungskonstanz, also langes Sitzen, Stehen oder auch langes Liegen, lässt den Flüssigkeitsstrom versiegen.

Die Konsequenz für die Rückenschule: *Du sollst dich bewegen (Rückenschulregel Nr. 1).* Ebenso gehört hierher die *Rückenschulregel Nr. 9: Treibe Sport,* am besten die rückenfreundlichen Sportarten – Laufen, Radfahren oder Schwimmen.

Vermeidung der Rundrückenbelastung

Warum Heben und Bücken mit Rundrückenhaltung so schädlich ist, sollte erläutert werden. Etwa so: Im Rahmen der frühzeitig eintretenden Bandscheibendegeneration verliert das Gallertgewebe seine Festigkeit und neigt zu Verlagerungen und Verschiebungen. Das zentrale mobile Gallertgewebe, das wir auch als Nucleus pulposus bzw. Gallertkern bezeichnen, schiebt sich durch Risse im Bandscheibenring nach außen und tritt in Kontakt mit druckempfindlichen Strukturen, wie z. B. den Ursprungsfasern des Ischiasnervs. Vorwölbungen in der Mitte rufen den Hexenschussanfall hervor, Vorwölbungen nach hinten seitlich führen zu Ischiasschmerzen. Man kann das verlagerte Gewebe im Computertomogramm, im Myelogramm, Diskogramm sowie neuerdings im Kernspintomogramm darstellen. Im unteren Lendenwirbelsäulenabschnitt ist jede Bewegung beschwerdeauslösend, welche eine Verlagerung des zentralen mobilen Bandscheibengewebes nach dorsal provoziert. In erster Linie ist es die

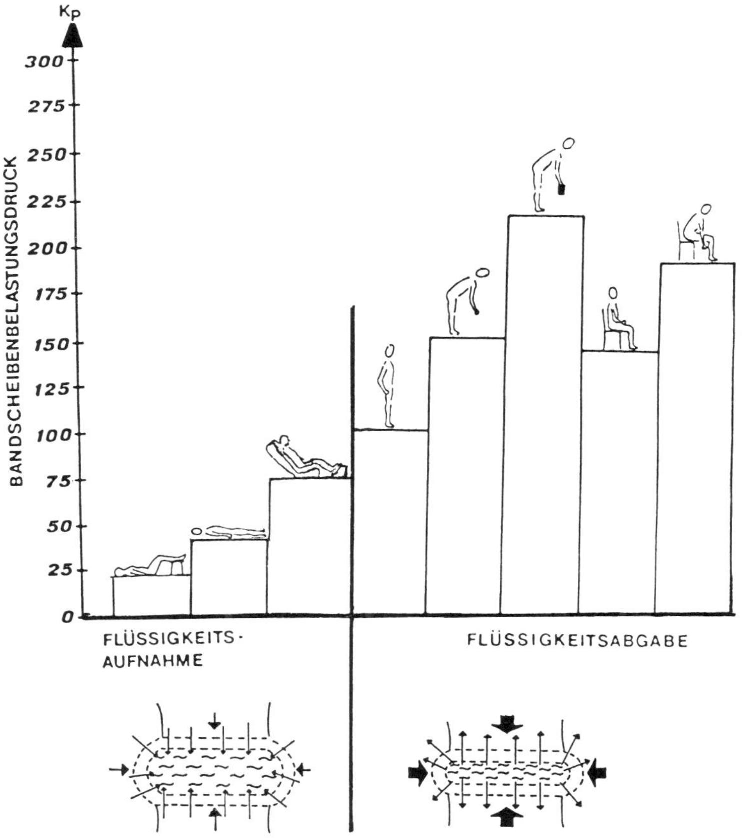

Abb. 1 Belastungsdruck der Lendenbandscheiben in den verschiedenen Körperpositionen und Flüssigkeitsverschiebungen an der Bandscheibengrenze. Bei Entlastung (im Liegen) und niedrigem Belastungsdruck saugt sich die Bandscheibe voll, bei hoher Belastung (Stehen, Sitzen, Bücken) wird sie wie ein Schwamm ausgepresst (Aus: *J. Krämer:* Bandscheibenschäden. Heyne, München 1992).

Rundrückenbelastung. Im Experiment lässt sich nachweisen, dass sich das Gewebe immer zur weniger belasteten Seite hin verlagert. Bei der Rumpfbeugung nach vorn kommt es zur Verlagerung nach hinten. Die alleinige Rundrückenbildung ohne axiale Druckbelastung führt nicht zur Bandscheibenverlagerung. Sie wird sogar bei der Stufenlagerung therapeutisch genutzt, um die Zwischenwirbellöcher zu erweitern und die Wirbelgelenke zu entlasten. Wesentliche Regeln und Übungen der Rückenschule sind darauf ausgerichtet, das zentrale durch Degeneration gelockerte Bandscheibengewebe an Ort und Stelle zu halten. Wenn die Wirbelsäule belastet wird, etwa beim Bücken, Heben, Tragen, so sollte sie gerade gehalten werden, damit es nicht zu den Verschiebungen kommt. *Rückenschulregel 2 lautet: Halte den Rücken gerade, und Nr. 3: Gehe beim Bücken in die Hocke.* Auch Regel *Nr. 5: Verteile Lasten und halte sie dicht am Körper* soll eine asymmetrische Rumpfbelastung verhindern. Als besonders prolapsprovozierend im Experiment hat sich die Kombination asymmetrische axiale Belastung + Torsion erwiesen. Es handelt sich im täglichen Leben um die Drehbewegung des Rumpfes unter Belastung. Die praktischen Übungen zu diesem Teil der Rückenschule bestehen darin, dass der Rückenschullehrer richtiges Heben, Tragen und Bücken demonstriert und die einzelnen Übungen von den Rückenschülern nachmachen lässt. Auch das Sitzen mit geradem Rücken muss geübt werden, dabei sollte

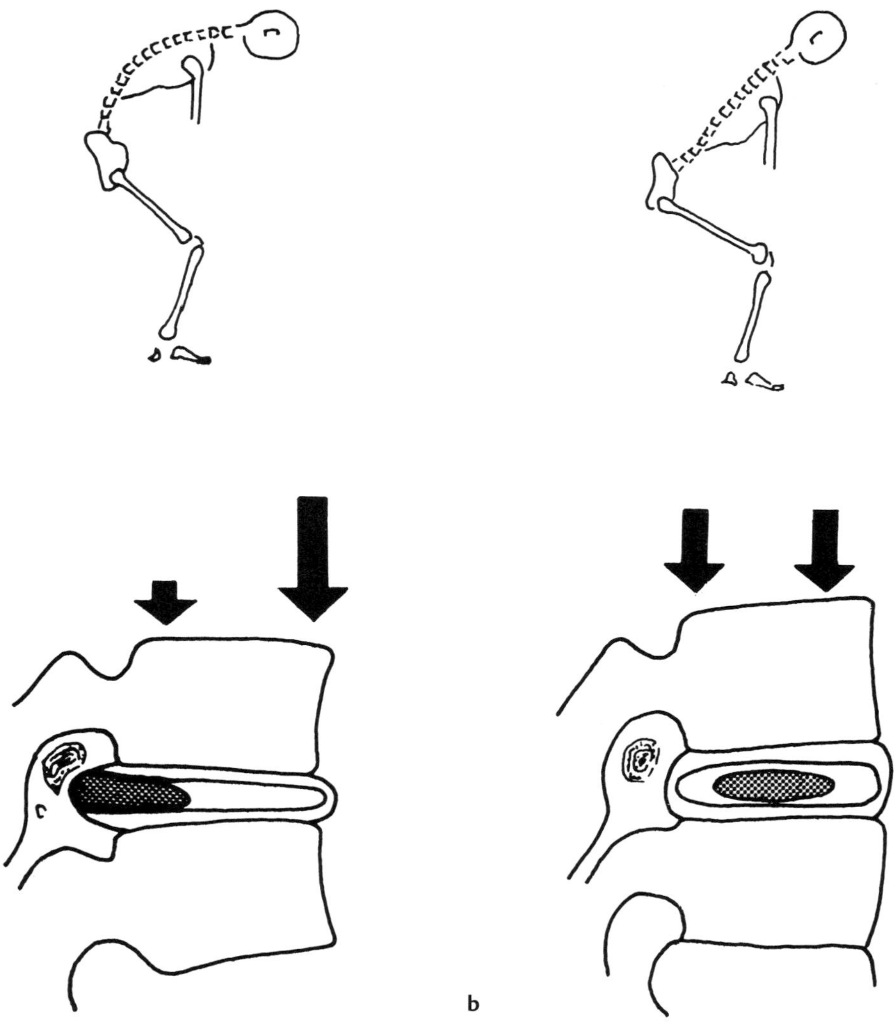

a b

Abb. 2 Gallertkernverschiebung bei Rundrückenbelastung (Aus: *J. Krämer:* Bandscheibenschäden. Heyne, München 1992).

a Heben mit Rundrücken: Vorderkantenbelastung der Bandscheiben. Der Gallertkern weicht nach hinten aus, wölbt sich vor und drückt auf die Nerven.

b Heben mit geradem Kreuz: Gleichmäßige Belastung der Bandscheiben. Der Gallertkern bleibt in der Mitte.

man möglichst den Oberkörper abstützen (Regel 6).

Hohlkreuz – Überlastung der Wirbelgelenke

Nicht alle Beschwerden im Rahmen der Bandscheibendegeneration gehen von den Bandscheiben selbst aus. Durch die Gefügelockerungen des Zwischenwirbelabschnitts kommt es indirekt auch zu einer Überbeanspruchung der Wirbelgelenke. Diese kleinen Gelenke im hinteren Anteil des Bewegungssegmentes dirigieren nur die Bandscheibenabläufe, sie sind nicht auf Belastung einge-

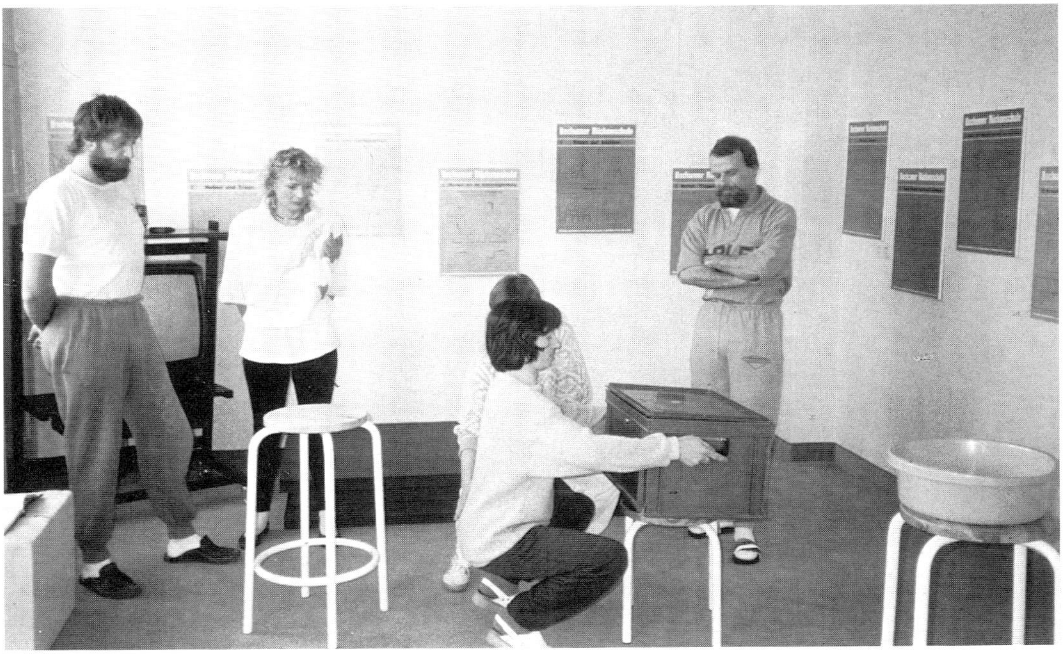

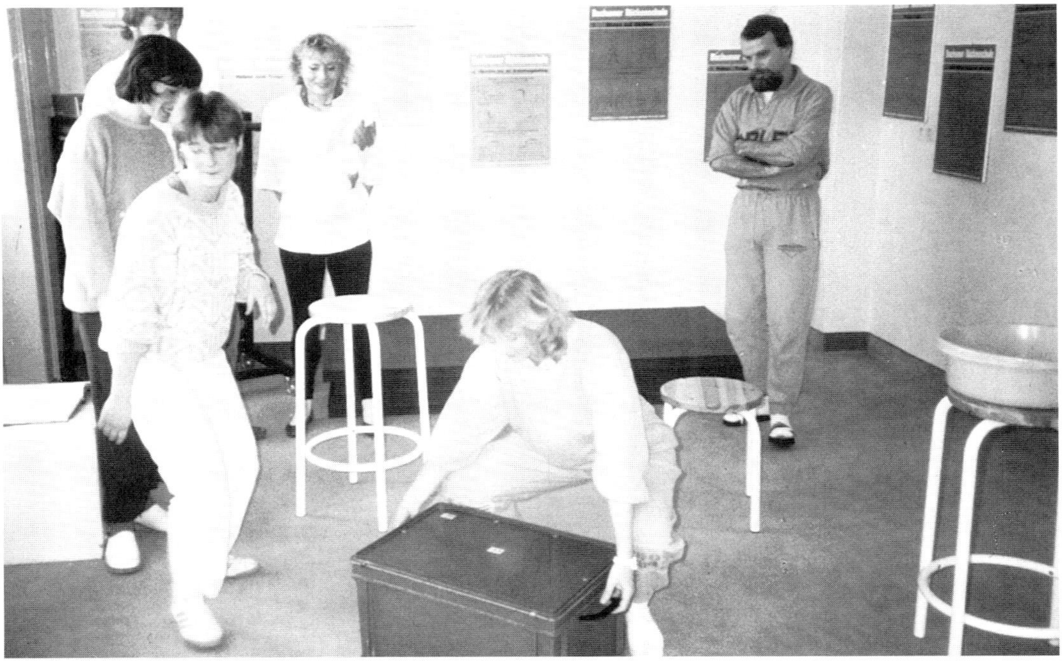

Abb. 3 und 4 Vermeiden der Rundrückenbelastung in der Rückenschule z. B. beim Anheben einer Kiste.

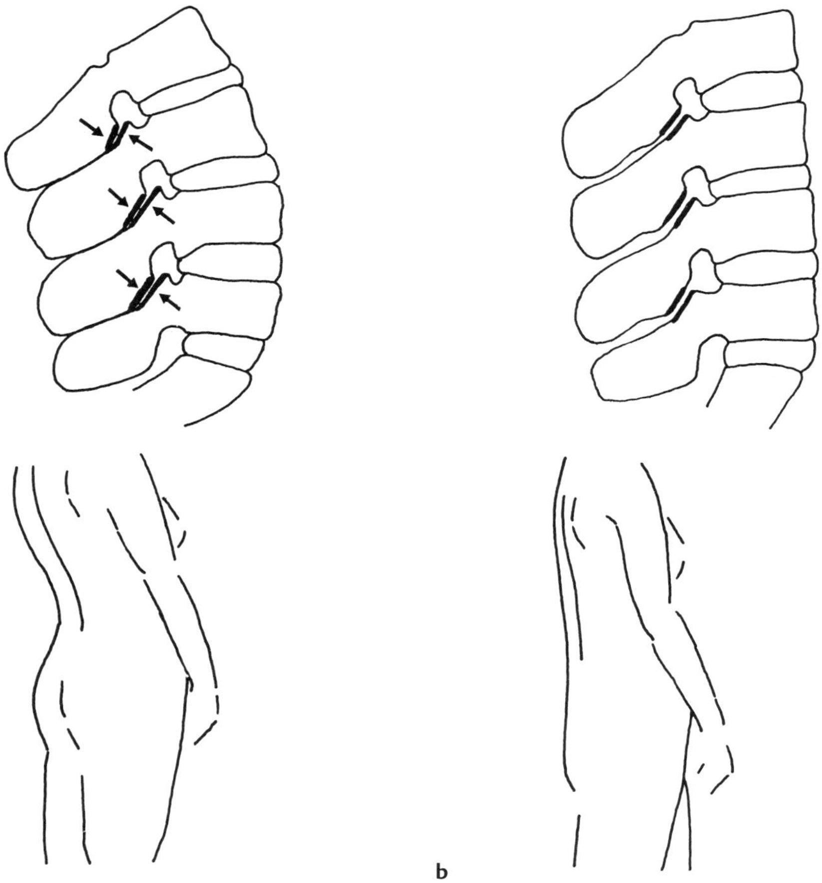

a b

Abb. 5 Hohlkreuz bedeutet Überlastung der Wirbelgelenke mit Kreuzschmerzen (Aus: *J. Krämer:* Bandscheibenschäden. Heyne, München 1992).

a Hohlkreuz. Die Wirbelgelenke (Pfeile) werden ineinandergestaucht; es entstehen Kreuzschmerzen durch Kapselüberdehnung.

b Gerades Kreuz. Die Wirbelgelenke und Zwischenwirbellöcher befinden sich in Normalstellung.

richtet. Die überdehnten Kapseln der Wirbelgelenke rufen Kreuzschmerzen hervor, die zum Teil auch ins Bein ausstrahlen können. Das Hohlkreuz muss sowohl bei Belastung, also im Stehen und Sitzen, als auch bei Entlastung, das heißt im Liegen, vermieden werden. Antihohlkreuzregeln sind die Regeln *Nr. 7 und 8*. Im praktischen Teil wird den Rückenschülern beigebracht, wie man sich bei längerem Stehen helfen kann, ohne in die schmerzauslösende Hohlkreuzhaltung zu verfallen. Die unterschiedlichen Körperhaltungen beim Sitzen, Stehen und Liegen werden geübt.

Gymnastik und Sport

Gymnastik und Sport dienen in erster Linie der *Rückenschulregel Nr. 1: Du sollst dich bewegen*. Es sind allerdings einige Abstriche zu machen, da es wirbelsäulenfreundliche Sport-

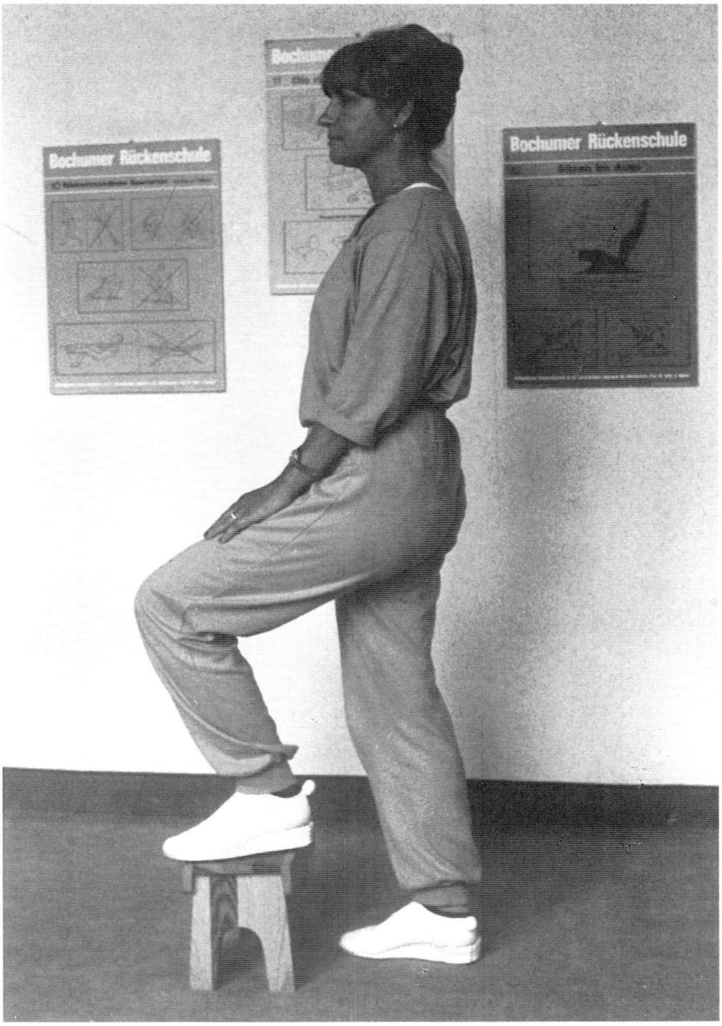

Abb. 6 Vermeiden der Hohlkreuzbelastung durch Beinaufsetzen.

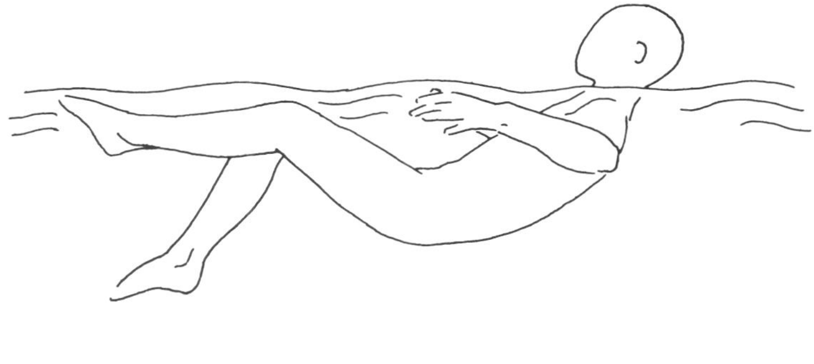

Abb. 7 Rückenschwimmen in der Entlastungshaltung: in Rückenlage sind Hüft- und Kniegelenke gebeugt, der Kopf leicht nach vorn geneigt. Die Beine vollführen Strampelbewegungen wie beim Kraulen unter Wasser. Die Arme befinden sich seitlich und vollführen ebenfalls unter Wasser Paddelbewegungen (Aus: *J. Krämer:* Bandscheibenschäden. Heyne, München 1992).

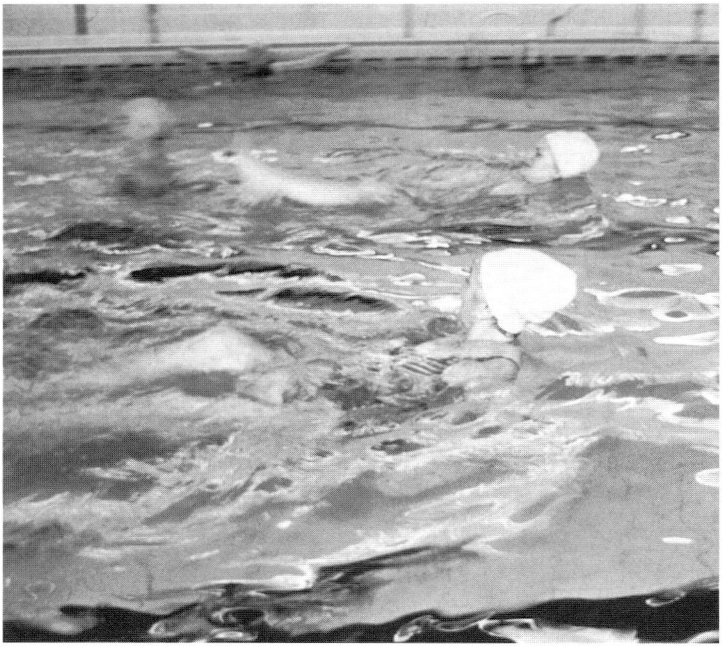

Abb. 8 Das Rückenschwimmen in der Entlastungshaltung wird in der Rückenschule regelrecht erlernt. Anfangs evtl. mit Schwimmhilfen.

arten und Übungen gibt und auch solche, die Bandscheibenschäden geradezu provozieren. Es gilt vor allem die Muskeln aufzutrainieren, die zur Stabilität des Rumpfes beitragen und somit die gelockerten Bewegungssegmente von außen her schützen. Alle Übungen, die mit einer stärkeren Verbiegung oder Verdrehung einhergehen, sind ungeeignet. Intradiskale Druckmessungen haben ergeben, dass hierbei die Belastung besonders groß ist. Geeignet sind alle Übungen, welche die Stufenlagerung mit minimaler Belastung zur Grundlage haben. Wir nennen sie Übungen aus der Entlastungshaltung. Besonderer Wert wird auf das Training der Bauchmuskeln gelegt, weil sie dem Hohlkreuz entgegenwirken.

Beim Sport selbst gilt es, die Rückenschulregeln zu beachten, also in erster Linie, den Rücken immer gerade zu halten und das Hohlkreuz zu vermeiden. Auch diese Haltungen und Bewegungsabläufe werden im Rahmen der Rückenschule vorgeführt und geübt. Schließlich sollten die Patienten auf die rückenfreundlichen Sportarten wie Laufen, Schwimmen, Radfahren und Skilanglauf eingestimmt werden. Das rückenfreundliche Schwimmen aus der Entlastungshaltung wird dem Patienten im Bewegungsbad beigebracht.

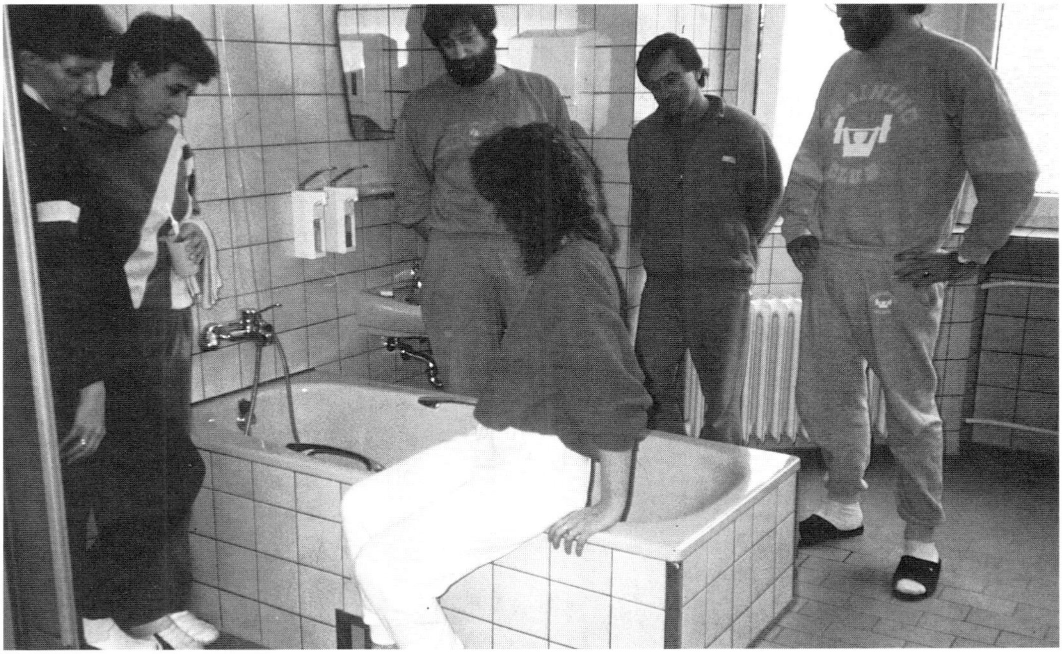

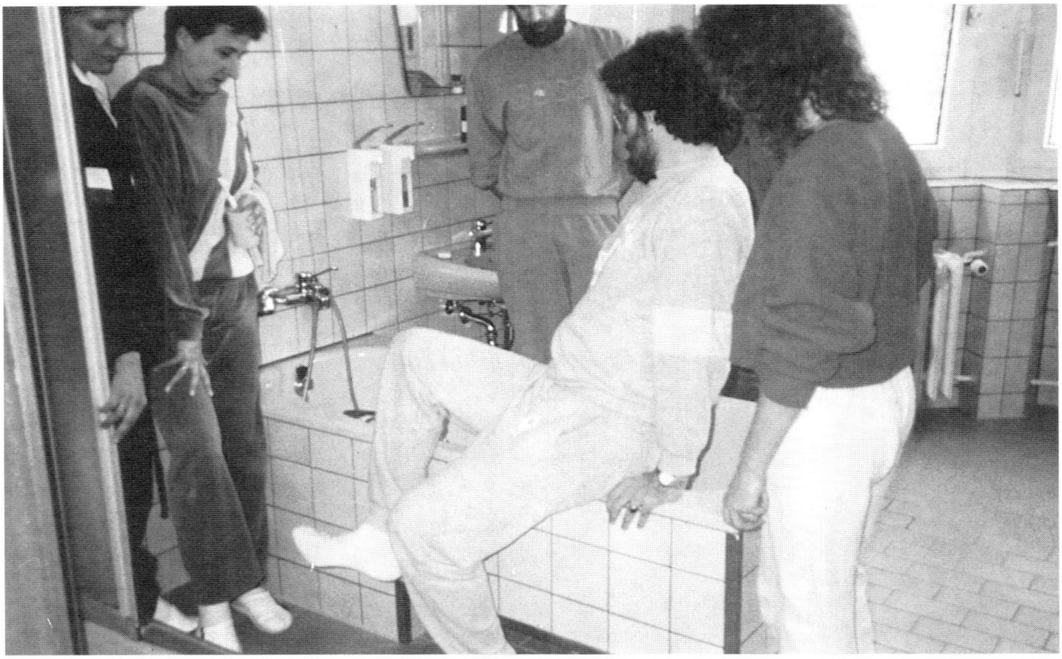

Abb. 9 und 10 Praxis der Rückenschule mit Exkursion ins Badezimmer.

1.3 Rückenschule und Sitzen

Die *Rückenschulregel Nr. 6* lautet: *Halte beim Sitzen den Rücken gerade und stütze den Oberkörper ab.* Da der Mensch einen großen Teil seines Tagesablaufs im Sitzen verbringt und dazu noch unterschiedliche Sitzgelegenheiten benutzt, muss man sich mit dem Thema Sitzen in der Rückenschule eingehend beschäftigen. Gerade durch falsches Sitzen werden Schäden und Beschwerden an der Wirbelsäule hervorgerufen.

Einleitend sollte man im Rückenschulunterricht auf die Entwicklungsgeschichte eingehen: Beim Sitzen mit Knie- und Hüftbeugung sowie Aufhebung der Lendenlordose nimmt die Wirbelsäule ihre einem früheren Entwicklungsstand entsprechende Krümmungsform ein. Die Sitzhaltung stellt einen phylogenetisch älteren Erwerb dar als die volle Aufrichtung, welche mit einer Streckung der Hüften verbunden ist. Charakteristisch ist, dass dabei alle durch den aufrechten Stand erworbenen Haltungen wie Lendenlordose, Hüft- und Kniestreckung aufgehoben sind. Diese Körperhaltung entspricht auch der entlastenden Stufenlagerung, allerdings um 90 Grad gedreht, sodass die Schwerkraft als Belastungsfaktor hinzukommt. Um eine möglichst geringe und gleichmäßige Druckbelastung zu gewährleisten, ist deswegen die richtige Sitzhaltung mit Geradstellung der Wirbelsäule, symmetrischer Belastung der lumbalen Bewegungssegmente, Abstützung des Oberkörpers durch die oberen Extremitäten, erforderlich.

Zu den Grundlagen im Rückenschulunterricht gehören auch die verschiedenen Sitzhaltungen. Je nachdem, ob sich Oberkörper und Kopf mehr vor, über oder hinter dem Gesäß befinden, unterscheidet man drei verschiedene Sitzhaltungen: vordere, mittlere und hintere Sitzhaltung (Abb. 11a–c).

Beugung und Streckung aus der Mittelstellung heraus verursachen je nach Dehnbarkeit des ventralen und dorsalen Kapselbandapparates eine Mitbewegung des Beckens und somit auch der Wirbelsäule. Die Flexion führt dabei zur Lordoseabflachung bis zur Lumbalkyphose und Streckung zur Lordoseverstärkung. Über den Hebel der Oberschenkel kann man ohne Betätigung der Rumpfmuskeln Einfluss auf die Stellung der Wirbelsäule nehmen. Große Teile der Rückenschulung beruhen auf diesem Prinzip.

Ein unelastischer Kapselbandapparat am Hüftgelenk und verkürzte Muskeln an der Vorder- und Hinterseite des Hüftgelenkes lassen dem Lenden/Becken/Beinsystem nur wenig Spielraum, sodass der Übertragungs-

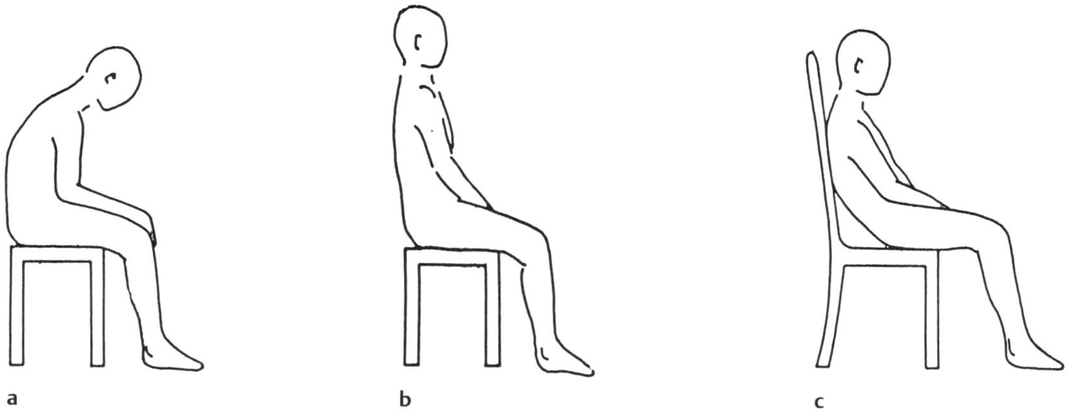

a b c

Abb. 11 Vordere, mittlere und hintere Sitzhaltung.
a Vordere Sitzhaltung: Kopf und Oberkörper vorn, Bandscheibenbelastungsdruck 180 kg.
b Mittlere Sitzhaltung: Kopf und Oberkörper über der Sitzfläche, Bandscheibenbelastungsdruck 150 kg.
c Hintere Sitzhaltung: Kopf und Oberkörper hinten, Bandscheibenbelastungsdruck 130 kg.

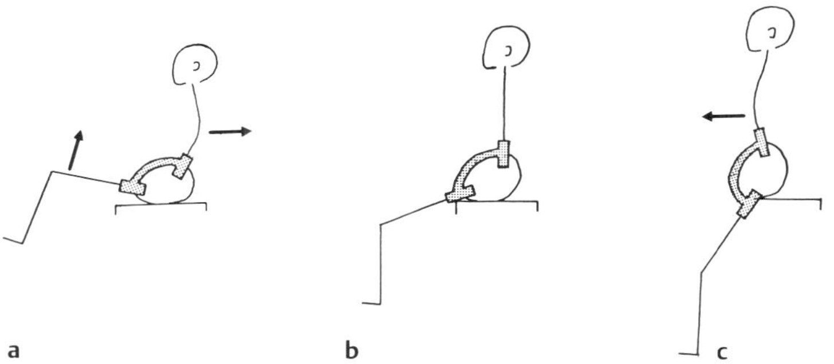

Abb. 12 Einfluss von Hüftbeugung und -streckung auf die Wirbelsäule beim Sitzen in der mittleren Sitzhaltung.
- a Hüftbeugung mit Knie höher als Hüfte führt zur Rundrückenbildung.
- b Optimale Mittelstellung: Knie tiefer als Hüfte.
- c Weitere Hüftstreckung führt zur Hyperlordose.

mechanismus von der Beinstellung auf die Wirbelsäule schon frühzeitig eintritt. Gerade untrainierte Menschen müssen auf ihre Sitzhaltung besonders achten. Auf der anderen Seite ist es möglich, durch krankengymnastische Übungen bestimmte Muskeln und Bänder so weit zu dehnen und zu mobilisieren, dass das Lenden/Becken/Beinsystem einem fehlerhaften Verhalten gegenüber toleranter ist und nicht so rasch mit einer schädlichen Hyperlordose oder Hyperkyphosehaltung reagiert (Abb. 12a–c).

Durch verschiedene Beugewinkel im Hüftgelenk kann man in den verschiedenen Sitzhaltungen unterschiedliche Ausbiegungen der Lendenwirbelsäule nach vorn oder hinten im Sinne einer vermehrten Lordose oder Kyphose erzeugen. Grundsätzlich gilt: vermehrtes Anbeugen flacht die Lendenlordose ab und führt sogar zur Kyphosierung, und Strecken im Hüftgelenk bedeutet Reduktion einer vorhandenen Kyphose bis zur Lordose. Verantwortlich für dieses passive Mitbewegen der Wirbelsäule bei Beugung und Streckung im Hüftgelenk ist der Kapselbandapparat der Hüfte (s. Kap. 5).

Rückenschule der vorderen Sitzhaltung

In der vorderen Sitzhaltung befinden sich Kopf- und Oberkörper vor der queren Beckenachse. Die vordere unabgestützte Sitzhaltung ist mit einer starken intradiskalen Druckerhöhung bis zu 200 kp verbunden, insbesondere dann, wenn bei starker Kniebeugung bzw. Horizontaleinstellung der Oberschenkel die unvermeidliche Rundrückenhaltung eintritt. Um die lumbalen Bandscheiben zu entlasten, ist ein Abstützen des Oberkörpers entweder am Oberschenkel oder, soweit vorhanden, an einer Tischplatte erforderlich (Abb. 13a, b). Die notwendige Geraderichtung der Lendenwirbelsäule erreicht man durch Tieferstellen der Kniegelenke, wie es in Abb. 12b zu sehen ist.

Rückenschule der mittleren Sitzhaltung

In der mittleren Sitzhaltung finden sich Kopf- und Oberkörper lotrecht über der queren Beckenachse. Auch hier kommt es rasch zu Rundrückenbildung mit starker Bandscheibenbelastung, wenn die Oberschenkel horizontal eingestellt sind oder sogar höher als Hüftniveau. Wenn man bei vorhandener Rückenlehne auf dem Sitz ganz nach hinten rutscht, kann – jedenfalls für eine Weile – die Rundrückenhaltung vermieden werden (Abb. 14a). Eine passive Geradrichtung der Wirbelsäule erreicht man durch ein Knietieferstellen zur Stabilisierung und Ausbalancierung des Beckens (Abb. 14b). Durch eine nach vorn abgeschrägte Sitzfläche oder ein Keilkissen kann man diese Sitzposition unterstützen. Je nach Elastizität des hinteren Muskel- und Bänderkomplexes, speziell der Ischiokruralmuskeln, fällt die Hüftbeugung mehr oder weniger stark aus und wird vom Krankengymnasten so eingestellt, dass die Wirbelsäule gerade ist.

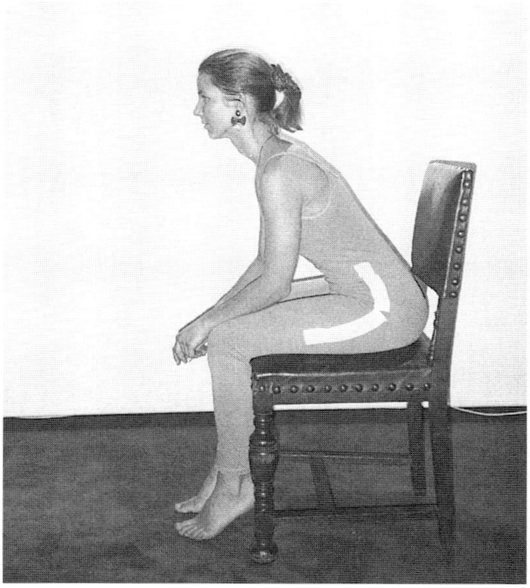

a Arme an den Oberschenkeln abgestützt.

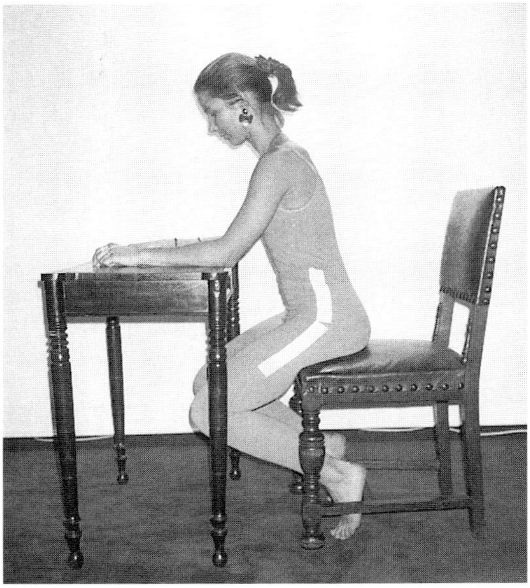

b Oberkörper am Tisch abgestützt, Knie tiefer als Hüfte mit automatischer Geradestellung der Wirbelsäule.

Abb. 13 Vordere Sitzhaltung.

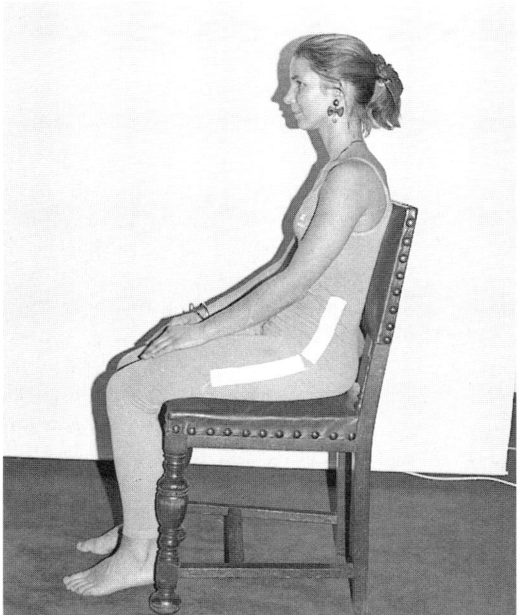

a Gerade Wirbelsäule, angelehnt, Gesäß auf der Sitzfläche ganz hinten, Arme seitlich oder am Oberschenkel abgestützt.

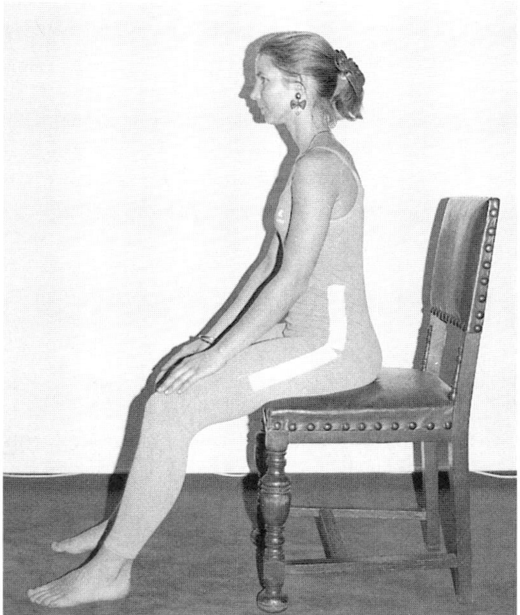

b Gerade Wirbelsäule, Knie tiefer als Hüfte, Beine leicht abgespreizt, Oberkörper wird auf dem Gesäß ausbalanciert.

Abb. 14 Mittlere Sitzhaltung.

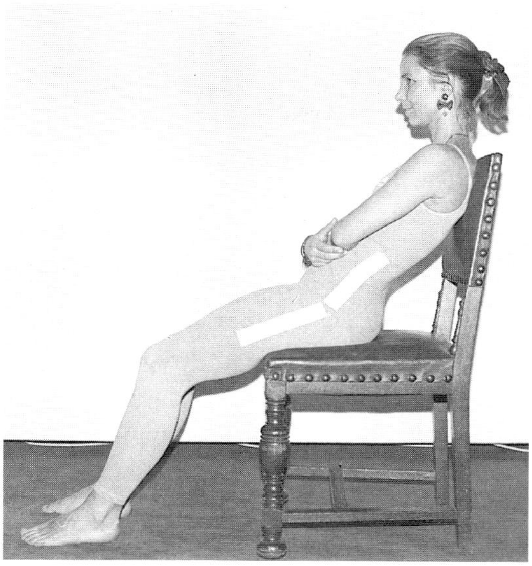

Abb. 15 Hintere Sitzhaltung.

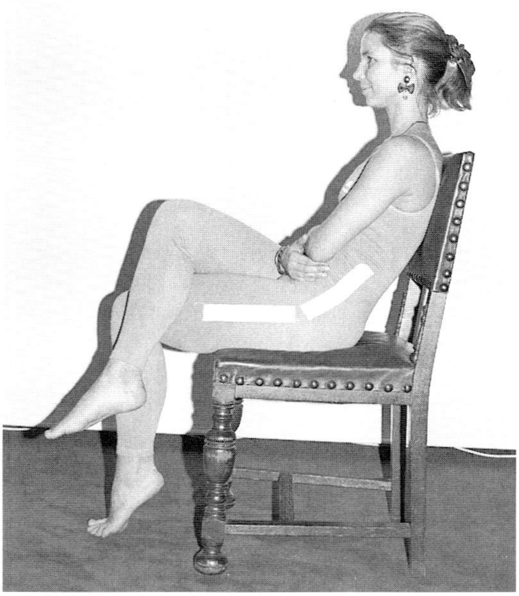

a Knie tiefer als Hüfte: Vergrößerung des Winkels zwischen Rumpf und Oberschenkel. Der ventrale Kapselbandapparat der Hüfte kippt das Becken nach vorn; hyperlordotische Lendenwirbelsäule.

b Knie höher als Hüfte: Normalisierung des Winkels zwischen Rumpf und Oberschenkel. Der Kapselbandapparat der Hüfte ist entspannt: Gerade Lendenwirbelsäule.

Abb. 15 Hintere Sitzhaltung.

Rückenschule der hinteren Sitzhaltung

In der hinteren Sitzhaltung befinden sich Kopf und Oberkörper hinter der queren Beckenachse. Diese Haltung wird von den meisten Menschen bevorzugt, weil sie die wenigste Muskelhaltearbeit erfordert und somit von allen Sitzhaltungen die erholsamste ist. Dadurch, dass ein großer Teil des Oberkörpergewichts von der Rückenlehne übernommen wird, ist der Bandscheibenbelastungsdruck geringer als in der vorderen und mittleren Sitzhaltung. Mit der Vergrößerung des Winkels zwischen Rumpf und Oberschenkel gerät das Hüftgelenk in der hinteren Sitzhaltung in eine zunehmende Streckung. Der ventrale Kapselbandapparat des Hüftgelenkes wird gespannt und kippt das Becken nach vorn. Gleichzeitig kommt es zur Lordosierung der Lendenwirbelsäule (Abb. 15a). Durch Hüftbeugung stellt man den ursprünglichen Lenden/Becken/Beinwinkel mit Entspannung der Muskeln und Bänder wieder her. Dies erreicht man am einfachsten durch Übereinanderschlagen der Beine, wenn keine Hilfsmittel, z.B. Fußstützen oder ähnliches zur Verfügung stehen (Abb. 15b). Es hängt von der individuellen Kapselbänderspannung am Hüftgelenk ab, wie weit die Hüfte in der hinteren Sitzhaltung gebeugt werden muss, um eine optimale Einstellung der Wirbelsäule zu bekommen. Wird die Hüfte zu stark gebeugt, entsteht auch in der hinteren Sitzhaltung ein Rundrücken, der allerdings wegen der Schrägstellung der Wirbelsäule und der geringeren Bandscheibenbelastung nicht so nachteilig ist wie in der vorderen und mittleren Sitzhaltung. Man bedenke, dass auch in der für die lumbalen Bandscheiben optimalen Stufenlagerung bei vielen Menschen infolge Verkürzung der Ischiokruralmuskeln eine entlastete Rundrückenhaltung entsteht.

Dynamisches Sitzen

Abgesehen von den genannten Standardsitzhaltungen gibt es noch viele Variationen, die sich allein aus den verschiedenen Sitzgelegenheiten ergeben. Es ist die Aufgabe des Krankengymnasten bzw. Rückenschullehrers, den Patienten Anleitungen für richtiges Sitzen auch auf ungeeigneten Sitzmöbeln zu geben. Neben der Geradstellung der Wirbelsäule, Abstützen des Oberkörpers und richtiger Hüfteinstellung kommt es vor allem auch auf einen regelmäßigen Wechsel der Sitzhaltungen an. Die *Rückenschulregel Nr. 1: Du sollst dich bewegen,* gilt auch oder gerade für längere Sitzperioden. Dabei sollte regelmäßig zwischen mittlerer und hinterer Sitzhaltung gewechselt werden, soweit es die Situation erlaubt.

Bei einem gewöhnlichen Stuhl mit gerader Rückenlehne beginnt man meistens mit der angelehnten mittleren Sitzhaltung. Man sollte diese Position so lange und so oft wie möglich einnehmen. Abwechselnd ist eine hintere Sitzhaltung mit Hüftbeugung (Knie höher als Hüfte) einzunehmen. Falls Armlehnen vorhanden sind, empfiehlt es sich, dabei den Oberkörper mal rechts und mal links abzustützen. Soweit es die äußere Situation erlaubt, ist zwischendurch kurzfristig eine unangelehnte mittlere Sitzhaltung oder eine abgestützte vordere Sitzhaltung empfehlenswert. Wenn eine vordere Abstützungsmöglichkeit, etwa in Form einer Tischplatte, vorhanden ist, erweitern sich die Kombinationsmöglichkeiten.

Ergänzende Übungen

Bei den Übungen in der Entlastungshaltung auf dem Übungswürfel mit 90 Grad gebeugten Hüft- und Kniegelenken kommt es schon zu einer Dehnung der dorsalen Muskeln und Bänder insbesondere der Ischiokruralmuskeln. Damit wird der Bewegungsspielraum des Lenden/Becken/Beinsystems vergrößert. Unter krankengymnastischer Anleitung ist es auch angebracht, über die rein isometrischen Übungen in der Entlastungshaltung hinaus PNF-Techniken sowie aktive und passive Dehnübungen für die verkürzten Muskeln und Bänder anzuwenden. Die Muskeldehnung erfolgt z.B. zuerst durch Anspannung der verkürzten Muskelgruppen mit nachfolgender Dehnung in der Entspannungsphase: sog. postisometrische Relaxation. Nach Dehnung und Vergrößerung des Bewegungsspielraums erfolgt dann das Krafttraining der Muskelgruppen, die für die Rumpfstabilisierung verantwortlich sind.

2 Krankengymnastische Übungen

A. Rössler

2.1 Einleitung

Was ist der Unterschied zwischen krankengymnastischer Therapie und Rückenschule?

Wann hört die krankengymnastische Therapie auf und wann beginnt die Rückenschule?

Handelt es sich bei den Übungen in der Rückenschule nicht um krankengymnastische Übungen?

Diese und ähnliche Fragen wurden sehr oft von Krankengymnasten und anderen medizinischen Gruppen gestellt. Aber auch dem Laien und z.B. den Kostenträgern ist der Unterschied zwischen krankengymnastischer Therapie und Rückenschule oft nicht klar.

Es gehörte seit eh und je zum Aufgabenbereich des Krankengymnasten, nach der Wiederherstellung von gestörten Funktionen der Extremitäten und des Rumpfes, zur Vermeidung von Rezidiven, ein entsprechendes Verhaltenstraining mit dem Patienten durchzuführen.

Durch das Entstehen der Rückenschulen Anfang der 80er Jahre wurde das Verhaltenstraining als ein Teil des gesamten krankengymnastischen Therapiekonzepts ausgegliedert und als eigene Institution „Rücken-

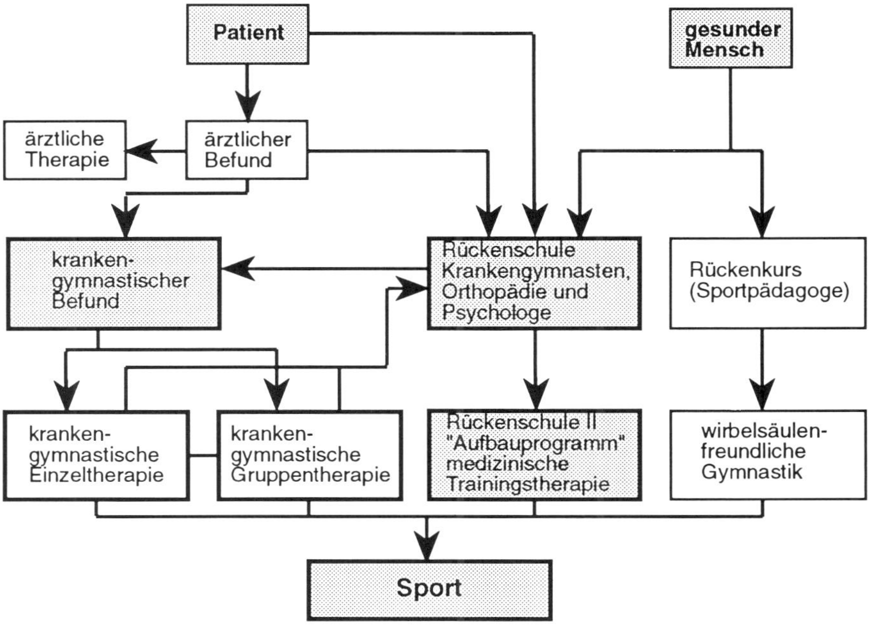

Abb. 1 Der Weg in die Rückenschule.

schule" dargestellt. Selbstverständlich haben viele Übungen in der Rückenschule ihren Ursprung in der Krankengymnastik und Überschneidungen sind unvermeidbar. Das Ziel der Rückenschule ist es, bei den Patienten bzw. Teilnehmern ein rückenschonendes Verhalten zu vermitteln. Krankengymnastische Therapie schafft oft erst die Voraussetzungen, um an der Rückenschule teilzunehmen; krankengymnastische Übungen sind Bestandteil der Rückenschule und erleichtern bzw. ermöglichen dem Teilnehmer der Rückenschule, die erlernten Prinzipien in den Alltag umzusetzen.

Auch der Gesetzgeber hat zur Trennung der krankengymnastischen Therapie und Rückenschule beigetragen. Durch die Verabschiedung des Gesundheitsreformgesetzes besteht für den Krankengymnasten die Möglichkeit, Rückenschule im Rahmen der Prävention ohne ärztliche Verordnung durchzuführen. Die krankengymnastische Einzel- und Gruppentherapie fällt jedoch unter die Heil- und Hilfsmittelrichtlinien und erfordert immer eine ärztliche Verordnung.

Abb. 1 soll noch mal verdeutlichen, wie „die Therapiestraße" des Patienten aussieht, und welchen Weg der Patient, aber auch der gesunde Mensch, gehen muss, um in die Rückenschule zu gelangen. Die unter 2.4 dargestellten Übungsbeispiele haben ihren Ursprung in typischen krankengymnastischen Methoden oder aus dem Bereich der medizinischen Trainingstherapie. Diese Übungen können in den unterschiedlichen Unterrichtseinheiten der Rückenschule eingesetzt werden und dienen dem Erreichen bzw. Erhalten eines rückenschonenden Verhaltens im Alltag.

2.2 Krankengymnastische Therapie bei Wirbelsäulenerkrankungen

Nach Erstellung des krankengymnastischen Befundes werden die krankengymnastischen Behandlungsziele festgelegt und ein Behandlungsplan erstellt.

Diese krankengymnastischen Maßnahmen sind abgewandelt oft auch als Übungen in der Rückenschule wieder zu finden (s. 2.4).

Übersicht über die krankengymnastische Therapie:

1. Schmerzlindernde Maßnahmen
2. Behandlung der Strukturen des arthromuskulären Systems
3. Stabilisation der Wirbelsäule

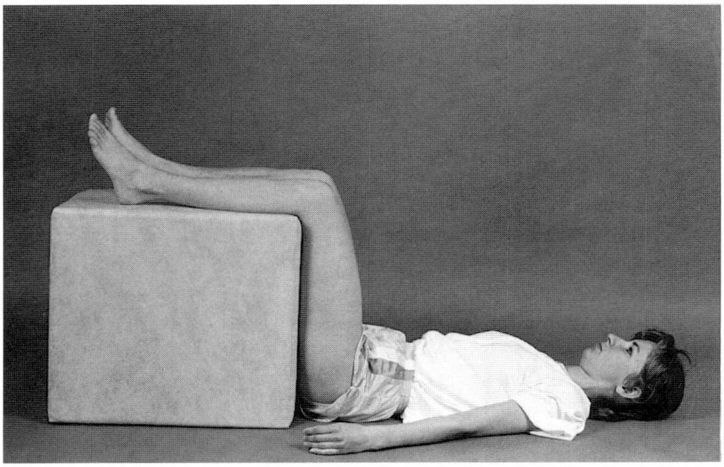

Abb. 2 Entlastungshaltung

1. *Schmerzlindernde Maßnahmen*

- schmerzfreie Lagerung (evtl. Entlastungshaltung oder andere Ausgangsstellung)
- Fango/Bewegungsbad/Ultraschall oder evtl. mobilisierende Massage etc.

Es ist die schmerzfreie Ausgangsstellung zu ermitteln, wobei sich in den meisten Fällen die Stufenlagerung als Entlastungshaltung am besten bewährt (Abb. 2).

In dieser entlastenden, schmerzfreien Lagerung wird dann versucht, die Körperlängsachse der Wirbelsäule einzuordnen, wobei die gesamte Wirbelsäule in eine Mittelstellung eingestellt wird.

2. *Behandlung der Strukturen des arthromuskulären Systems*

Maßnahmen:
- Weichteilbehandlung
- Manuelle Therapie
- Muskeldehnung

Weichteilbehandlung

Entsprechend der im Befund ermittelten schmerzhaften Spannungserhöhung der Weichteilstrukturen erfolgt eine Spannungssenkung und dadurch bedingt eine Schmerzlinderung durch Friktion und tiefe Quermassage an den schmerzhaften Muskelursprüngen und -ansätzen und eine Querdehnung der betroffenen Muskelbäuche (Abb. 3).

Manuelle Therapie

Liegt eine Hypomobilität in einem oder mehreren Segmenten der Wirbelsäule vor, eignen sich die Techniken der Manuellen Therapie optimal zur Mobilisation eines Segmentes oder zur spezifischen Weichteildehnung in diesem Bereich.

Liegt eine Protrusion oder ein Bandscheibenvorfall vor, ist es kontraindiziert, dieses (oft hypermobile Segment) zu mobilisieren. Zum Erreichen einer aufrechten Körperhaltung ist es häufig notwendig, höher liegende Segmente im BWS-Bereich zu mobilisieren. Hier sollte man monosegmental mit kurzem Hebel mobilisieren, wobei die LWS durch entsprechende entgegengesetzte Einstellung ausgeschaltet sein muss.

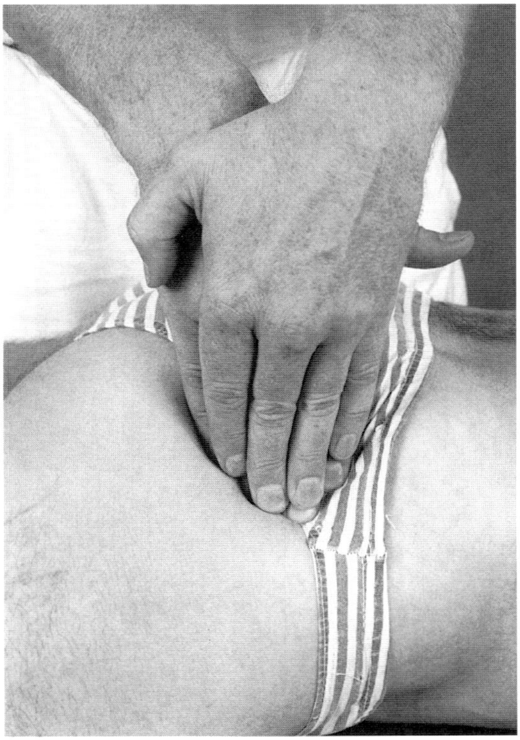

Abb. 3 Friktion im Bereich des M. tensor fasciae latae.

Die Manuelle Traktion als Möglichkeit zur Schmerzlinderung kann ergänzend zu den vorher genannten Maßnahmen eingesetzt werden, wobei auch hier die Gefahr der zusätzlichen Mobilisation von hypermobilen Segmenten berücksichtigt werden soll (Abb. 4).

Muskeldehnung

Die Muskeldehnung kann längs und quer zum Faserverlauf durchgeführt werden. Die Dehnung wird nach dem Prinzip der postiso-

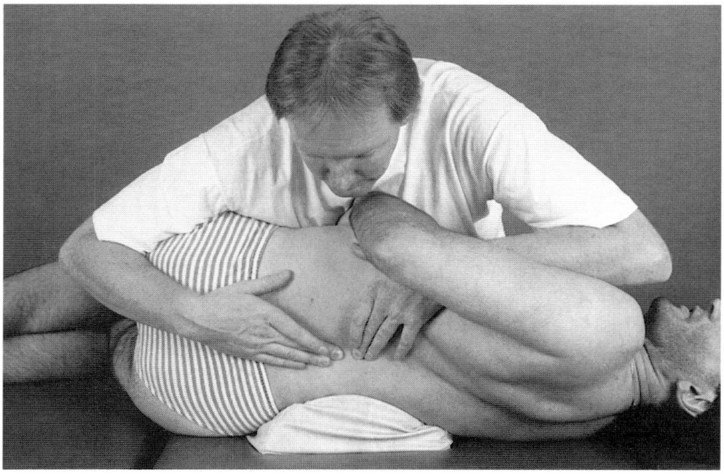

Abb. 4 Mobilisation des thorako-lumbalen Übergangs.

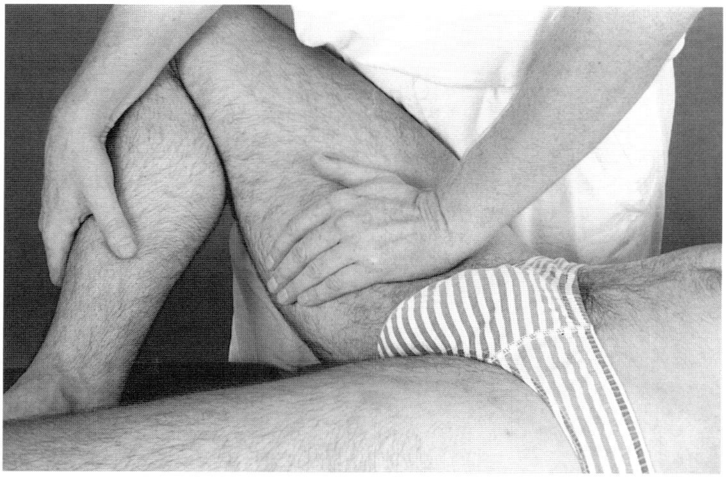

Abb. 5 Querdehnung des M. adductor magnus.

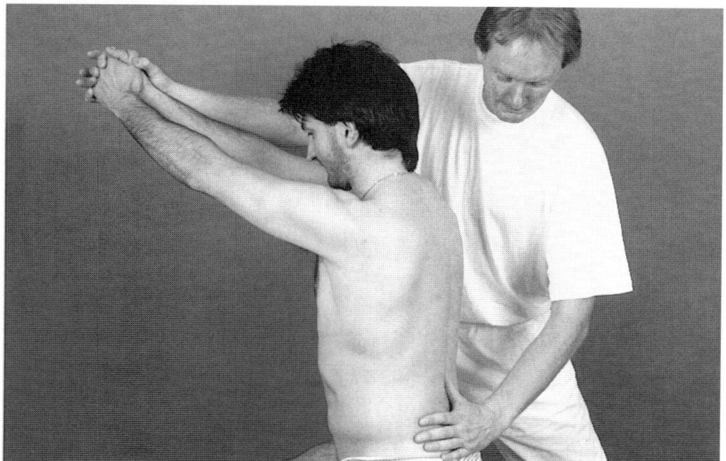

Abb. 6 Stabilisation der gesamten Wirbelsäule.

metrischen Relaxation durchgeführt, d.h. nach einer Anspannung von bis zu 10 Sekunden erfolgt eine Dehnung, die mindestens 30 Sekunden bis mehrere Minuten angehalten werden soll (Abb. 5).

3. Stabilisation der Wirbelsäule

Liegt eine Hypermobilität in einem Segment der Wirbelsäule vor oder ist der Patient nicht in der Lage, einzelne Abschnitte bzw. seine gesamte Wirbelsäule in unterschiedlichen Ausgangspositionen zu stabilisieren, hat der Krankengymnast die Möglichkeit, hier segmental oder die Wirbelsäule als Gesamtes zu stabilisieren (Abb. 6 u. 7).

2.3 Übungen aus der Entlastungshaltung

Bei den Übungen aus der Entlastungshaltung handelt es sich um ein Übungsprogramm, welches sowohl in der krankengymnastischen Einzel- und Gruppentherapie verwendet werden, aber auch als sinnvolle Ergänzung der Rückenschule dienen kann.

In der entlastenden Ausgangsstellung können Stabilisations- und Spannungsübungen für die gesamte dorsale und ventrale Rumpf-

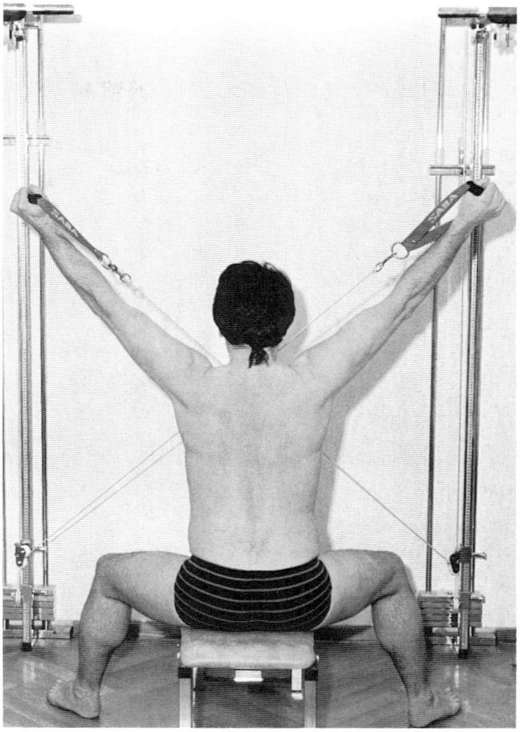

Abb. 7 Stabilisation und Kräftigung der Rumpfextensoren an Zugapparaten.

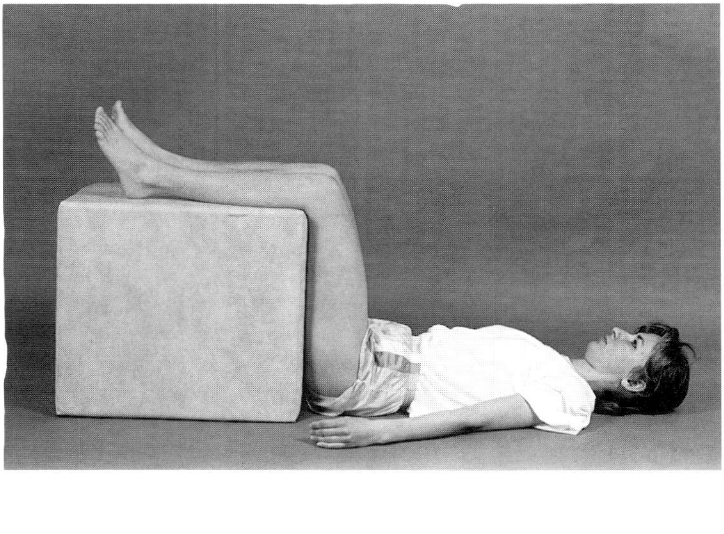

Abb. 8 Die Unterschenkel liegen auf einem Schaumgummiwürfel, die Kantenlänge ist der Länge der Oberschenkel angepasst. Hüfte und Kniegelenk sind 90 Grad gebeugt. Die ganze Halswirbelsäule und der Kopf kann mit einem Tuch oder einem kleinen Kissen unterlegt werden.

muskulatur durchgeführt werden, ohne dass es zu extrem großen Belastungen der Bandscheibe kommt (s. Übungsbeispiele).

Besonders in der Sekundärprävention eignen sich diese Übungen aus der Entlastungshaltung zu Beginn des Stabilisations- und Kräftigungsprogramms. Anfangs führt der Teilnehmer der Rückenschule dieses Übungsprogramm noch unter Anleitung durch und kann anschließend die Übungen eigenständig durchführen. Zur Steigerung wird der Rückenschulteilnehmer bzw. der Patient in belastungssteigernde Ausgangsstellungen gebracht und mit ihm ein funktionelles Trainingsprogramm durchgeführt (Abb. 8).

Übungsbeispiele aus der Entlastungshaltung (Abb. 8, 9 u. 10).

Allgemeine Voraussetzung für alle Übungen: Ausgangsstellung: Entlastungshaltung, z.B. Stufenlagerung.

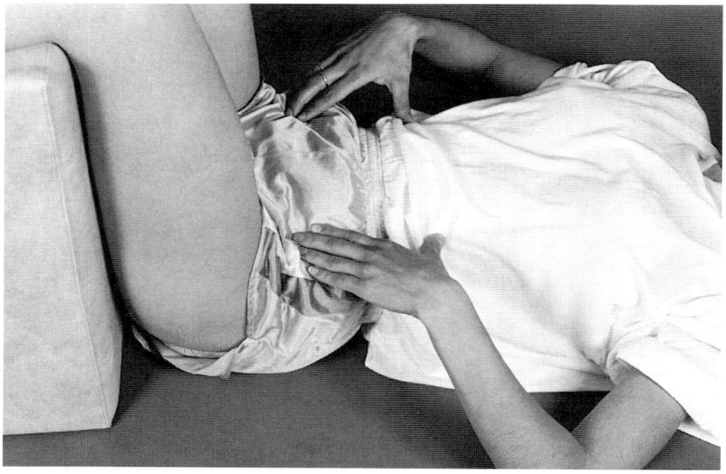

Abb. 9 Anspannen der Bauchmuskulatur. Achtung: Die Lendenwirbelsäule darf nicht auf den Boden gepresst werden.

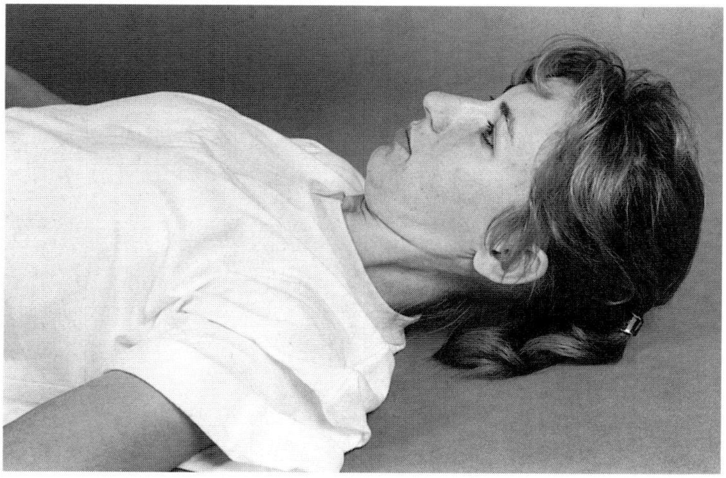

Abb. 10 Doppelkinn machen (Kinn zur Brust), den Kopf minimal von der Unterlage abheben (bei Kopfschmerzen oder Beschwerden in der Halswirbelsäule sollte der Kopf nicht angehoben werden).

Übung I (Abb. 11):
- Bauchmuskulatur anspannen,
- mit Doppelkinn den Kopf leicht anheben,
- die gestreckten Arme und Schultern werden auf den Boden gepresst (Handrücken zeigen zur Unterlage),
- die Schulterblätter werden nach unten zur Wirbelsäule gezogen (Achtung: niemals die Schultern zu den Ohren hochziehen).

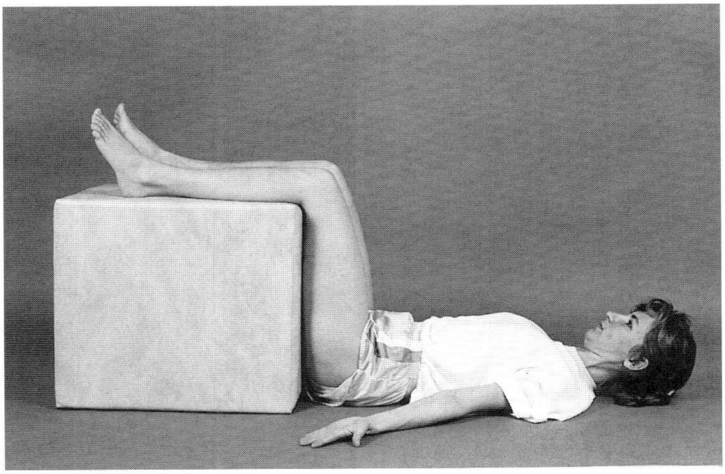

Übung II (Abb. 12):
- Bauchmuskulatur anspannen,
- mit Doppelkinn den Kopf leicht anheben,
- die Arme werden im Ellenbogen etwas gebeugt, Hände hochgezogen und von der Unterlage abgehoben,
- Armmuskulatur kräftig anspannen (Handinnenflächen gegen einen gedachten Widerstand drücken),
- Schulterblätter dabei immer nach unten an die Wirbelsäule ziehen.

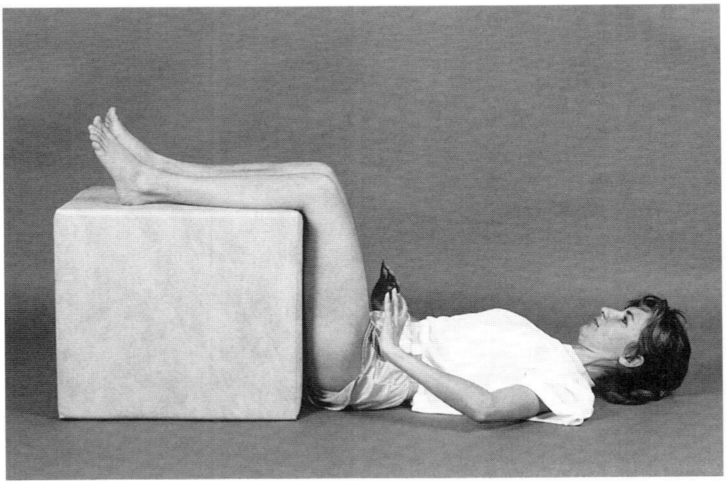

Übung III (Abb. 13):
- Bauchmuskulatur anspannen,
- mit Doppelkinn den Kopf leicht anheben,
- die Arme werden diagonal, d.h. die eine Hand in Stirnhöhe, die andere Hand in Hüfthöhe angespannt (Ausgangsstellung der Arme wechseln).

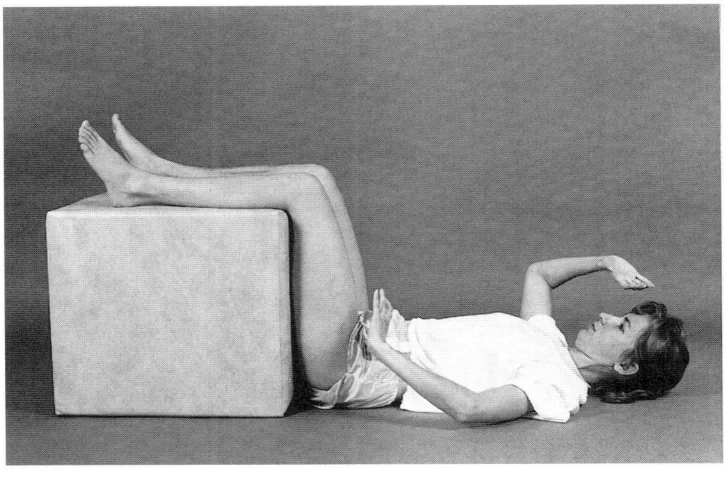

2.4 Krankengymnastische Übungen in der Rückenschule

Die nachfolgenden Übungsbeispiele werden dem Teilnehmer der Rückenschule im Verlauf bzw. gezielt in der 5. Unterrichtseinheit als Ergänzung zum Verhaltenstraining demonstriert. Diese Übungen dienen zur Mobilisation und Stabilisation der Wirbelsäule oder zeigen dem Teilnehmer der Rückenschule, wie er gezielt einzelne Muskeln oder gesamte Muskelgruppen dehnen kann.

Diese Übungen haben sehr oft ihren Ursprung aus der krankengymnastischen Einzeltherapie und sind, wenn sie exakt durchgeführt werden, von großer Effektivität. Dies ist auch der Grund, warum dieses Übungsprogramm zu Beginn unter Anleitung des Rückenschullehrers durchgeführt werden muss. Das Ziel ist es, dass der Teilnehmer dieses als eigenständiges Übungsprogramm zu Hause umsetzt.

Man kann diese Übungen in folgende Kategorien einteilen:
1. Dehnung
2. Automobilisation
3. Autostabilisation

1. Dehnung

Hier steht die Dehnung der Muskeln im Vordergrund, die zur Verkürzung neigen bzw. deren gedehnter Zustand eine Voraussetzung sind, eine aufrechte Körperhaltung einzunehmen. Diese sind wie folgt:

Lenden-Becken-Hüft-Region

M. iliopsoas, M. rectus femoris, Adduktoren ischiokrurale Muskelgruppe, M. pirifomis, M. Tensor fasciae latae, M. quadratus lumborum.

Hals-Schulter-Arm-Region

M. pectoralis major et minor, M. coracobrachialis, M. biceps brachii caput breve et longum, M. teres major, M. trapezius pars descendens, M. levator scapulae, Mm. scaleni.

Nachfolgend einige Dehnungsbeispiele:

Allgemeines zur Durchführung der Dehnung

Ursprung und Ansatz des Muskels maximal voneinander entfernen, bei Dehnung über den Rumpf darauf achten, dass die Wirbelsäule stabilisiert wird; es muss ein Dehnschmerz spürbar sein. Bei der Durchführung kann nach den Prinzipien der postisometrischen Relaxation gearbeitet werden, d.h., dass man die zu dehnenden Muskeln ca. 10 Sekunden anspannen lässt und in der Entspannungsphase die Dehnung durchführt. Die Dauer der Dehnung soll mindestens 30 Sekunden und mehr umfassen (Abb. 14, 15 u. 16).

Durchführung (Abb. 14):
Das zu dehnende Bein kniet, der Unterschenkel wird nach außen geführt, das andere Bein gebeugt vorne aufgestellt.

Das Knie des zu dehnenden Beines spannt nach vorne in den Boden, die Dehnung erfolgt in der Entspannungsphase durch das Nach-vorne-Schieben des Beckens. Die Wirbelsäule wird hierbei stabilisiert.

Durchführung (Abb. 15):
Ausgangsstellung wie oben, die Ferse des zu dehnenden Beines wird so weit wie möglich zum Po geführt. Die Anspannung erfolgt durch Druck des Unterschenkels Richtung Fußboden, die Dehnung erfolgt über das Nach-vorne-Schieben des Beckens. Die Wirbelsäule wird stabilisiert.

Durchführung (Abb. 16):
In aufrechter Haltung auf dem Hocker erfolgt eine Seitneigung des Kopfes nach links und eine Drehung nach rechts. Das Kinn zeigt Richtung Brustbein. Der rechte Arm ist gestreckt und die rechte Hand umfasst seitlich die Sitzfläche. Die linke Hand greift über den Kopf und fixiert die Halswirbelsäule. Nach isometrischer Anspannung gegen die linke

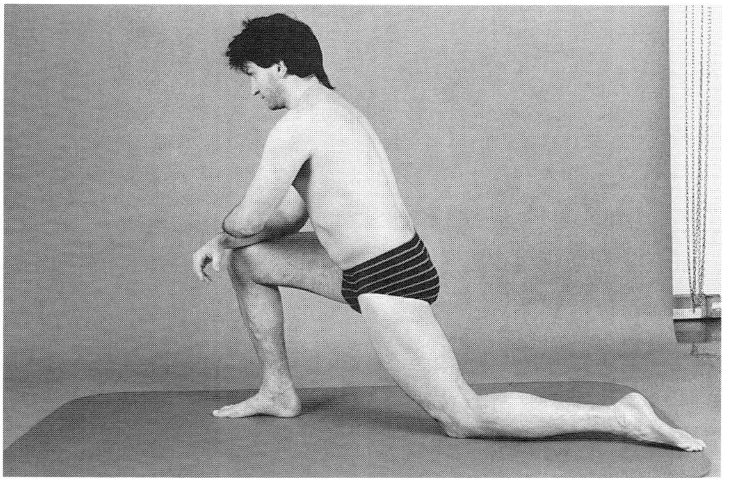

Abb. 14 Dehnung des M. iliopsoas (vorderer Hüftbeuger).

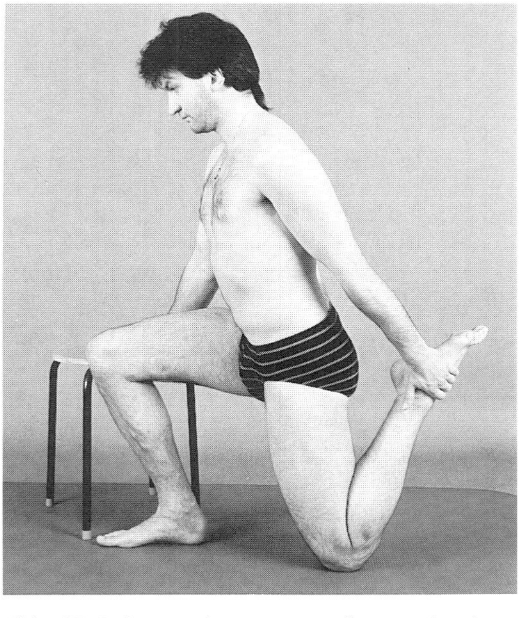

Abb. 15 Dehnung des M. rectus femoris (vorderer Kniestrecker).

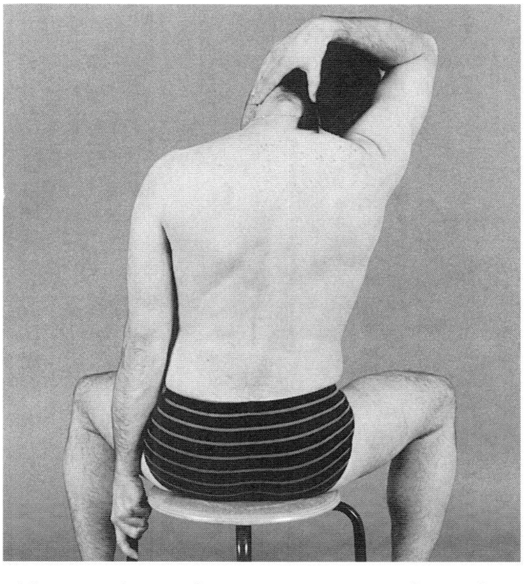

Abb. 16 Dehnung des M. trapezius pars descendens (hinterer absteigender Nackenstreckmuskel).

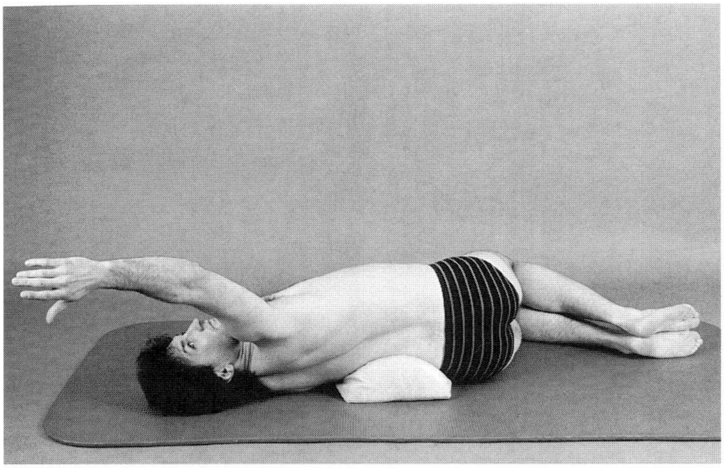

Abb. 17 Eigenmobilisation der Wirbelsäule.

Hand erfolgt eine Dehnung durch Gewichtsverlagerung zur linken Seite.

2. Automobilisation

Hier werden Übungsbeispiele demonstriert, wie einzelne Bewegungsabschnitte der Wirbelsäule oder die Wirbelsäule gesamt mobilisiert werden kann.

Die Prinzipien der Mobilisation der Wirbelsäule aus der Manuellen Therapie werden so abgewandelt, dass der Teilnehmer in der Lage ist, durch exaktes dreidimensionales Einstellen seine Wirbelsäule als Ganzes oder einzelne Abschnitte bzw. Segmente seiner Wirbelsäule eigenständig zu mobilisieren (Abb. 17 u. 18).

Durchführung (Abb. 17):
Die Ausgangsstellung ist Seitlage mit geradem Rücken. Die Unterlagerung bestimmt die Höhe des zu mobilisierenden Segmentes. Die Mobilisation erfolgt durch Aufdrehen des Armes nach hinten und damit verbundener Rotation der Wirbelsäule. Der Kopf folgt dem Bewegungsablauf.

Durchführung (Abb. 18):
Die Mobilisation erfolgt mit aufgerichteter Brustwirbelsäule über die Stuhlkante nach

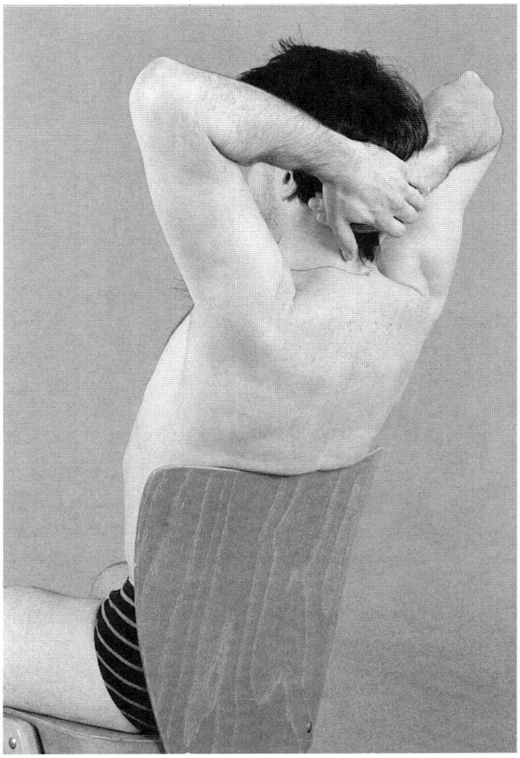

Abb. 18 Eigenmobilisation der Brustwirbelsäule in Streckung

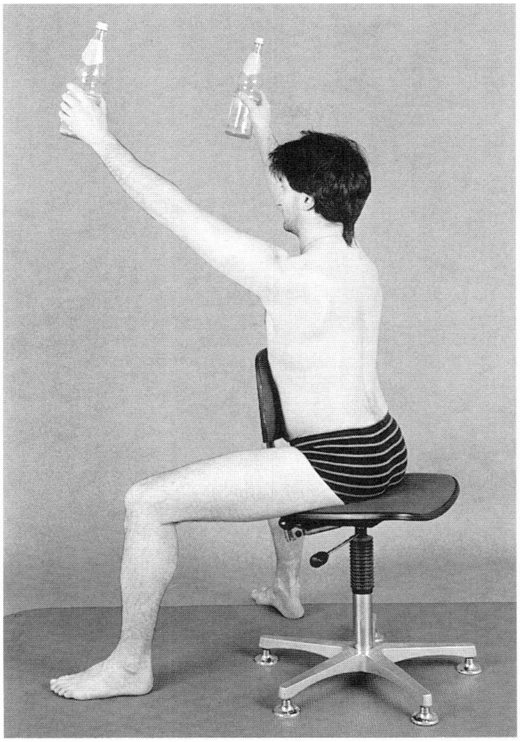

Abb. 19 Möglichkeiten der Stabilisation der Wirbelsäule im Sitz.

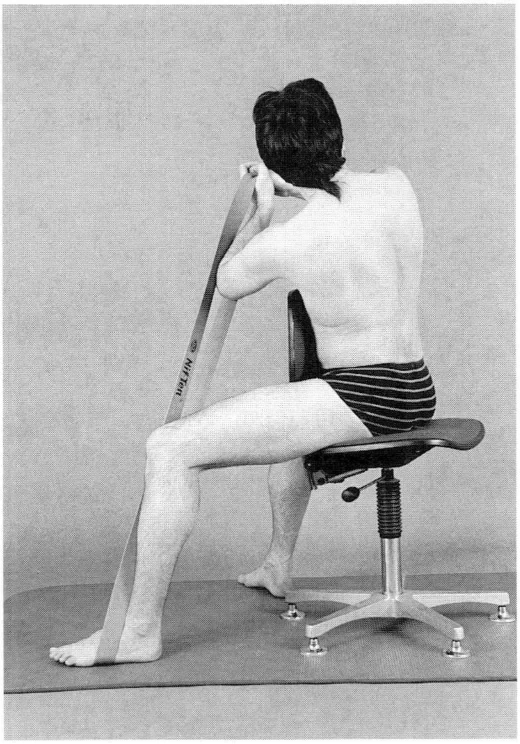

Abb. 20 Möglichkeiten der Stabilisation der Wirbelsäule im Sitz.

hinten. Die Stuhlkante dient als Hypomochlion und fixiert den unteren Dornfortsatz. Die Mobilisation erfolgt über die darüber liegenden Segmente, indem Kopf und stabilisierte Halswirbelsäule nach hinten bewegt wird.

3. Autostabilisation

Auch hier werden Übungen aus der krankengymnastischen Einzeltherapie und der medizinischen Trainingstherapie so abgewandelt, dass der Teilnehmer der Rückenschule in der Lage ist, diese Übungen zu Hause ohne großen Aufwand durchzuführen (Abb. 19 u. 20).

Ein Teil des Körpergewichts wird auf die umgedrehte Rückenlehne abgegeben. Die Stabilisation bzw. Kräftigung erfolgt durch einfache Gegenstände, wie z.B. Wasserflaschen oder Gummibänder.

Zusammenfassung

Viele Übungen in der Rückenschule haben ihren Ursprung aus der krankengymnastischen Einzeltherapie. Dennoch muss eine klare Trennung zwischen krankengymnastischer Therapie und Rückenschule als Verhaltenstraining gemacht werden.

3 Psychologie in der Rückenschule

C.G. Nentwig

3.1 Psychosomatik des Rückenschmerzes

Degenerative Erkrankungen der Wirbelsäule werden in der traditionellen psychosomatischen Literatur selten unmittelbar erwähnt. Wohl finden sich in den meisten Standardwerken Kapitel zu „Rheumatischen Muskel- und Gelenkserkrankungen" (u.a. *Alexander*, 1951; *Cremerius*, 1978; *Rattner*, 1977). Unter dieser Überschrift werden auch das „Zervikalsyndrom" und der „Hexenschuss" abgehandelt (*Cremerius*, S. 233). Entsprechend der psychoanalytischen Tradition psychosomatischer Gedankenführung werden frühkindliche Erlebnisse und unbewusste Konflikte als Ursachen der Rückenbeschwerden dargestellt.

Alexander beschreibt, dass diese Patienten durch eine Mischung der Neigung zum Beherrschen anderer Menschen und dem masochistischen Bedürfnis, ihnen zu dienen, gekennzeichnet seien. Allen Fällen gemeinsam sei ein „chronisch gehemmter, aggressiver Zustand, eine Aufständischkeit gegenüber jeder Form von äußerlichem und innerlichem Druck, gegen das Beherrschtwerden von anderen Menschen und gegen den hemmenden Einfluss des eigenen überempfindlichen Gewissens" (1951, S. 158). Die Ursache für diesen Zustand sieht *Alexander* in der frühkindlichen Erfahrung einer dominierenden, gefühlskalten Mutter, gegen die sich eine „gehemmte Aufsässigkeit" entwickelt habe. Demnach äußerten die Patienten die verdrängten aufsässigen und aggressiven Impulse über einen gesteigerten Tonus der Skelettmuskulatur.

Cremerius hält eine zu strenge kindliche Reinlichkeitserziehung in der Entwicklung von Patienten mit Zervikal- und Lumbalsyndromen für typisch. Dementsprechend zeigten die Patienten vorwiegend „retentive" und zwanghafte Züge. Das besonders stark fordernde Über-Ich der Patienten bewirke eine Hemmung der aggressiven Wünsche, die nur zum Teil durch besonders ehrgeiziges Verhalten und Geltungsstreben sublimiert werden könne. Es sei die „retentive Haltung der Welt schlechthin gegenüber, welche sich ... im Gesamt der quer gestreiften Muskulatur ausdrückt" (1987, S. 242).

Eine psychosomatische Erklärung, die sich spezifisch auf das Lumbago-Ischias-Syndrom bezieht, haben *Kütemeyer* und *Schultz* (1986) versucht. Sie fanden, dass der Lebensstil der Patienten durch „kämpferische Selbstbehauptung" und „Rückgratbeweisen" gekennzeichnet sei. In ihrer Kindheit seien die Patienten „vorzeitig zu Verantwortung und harten Arbeiten" (S. 841) herangezogen worden. Charakteristisch sei eine Ambivalenz von Regressions- und Unabhängigkeitswünschen. Konflikte zwischen Macht- und Regressionsbedürfnissen wirken sich nach Auffassung der Autoren insbesondere am lumbosakralen Übergang aus.

Zwei grundsätzliche Annahmen kennzeichnen die psychosomatische Modellbildung:

- psychologische Faktoren (etwa bestimmte Persönlichkeitsstrukturen) verursachten Rückenerkrankungen

- Verfahren der Psychotherapie seien geeignet zur Behandlung dieser Beschwerden.

Die psychosomatischen Modelle beschränken sich auf den Versuch der Erklärung der Ursache von Muskelspannungen. Sie lassen das für die Lumboischialgie ursächliche Geschehen im Zwischenwirbelabschnitt unberücksichtigt; lediglich der Bioenergetiker *Lowen* (1979, S. 204) versteigt sich zu der Behauptung, dass eine stressbedingte Kontraktion der Rückenmuskulatur zu einer „Bandscheibenhernie" führen könne. Sollten jedoch für Patienten mit Zervikal- und Lumbalsyndromen besondere psychologische Eigenschaften zutreffen, so müsste sich das in Untersuchungen mit klinisch-psychologischen Testverfahren an größeren Stichproben von Rückenpatienten bestätigen lassen. Der einzige Befund, der in entsprechenden Untersuchungsreihen mit dem MMPI bzw. FPI mehrfach repliziert werden konnte, besteht in einer erhöhten Depressivität von Patienten mit Rückenschmerzen (*Bösken*, 1986; *Sternbach*, 1974; *Forrest* und *Wolkind*, 1974; *Maruta*, *Swanson* und *Swanson*, 1976). Angesichts der massiven Einschränkungen und der starken Schmerzen von Patienten mit Lumbago- bzw. Ischialgien erscheint eine Depression jedoch eher eine plausible Folge der Erkrankung als eine psychologische Ursache. – Weiterhin wurde die Angemessenheit psychotherapeutischer Verfahren zur Behandlung von Wirbelsäulenerkrankungen nur in Einzelfallberichten geschildert und nicht in einer kontrollierten Studie belegt.

3.2 Verhaltensmedizin und degenerative Wirbelsäulenerkrankungen

In den letzten zehn Jahren hat sich ein anderes Paradigma für das Verständnis des Zusammenhanges zwischen psychologischen Faktoren und Erkrankungen entwickelt. Unter der Bezeichnung „Verhaltensmedizin" (behavioral medicine) werden Zusammenhänge zwischen Verhalten und organischen Erkrankungen untersucht, mit dem Ziel der systematischen Veränderung von Verhaltensweisen, die ursächlich zu organischen Erkrankungen beitragen (u.a. *Miltner*, *Birbaumer* und *Gerber*, 1986). Typische Beispiele sind Herz-Kreislauf-Erkrankungen, die u.a. durch Zigarettenkonsum und mangelndes Bewegungsverhalten verursacht werden, und Diabetes mellitus, der wesentlich durch unangemessenes Ernährungsverhalten beeinflusst wird.

Degenerative Erkrankungen der Wirbelsäule sind ebenfalls ein eindrucksvolles Beispiel für organische Erkrankungen, die durch falsche Verhaltensweisen gefördert werden. Sowohl unangemessenen Formen der Bewegung und der Körperhaltung als auch Bewegungsmangel tragen in erheblichem Ausmaß zu vorzeitiger Degeneration der Bandscheiben und zu Komplikationen an den Wirbelgelenken bei. Belegt werden diese Zusammenhänge durch Untersuchungen, die von *Nachemson* (1965) und von *Krämer* (1973) durchgeführt wurden.

Durch ungünstige Formen des Sitzens, Hebens und Tragens werden – häufig für lange Zeiträume – extrem hohe Kräfte auf die Zwischenwirbelscheiben ausgeübt. Da die menschliche Wirbelsäule phylogenetisch eher auf den Vierfüßlergang eingerichtet ist, führen häufige extreme Druckbelastungen zur Beschleunigung der Degeneration der Bandscheiben. Hinzu kommt, dass Belastung bei kyphotischer Körperhaltung zu einer erhöhten Kompression im Bereich der Wirbelvorderkanten und damit zu einer dorsalen Verlagerung der mobilen Anteile des Zwischenwirbelabschnittes führt. So können unangemessene Formen des Bewegungsverhaltens unmittelbar eine Bandscheibenprotrusion oder einen Prolaps hervorrufen.

Daraus könnte man schließen, dass ein anzustrebendes Zielverhalten zur Verminderung von degenerativen Wirbelsäulenerkrankungen lediglich in der Vermeidung von hohen Druckbelastungen und in der häufigen Herstellung geringer Belastungen der Bandscheiben besteht. Demgegenüber muss berücksichtigt werden, dass der Stoffwechsel der Bandscheiben nur durch Diffusionsprozesse gewährleistet werden kann, da sie – nach dem Kleinkindalter – nicht mehr durch Blutgefäße versorgt werden. Diese Diffusionsprozesse werden durch den Belastungsdruck und durch den osmotischen Druck gesteuert. Für die Gewährleistung eines ausreichenden Stoffwechsels der Bandscheiben ist es wichtig, dass sich Phasen mit höherem Belastungsdruck mit Phasen verminderten Druckes abwechseln. Das entsprechende Zielverhalten besteht in einem häufigen Wechsel der Körperhaltung.

Auch in der verhaltensmedizinischen Perspektive hat die von der traditionellen Psychosomatik in den Vordergrund gerückte Anspannung der Rumpfmuskulatur eine Bedeutung. *Holmes* und *Wolff* (1952) fanden bei elektromyographischer Prüfung der Skelettmuskulatur von Patienten mit chronischen zervikalen und lumbalen Rückenschmerzen erhöhte Muskelaktivität gegenüber gesunden Probanden. Dieser Unterschied wurde besonders deutlich, wenn die Teilnehmer über belastende bzw. bedrohliche Themen befragt wurden. Patienten mit chronischen Rückenschmerzen reagieren unter Stressbedingungen mit starker und schmerzhafter Kontraktion der Rückenmuskulatur. Dadurch kann für sie der Circulus vitiosus von Muskelanspannung – Schmerz – erhöhter Muskelanspannung besonders leicht ausgelöst werden.

Eine verhaltensmedizinische Analyse der Ursachen von degenerativen Wirbelsäulenerkrankungen kann drei Gruppen von Verhaltensweisen identifizieren, die zu vorzeitigen Degenerationen bzw. Rückenschmerzen beitragen: wirbelsäulenunfreundliche Bewegungsformen, Konstanz der Körperhaltung und erhöhte Muskelkontraktion unter psychologisch belastenden Bedingungen.

Eine Bestimmung der Kontingenz, die Bewegungsverhalten und Körperhaltungen steuert, zeigt Parallelen zu anderen Zielverhaltensweisen, deren Änderung Selbstkontrollmaßnahmen erfordert: Wirbelsäulenunfreundliches Verhalten kann oft über lange Zeit ohne kontingente Bestrafung durch schmerzhafte Stimulation ausgeführt werden. Beim Einsetzen der Schmerzreize ist der Degenerationsprozess meist schon weit fortgeschritten. Während der akuten Lumboischialgie steuert die konjugierte aversive Schmerzstimulation das Bewegungsverhalten des Patienten sehr effektiv zu wirbelsäulenentlastenden Bewegungen und Haltungen. In schmerzfreien Intervallen fällt die unmittelbare aversive Verhaltenskontrolle aus und begünstigt so erneut die Ausführung wirbelsäulenunfreundlicher Reaktionen.

3.3 Psychologische Verfahren im Rückenschulprogramm

Ein verhaltensmedizinisches Programm zur Prävention und Rehabilitation von degenerativen Erkrankungen der Wirbelsäule muss diese drei Gruppen von Verhaltensweisen berücksichtigen. Ziele des Programmes müssen der Aufbau wirbelsäulengerechter Bewegungsformen und Körperhaltungen sowie die Löschung von wirbelsäulenunfreundlichen Bewegungen und Haltungen sein. Das Verhalten muss so modifiziert werden, dass genügend häufig zwischen be- und entlastenden Körperhaltungen gewechselt wird. Darüber hinaus müssen Verhaltensweisen trainiert werden, die eine Unterbrechung des Circulus vitiosus von Schmerz und Kontraktion der Rückenmuskulatur ermöglichen.

Modifikation des Bewegungsverhaltens

Die Bewegungsformen, deren Veränderung hier angestrebt wird, sind motorische Verhaltensweisen, die jeden Tag vielfach ausgeführt werden: Sitzen, Stehen, Liegen, Hinsetzen und Aufstehen, Hinlegen und Aufstehen vom Liegen, Bücken, Heben und Tragen von Lasten. Diese Reaktionen haben für die meisten Teilnehmer eine jahrzehntelange Lerngeschichte und sind durch ungezählte Wiederholungen zu einer stark änderungsresistenten Gewohnheit geworden. Die Vermittlung von Informationen über wirbelsäulenfreundliche Bewegungen und Haltungen und die dadurch hervorgerufene Einsicht in richtiges Bewegungsverhalten sind deshalb nur eine notwendige, aber nicht hinreichende Voraussetzung für eine dauerhafte Verhaltensänderung. Vielmehr muss die Einsicht in die Notwendigkeit wirbelsäulengerechten Verhaltens ergänzt werden durch Verfahren der Verhaltensmodifikation, die eine Generalisierung der Verhaltensänderungen über Situationen und Zeit ermöglichen können. Dazu gehören vor allem Verfahren der Verhaltensübung, der Selbstkontrolle und Methoden der kognitiven Verhaltenstherapie, sowie die Vermittlung von Schmerzbewältigungstechniken.

Verhaltensübung

Die verhaltenstherapeutische Methode der Verhaltensübung wurde von *Lazarus* (1966) unter der Bezeichnung „Behavior Rehearsal" als ein Verfahren zur Modifikation komplexer sozialer Verhaltensweisen entwickelt, beschrieben und erprobt. Die Methode beinhaltet vier Phasen des Aufbaus eines neuen Verhaltens:

a) Erläuterung von Ratschlägen und Hilfestellungen sowie Demonstration von Vorbildern (Modellen)
b) praktisches Üben des neuen Verhaltens, korrigiert durch den Fachmann
c) Stellung von Hausaufgaben zur Ausführung des neu gelernten Verhaltens in typischen Alltagssituationen
d) Beobachtung und Registrierung der neuen Verhaltensweisen durch den Probanden

Für das Erlernen neuer Bewegungsformen bedeutet das: In der ersten Phase müssen angemessene Bewegungsabläufe und Körperhaltungen demonstriert werden; dies sollte sowohl durch Medien (Dias, Overheadfolien, Videofilme) als auch durch lebende Modelle (d.h. die Rückenschullehrer) geschehen. In der zweiten Phase versuchen die Teilnehmer die richtigen Bewegungen und Körperhaltungen selbst auszuführen und werden dabei beobachtet und korrigiert, bis ein befriedigendes Ergebnis erzielt wird. Danach werden in der dritten Phase die geübten Verhaltensweisen gezielt als Hausaufgabe für wichtige Alltagssituationen gestellt (z. B. Heben und Tragen am Arbeitsplatz). Um den Teilnehmern eine regelmäßige Rückmeldung über ihre Bemühungen zu ermöglichen, werden sie in der Protokollierung dieser Verhaltensweisen unterrichtet. Dies entspricht der vierten Phase der Verhaltensübung und wird im folgenden Abschnitt erläutert.

Nicht nur das motorische Verhalten muss neu gelernt werden. Häufig berichten Teilnehmer der Rückenschule nach der Ausübung der wirbelsäulengerechten Verhaltensweisen, dass diese nicht sehr elegant aussähen (z. B. beim Bücken in die Hocke gehen) und sie deshalb spöttische Reaktionen ihrer Umgebung fürchteten. Manche Teilnehmer finden es schwierig, andere um Hilfe zu bitten, wenn es darum geht, das Heben und Tragen schwerer Lasten zu vermeiden. Das Verfahren der Verhaltensübung ist gut geeignet, angemessene Formen sozialer Interaktion für diese Situationen im Rollenspiel zu erlernen und sie im Alltag zu realisieren.

Selbstkontrolle

Unter Selbstkontrolle wird in der Verhaltensmodifikation die Anwendung von verhaltensändernden Prinzipien durch den Teilnehmer selbst verstanden. Verfahren der Selbstkontrolle sind notwendig, um die Verhaltensänderung in die Alltagssituationen des Teilnehmers zu integrieren. *Thoresen* und *Mahoney* (1974) unterscheiden zwischen selbstkontrollierenden Reaktionen, die dem zu verändernden Verhalten vorausgehen (Stimulus-Kontrolle), und Selbstkontroll-Reaktionen, die auf das Verhalten folgen (Kontrolle der Verhaltenskonsequenzen).

Stimulus-Kontrolle bedeutet für den Teilnehmer der Rückenschule, dass er sich möglichst viele Hinweisreize schaffen muss, die ihm in kritischen Situationen das richtige Bewegungsverhalten erleichtern. Dazu gehören

- das Aufhängen eines Blattes mit den Rückenschulregeln an Stellen, an denen er sich bevorzugt aufhält;
- das Anordnen von häufig benutzten Geräten oder Gegenständen in rückenfreundlicher Höhe, um unnötige Hebevorgänge zu vermeiden;
- das Anbringen einer Schürze oder Kittels in Räumen, von denen aus häufig Lasten getragen werden, um einen körpernahen Transport ohne Verschmutzung der Kleidung zu ermöglichen.

Zur Stimulus-Kontrolle gehört auch, dass der Teilnehmer Lebenspartner, Arbeitskollegen und andere Menschen seiner Umgebung über die wichtigen Regeln wirbelsäulengerechten Verhaltens informiert. So programmiert er sich selbst die Kritik seiner Umgebung für falsches Verhalten voraus.

Eine der wichtigsten Selbstkontrollmaßnahmen besteht in der kontinuierlichen systematischen Selbstbeobachtung. Dieses Verfahren wird als „Self-Monitoring" bezeichnet und bedeutet die Registrierung und Protokollierung des wirbelsäulengerechten Verhaltens durch den Teilnehmer. Auf diese Weise verschafft er sich eine Rückmeldung über die Häufigkeit seines richtigen Verhaltens, die als Verhaltenskonsequenz belohnende bzw. bestrafende Wirkung hat.

Die Rückenschulteilnehmer erhalten zur Durchführung der Selbstbeobachtung vorbereitete Registrierbögen, die für jeden Tag einer Kurswoche wichtige Verhaltensklassen oder die entsprechenden Regeln aufführen. Ein Beispiel zeigt Abb. 1.

Die Teilnehmer werden instruiert, für jede gezielt regelgerecht ausgeführte Bewegung eine Markierung auf dem Bogen vorzunehmen. Die Eintragung sollte nach Möglichkeit unmittelbar nach Ausführung des Verhaltens geschehen. Ist dies nicht durchführbar, sollte sie so bald wie möglich erfolgen. Die Teilnehmer bringen den ausgefüllten Registrierbogen zur nächsten Sitzung mit und werden dort über die Angemessenheit ihrer Beobachtungsdaten informiert. Sie werden auf die Aussagekraft der individuellen Resultate aufmerksam gemacht: Zeilensummen geben Auskunft über die Variation des Verhaltens mit den Wochentagen, Spaltensummen weisen auf Einhaltung oder Vernachlässigung einzelner Regeln hin.

Vor Abschluss des Programms sollten die Teilnehmer lernen, wie sie Selbstkontrollverfahren beim möglichen Wiederauftreten wirbelsäulenunfreundlicher Bewegungen selbst initiieren können. Dafür bieten sich vereinfachte Formen der Selbstbeobachtung und Verfahren der Selbstbekräftigung (etwa in Form eines einfachen Kontingenzvertrages) an.

Name: 1. Woche

	sitzen	stehen	liegen	Vorstellung	Gymnastik
heute abend					
Mittwoch					
Donnerstag					
Freitag					
Samstag					
Sonntag					
Montag					
Dienstag					

Mettmanner Rückenschule

Abb. 1 Beobachtungsbogen

Kognitives Training

In der Sportpsychologie wird die Methode des „mentalen Trainings" (*Ulich*, 1971) zur Förderung des Erlernens und zur Korrektur komplexer Bewegungsabläufe bei Leistungssportlern eingesetzt. Dazu lässt der Sportler mehrfach eine Folge von Bewegungen bildhaft in seiner Vorstellung ablaufen und konzentriert sich dabei insbesondere auf schwierige und wichtige Phasen der Bewegung. In der kognitiven Verhaltenstherapie werden vergleichbare Verfahren etwa zur Reduktion phobischen Vermeidungsverhaltens vorgeschlagen (*Cautela*, 1971). *Kazdin* (1974) hat zu ihrer Bezeichnung den Begriff des „verdeckten Modell-Lernens" (covert modeling) vorgeschlagen.

Für das Erlernen neuer Bewegungs- und Haltungsformen bedeutet das kognitive Training, sich für die Wirbelsäule wichtige Bewegungsabläufe immer wieder in der Vorstellung konkret und bildhaft vor Augen zu führen. Dabei ist eine besondere Konzentration auf die wirbelsäulenfreundliche Bewegungsausführung (etwa gerader Rücken beim Hinsetzen und Aufstehen) erforderlich. Diese Übungen sollen in Rückenschulen geprobt und als Hausaufgabe durchgeführt werden.

Schmerzbewältigung

Training muskulärer Entspannung

Das wichtigste psychologische Verfahren zur Unterbrechung des Circulus vitiosus von Schmerz und Muskelverspannung ist ein Training muskulärer Entspannung. Vielfach geprüft und besonders bewährt ist die Methode der „Progressiven Relaxation" nach *Jacobson* (1938), die 16 Muskelgruppen zunächst einzeln und später zusammengefasst berücksichtigt. Das Verfahren besteht in einer kurzzeitigen isometrischen Anspannung der betreffenden Muskelgruppe, gefolgt von einer etwas länger dauernden Entspannungsphase. Bei regelmäßiger häuslicher Übung wird die Herbeiführung muskulärer Entspannung mit dieser Methode erfahrungsgemäß in wenigen Wochen erlernt. Die Durchführung des Programmes wird sehr anschaulich von *Bernstein* und *Berkovec* (1975) beschrieben.

Da die isometrische Muskelkontraktion Teil des Verfahrens ist, kann von seiner Durchführung auch ein positiver Einfluss auf die notwendige Stärkung der Rumpfmuskulatur erwartet werden. Für die Rückenschule haben die Übungen für die Hals- und Nackenmuskulatur, die Schulter- und Rückenmuskulatur und die Bauchmuskulatur zentrale Bedeutung. Von Teilnehmern mit HWS-Syndromen werden die Übungen der Nackenmuskulatur als besonders hilfreich erlebt.

Kognitives Schmerzmanagement

Wenn auch die Rückenschule sich nicht hauptsächlich als ein Programm zur kurzfristigen Schmerzbeseitigung versteht, sind doch psychologische Verfahren der Schmerzbewältigung ein sinnvoller Baustein des Programmes. Sie können helfen, die Motivation für eine kontinuierliche Teilnahme zu steigern und erhöhen die wahrgenommene Kompetenz zur eigenverantwortlichen Kontrolle gesundheitsbezogenen Verhaltens.

Neben der Erläuterung des Teufelskreises von Schmerz und Muskelverspannung können hier eine kurze Einführung in die Gate-Control-Theorie von *Melzack* und *Wall* (1965) und die Darstellung daraus abgeleiteter Konsequenzen, wie die Vermeidung von Bettruhe und Notwendigkeit aktiven Verhaltens, erläutert werden. Die Vermittlung von Teilen respondenter und operanter Schmerztheorien und deren therapeutischer Implikationen (etwa zeitkontingente statt reaktionskontingenter Schmerzmedikation) können hilfreich sein. Weiterhin können Teile des Programmpaketes zur kognitiven Schmerzbewältigung von *Turk, Meichenbaum* und *Genest* (1983) als Bausteine des Rückenschul-Curriculums genutzt werden.

4 Rückenschule und Halswirbelsäule

J. Krämer

4.1 Einleitung

Im Gegensatz zu angloamerikanischen und skandinavischen Rückenschulen, die sich als Low Back Schools verstehen, beziehen wir die Halswirbelsäule in unser Programm mit ein. 30% aller degenerativen Wirbelsäulensyndrome betreffen die Halswirbelsäule. Schulter/Nackenbeschwerden mit Muskelverspannungen und zum Teil ausstrahlenden Schmerzen in die oberen Extremitäten sind besonders bei Büroangestellten und Autofahrern häufig. Gemeinsamer Nenner ist die Haltungskonstanz oft in ungünstiger Position.

Einstellung und Therapie der Zervikalsyndrome richten sich nach Kardinalsymptomen und Beschwerdedauer. Danach unterscheidet man akute und chronische Krankheitszustände mit oder ohne radikuläre Symptomatik. Bei der Beschwerdedauer ist eine gewisse Altersabhängigkeit zu erkennen: akute Krankheitsbilder betreffen mehr Jugendliche, chronische zervikale Reizzustände vorwiegend ältere Erwachsene.

4.2 Pathologisch anatomische und biomechanische Grundlagen

Im Vergleich zu den übrigen Wirbelsäulenabschnitten zeichnen sich die zervikalen Bewegungssegmente durch eine Reihe anatomischer und biomechanischer Besonderheiten aus, die zu frühzeitigen Verschleißerscheinungen und Beschwerden Anlass geben können. Ursache für den frühzeitigen Verschleiß der Halsbandscheiben ist, wie an den übrigen Wirbelsäulenabschnitten, die aufrechte Haltung. Hinzu kommt das relativ hohe Kopfgewicht beim Menschen mit einer Druckbelastung von über 5 kg pro Quadratzentimeter Bandscheibe. Besonders in den unteren Halssegmenten, am Übergang zum relativ starren Brustkorb, treten frühzeitig Gefügelockerungen, Risse und Verlagerungen im Bandscheibengewebe auf. Ähnlich wie an der Lendenwirbelsäule kann sich auch hier bei bestimmten Bewegungen das gelockerte Bandscheibengewebe verlagern und auf schmerzempfindliche Strukturen drücken, wie z. B. auf die Nervenwurzeln im Zwischenwirbelloch. Häufiger als Bandscheibenvorfälle sind an der Halswirbelsäule jedoch leichte Verschiebungen im gelockerten Bewegungsapparat mit Zerrung der Bänder und Wirbelgelenkkapseln.

Von besonderer klinischer Bedeutung ist die unmittelbare Nachbarschaft einer großen Halswirbelsäulenarterie und des sympathischen Nervengeflechts zum Verschleißgeschehen an den Halsbandscheiben. Diese nahe Nachbarschaft erklärt, dass beide Strukturen bei den Alterungsprozessen der Bandscheibe in Mitleidenschaft gezogen werden können. Diese Veränderungen geben die biomechanische Grundlage zu den Kopfschmerzen, Schwindelerscheinungen, Hör-, Seh- und Schluckstörungen im Rahmen von Zervikalsyndromen. Die Durchblutung der A. vertebralis ist abhängig von der Kopfhaltung. Bei leichter Kopfvorneigung von etwa 10 Grad ist die Durchblutung besser als in der Normalhaltung. Bei weiterer Flexion und Kopfrückneigung aus dieser Haltung heraus verschlechtert sich die Durchblutung (Abb. 1).

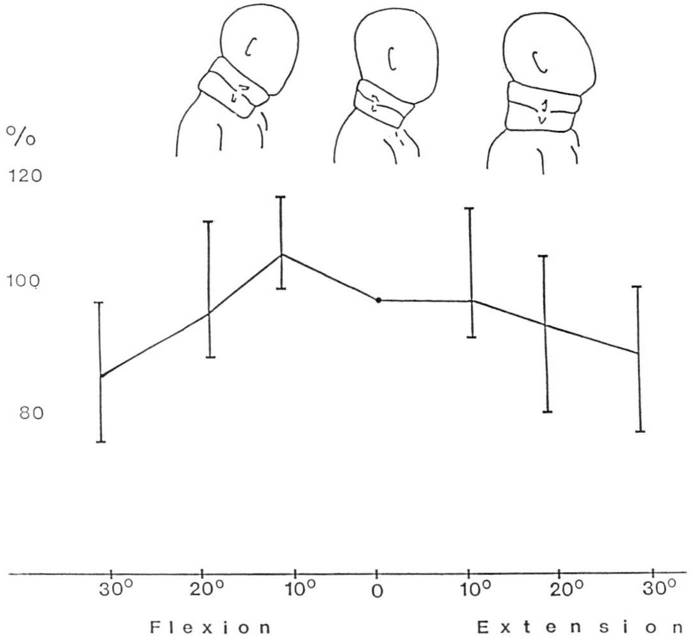

Abb. 1 Die Durchblutung der Arteria vertebralis in verschiedenen Kopfhaltungen. Bei leichter Kopfvorneigung von etwa 10 Grad ist die Durchblutung der A. vertebralis besser als in der Normalhaltung. Bei weiterer Flexion und Extension aus dieser Haltung heraus, verschlechtert sich die Durchblutung mit zunehmenden Winkelgraden.

Ungünstige Kopfhaltungen, z.B. Kopfrückneigung mit gleichzeitiger Drehung, provozieren bei gegebener Veranlagung – und diese ist im mittleren Lebensabschnitt praktisch bei jedem Menschen vorhanden – Beschwerden im Schulter/Nackenbereich.

Im Halsteil unserer Rückenschule erklären wir dem Patienten die Grundlagen mit Anatomie und Funktionsweise der Halswirbelsäule sowie die Entstehungsmechanismen der verschiedenen Formen des HWS-Syndroms.

Zum Grundlagenunterricht gehören folgende Inhalte:

Anatomie der zervikalen Bewegungssegmente mit Besonderheiten im Bereich der Processus uncinati und der A. vertebralis, wie es zu Beschwerden nach Verletzungen, insbesondere nach dem sog. Schleudertrauma, kommen kann und wie man sich durch eine korrekt angelegte Nackenstütze davor schützen muss.

4.3 Verhaltensrichtlinien für HWS-Patienten

Im Wesentlichen gelten auch für Patienten mit rezidivierenden Beschwerden im Schulter/Nackenbereich die gleichen Richtlinien wie für die Patienten mit Problemen an der Lendenwirbelsäule. Wesentlich ist auch hier die *Regel Nr. 1*, die Bewegungssegmente der Wirbelsäule in Bewegung zu halten und Haltungskonstanz vor allem in ungünstiger Position zu vermeiden. Darüber hinaus gibt es spezielle Verhaltensrichtlinien für HWS-Patienten (Tab. 1).

Die Regeln 1 und 2 entsprechen der *Rückenschulregel Nr. 1:* man sollte Tätigkeiten mit Haltungskonstanz und fixierter Blickrichtung so oft wie möglich unterbrechen. Dies gilt insbesondere für Lesen, Fernsehen und Autofahren.

Drehbewegungen des Kopfes betreffen vor allem das Rückwärtseinparken mit dem

Tab. 1 Verhaltensrichtlinien für HWS-Patienten

1.	Beim Lesen, Handarbeiten, Fernsehen, Autofahren öfter eine Pause machen.
2.	Keine abrupte Drehbewegung des Kopfes – besser mit dem ganzen Körper drehen
3.	Zugluft nicht an den unbedeckten Hals lassen – Schals und Kragen tragen
4.	Beim Liegen kleines Kopfkissen, keine Bauchlage
5.	Beim Laufen Kinn runter, beim Radfahren Lenker hoch
6.	Nicht „über Kopfhöhe" arbeiten – besser Leiter oder Stuhl nehmen
7.	Im Theater und Kino nicht in den ersten Reihen – besser hinten sitzen
8.	Beim Trinken aus Büchse oder Flasche besser Strohhalm nehmen
9.	Haare waschen unter der Dusche und nicht im Waschbecken
10.	Tägliche Halsmuskelübungen

Auto. Hier sollte man möglichst den ganzen Körper drehen oder mit den Rückspiegeln arbeiten. Die übrigen Verhaltensrichtlinien sind im Wesentlichen auf die optimale Kopfhaltung mit leichter Flexion, d.h. Kopfvorneigung ausgerichtet.

Im Rückenschulunterricht kann man am Halswirbelsäulenmodell den Rückenschülern deutlich machen, wie sich schon bei leichter Kopfvorneigung die Foramina intervertebralia der mittleren und unteren Halswirbelsäule deutlich erweitern und Raum für Nervenwurzeln und Gefäße schaffen.

4.4 Tägliche Halsmuskelübungen

Eine aktive Stabilisierung der degenerativ gelockerten Bewegungssegmente erreicht man

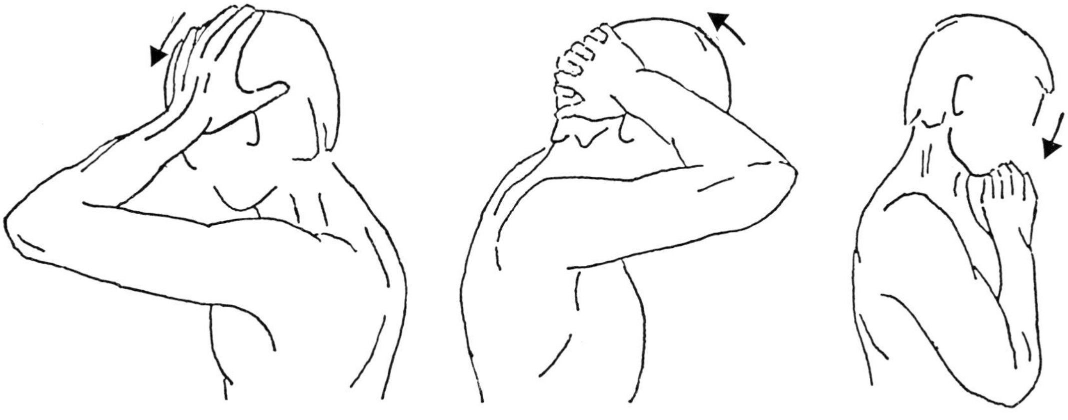

Abb. 2 Tägliches Halsmuskeltraining.
Leichte Kopfvorneigung als Ausgangsstellung (Kinn runter).
a: Der Kopf wird gegen die seitlich aufgelegte Hand gedrückt. Es spannen sich die seitlichen Halsmuskeln an, insbesondere der M. sternocleidomastoideus, M. splenius capitis, Pars descendens des M. trapezius.
b: Verschränken der Arme hinter den Kopf (man kann auch ein Tuch nehmen). Anpressen des Hinterkopfes gegen die Hände. Es spannen sich an: die medialen Anteile der Pars descendens des M. trapezius, M. semispinalis capitis, M. splenius capitis, M. rhomboideus, M. levator scapulae.
c: Das Kinn wird gegen die geschlossene Faust gedrückt, am besten zwischen Zeigefinger und Daumen. Es spannen sich an: M. sternocleidomastoideus bds., die Skalenusmuskeln und die Muskeln am Schildknorpel.

am besten durch ein gezieltes Muskeltraining. In einem von außen muskulär geführten und stabilisierten Zwischenwirbelabschnitt sind Verlagerungen und Lockerungen von Bandscheibengewebe sowie Verschiebungen der Wirbel und Wirbelgelenke gegeneinander weniger leicht möglich, als bei schlaffen Muskeln und Bändern. Die Halsmuskulatur kann ohne großen Aufwand trainiert werden. Es genügt, täglich 2 x 3 Minuten lang die in Abb. 2 angegebenen Übungen durchzuführen, um die Schulter/Nackenmuskeln in einen guten Trainingszustand zu versetzen und diesen Zustand zu halten. Isotonische, d.h. mit Bewegung einhergehende Muskelkontraktionen, sind für das Aufbauprogramm nach einem Halswirbelsäulensyndrom ungeeignet, da es immer wieder zu Reizerscheinungen der Nerven kommen kann. Die isometrischen Spannungsübungen können zunächst unter krankengymnastischer Anleitung erlernt und später selbstständig durchgeführt werden.

4.5 Halswirbelsäule und Sport

Grundsätzlich sind die bandscheibenfreundlichen Sportarten Schwimmen, Laufen, Radfahren auch für Halswirbelsäulenpatienten zu empfehlen. Bei diesen Sportarten kommt es aber ganz auf die Stellung des Kopfes an. Beim Schwimmen empfiehlt sich das Rückenschwimmen aus der Entlastungshaltung (s. Kap. 1, Abb. 7).

Beim Laufen gilt es, den Kopf in eine leichte Vorneigung (Kinn runter) zu bringen und nicht, wie es bei einigen Läufern zu sehen ist, Kopf in Nackenstellung (s. Kap. 7, Abb. 1 u. 2).

Gleiches gilt auch für das Radfahren: der Lenker sollte so hoch gestellt werden, dass die Kopfhaltung mit einer leichten Flexion der Halswirbelsäule einhergeht.

Schwimmen, Laufen und Radfahren können selbstverständlich im Rahmen der Rückenschule unter fachlicher Anleitung praktiziert werden.

5 Anatomische Untersuchungen zur Biomechanik des Sitzens*

R. Krämer

5.1 Einleitung

Muskeln, Bänder und Gelenkkapseln der Lenden/Becken/Beinregion befinden sich in einem statischen und dynamischen Gleichgewicht. Dieses Gleichgewicht ist erforderlich, um den Oberkörper beim aufrechten Stand auszubalancieren. Os sacrum auf der kranialen Seite und die proximalen Femurenden auf der kaudalen Seite sind durch Gelenkkapseln, Bänder und Muskeln in einem bestimmten Winkel im Becken verankert. Die Aufhängung der Beine erfolgt dabei nicht in Verlängerung der Rumpfachse nach kaudal, wie es dem aufrechten Gang entsprechen müsste, sondern nach ventral-kaudal als Überbleibsel vom ehemaligen Vierfüßlerstand, bei dem die Extremitäten im rechten Winkel zur Rumpfachse stehen (Abb. 1).

Um beim Zweibeinstand nicht vornüberzukippen, biegt sich die Lendenwirbelsäule nach vorn zur sog. Lendenlordose. Kapselbandapparat und Muskeln am Becken/Beinübergang haben sich im Laufe der Entwicklung auf eine spannungsfreie Mittelstellung mit entsprechendem Bewegungsspielraum im vorderen, unteren Bereich, also bei leichter Hüftbeugung, eingestellt.

* Wir danken den Mitarbeitern des Instituts für Anatomie der Ruhr-Universität Bochum für die großzügige Bereitstellung des Untersuchungsmaterials und der Mithilfe bei der Präparation.

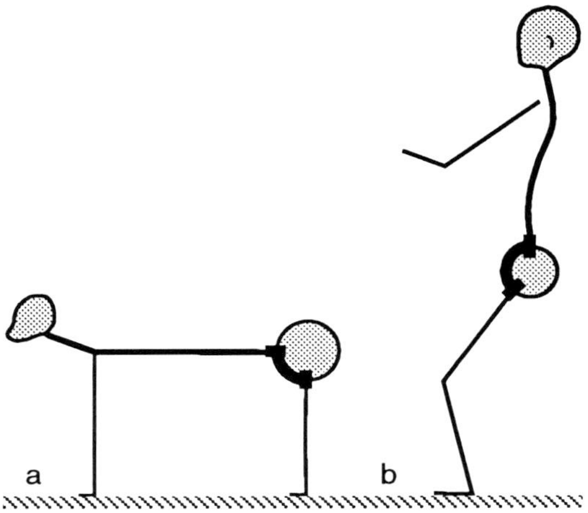

Abb. 1 Vierfüßler und Mensch.
a Beim Vierfüßler stehen Wirbelsäule und Extremitäten rechtwinklig zueinander.
b Beim Menschen hat sich der Winkel zwischen Rumpfachse und Beinachse gegenüber dem Vierfüßler vergrößert.

5.2 Der Lenden/Becken/Beinwinkel

Ventraler und dorsaler Kapselbandapparat am Hüftgelenk sowie die entsprechenden Muskelgruppen ergeben bei spannungsfreier Mittelstellung im Stehen und Liegen einen leichten Beugewinkel im Hüftgelenk von etwa 10–20 Grad. Diese Winkelstellung lässt sich sowohl auf Röntgenaufnahmen im Stehen und Liegen sowie in vitro am Kapselbandpräparat feststellen. Der Winkel bleibt bestehen, selbst wenn man die Muskeln ausschaltet. Die Ursache für den Lenden/Becken/Beinwinkel von 10–20 Grad beim Menschen liegt im Wesentlichen im Kapselbandapparat des Hüftgelenkes begründet.

Unsere Präparationen im anatomischen Institut der Ruhr-Universität Bochum haben

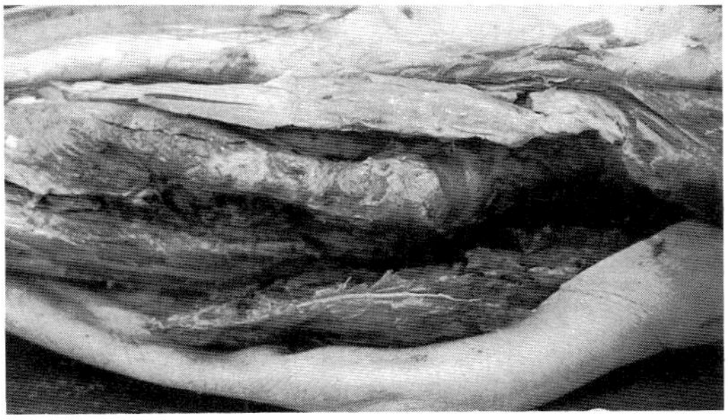

a

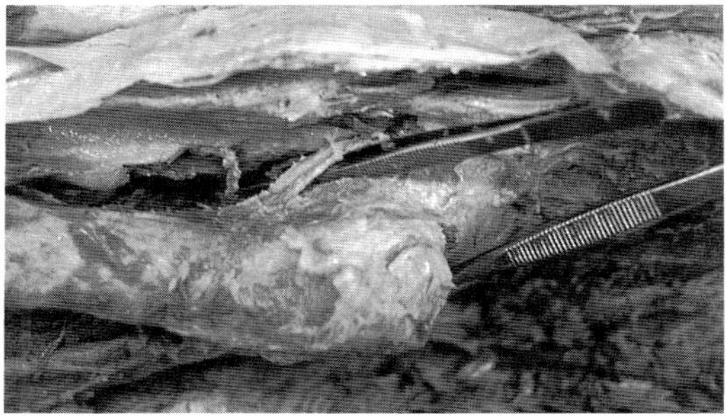

b

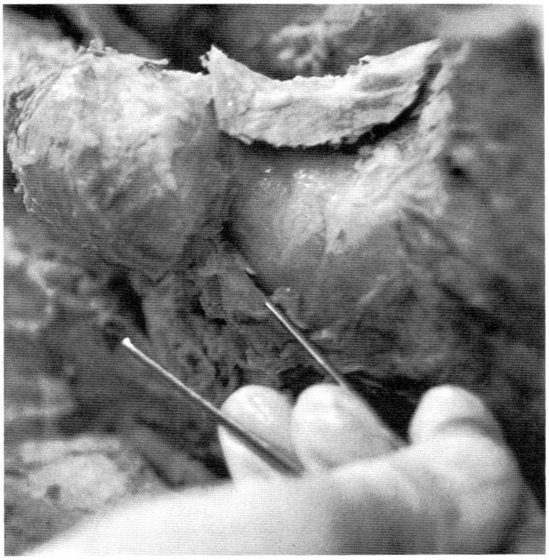

c

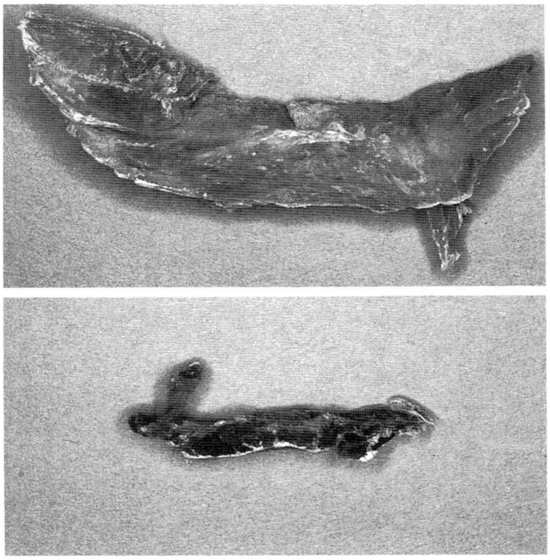

d

Abb. 2 Präparate des Hüftgelenkes von lateral.

a Anatomisches Präparat eines Hüftgelenkes von der Seite gesehen. Laterale Muskeln und Faszies sind abpräpariert. Der Oberschenkel befindet sich nicht parallel zur Unterlage, sondern in einem Hüftbeugewinkel von 15 Grad.

b Ventrale und dorsale Hüftgelenkkapsel sind mit Pinzetten unterfahren.

c u. d Darstellen der ventralen Hüftgelenkkapsel (oben) mit dem Lig. iliofemorale und der dorsalen Hüftgelenkkapsel (unten) mit dem Lig. ischiofemorale.

gezeigt, dass der ventrale Kapselbandkomplex, bestehend aus dem Lig. iliofemorale, Lig. pubofemorale und der ventralen Hüftgelenkkapsel, etwa achtmal stärker ist als der dorsale Kapselbandapparat des Hüftgelenkes, bestehend aus dem Lig. ischiofemorale und der dorsalen Hüftgelenkkapsel.

Abb. 2a–d zeigen Präparate des Hüftgelenkes von lateral. In Mittelstellung besteht eine Beugung von 15 Grad zwischen Oberschenkel und Rumpfachse (Abb. 3a u. b). Ventrale und dorsale Hüftgelenkkapsel sind zusammen mit den entsprechenden Bändern präpariert. Die ventrale Hüftgelenkkapsel einschließlich Lig. iliofemorale und Lig. pubofemorale ist deutlich kräftiger als die dorsale Hüftgelenkkapsel mit dem Lig. ischiofemorale.

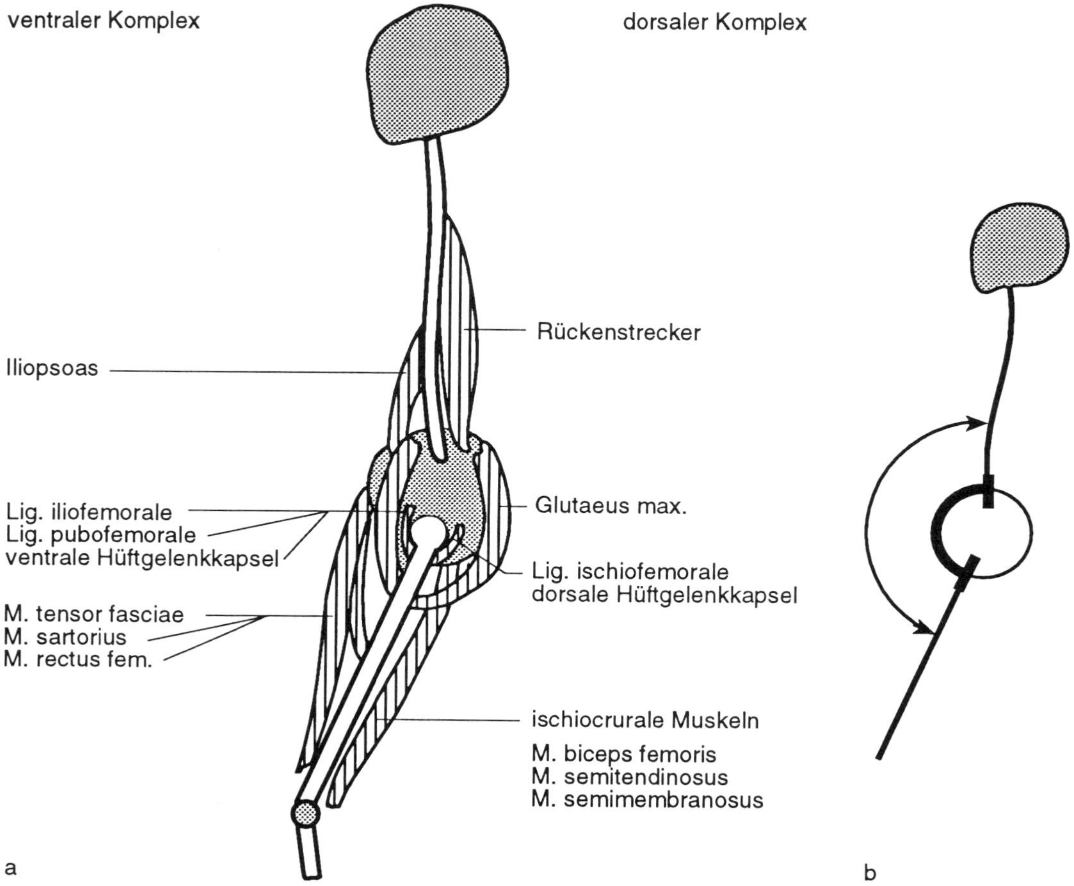

Abb. 3a, b Ventraler und dorsaler Kapselbandapparat führen zu einer Mittelstellung des Hüftgelenkes in leichter Beugung (sog. Lenden/Becken/Beinwinkel, LBB-Winkel).

Die muskulären Anteile des ventralen Komplexes am Hüftgelenk bestehen im Wesentlichen aus dem M. iliopsoas, M. tensor fasciae latae, M. sartorius und M. rectus femoris. Demgegenüber steht der dorsale Komplex, bestehend aus den langen Rückenstreckmuskeln, dem Glutaeus maximus und den ischiocruralen Muskeln (M. biceps femoris, M. semitendinosus, M. semimembranosus).

Bewegungen des Oberschenkels in ventraler oder dorsaler Richtung bzw. in Flexion und Extension führt nach bestimmten Winkelgraden, die individuell verschieden sind, auch zu einem Mitbewegen des Beckens, im Sinne der Vor- und Rückkippung unter gleichzeitiger Mitbewegung der Lendenwirbelsäule.

Bewegung der Lendenwirbelsäule bei Flexion und Extension des Oberschenkels im Hüftgelenk: Über 90 Grad kommt es zu einer Abflachung der Lendenlordose und bei weiterer Beugung zur Lumbalkyphose mit Ventralkompression der lumbalen Bandscheiben (Abb. 4a–c). Die Foramina intervertebralia vergrößern sich. Umgekehrt verringert sich die Lumbalkyphose, wenn man aus der Beugung in Streckrichtung bewegt bis zur Hyperlordose bei vollständiger Streckung und maximaler Anspannung des Lig. iliofemorale und

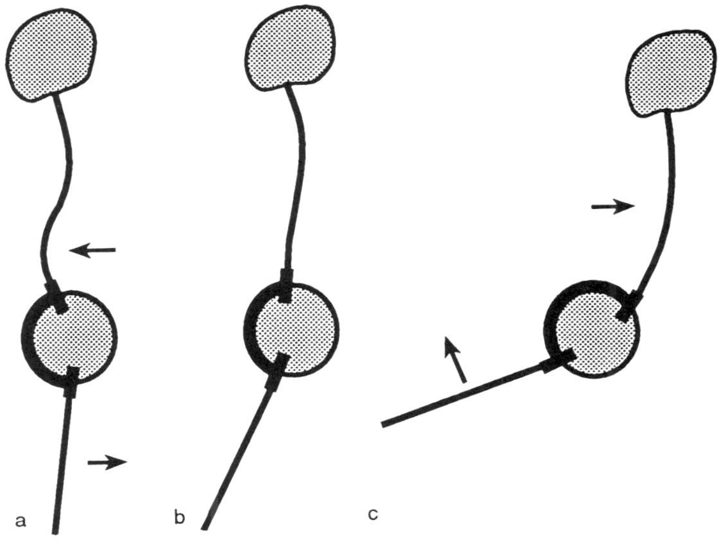

Abb. 4a–c Beeinflussung der Halssäulenbiegung durch Hüftbewegung.
a Hüftstreckung führt zur Ausbiegung der Lendenwirbelsäule nach vorn (Lordose)
b Entspannte Mittelstellung
c Hüftbeugung führt zur Ausbiegung der Lendenwirbelsäule nach hinten (Kyphose)

der ventralen Hüftgelenkkapsel. Hierbei schieben sich an der Lendenwirbelsäule die Wirbelgelenkfacetten teleskopartig ineinander, gleichzeitig kommt es zu einer Einengung der Foramina intervertebralia.

Unsere Präparationen an Lenden/Becken/Beinpräparaten unterschiedlicher Individuen haben gezeigt, dass ein Mitbewegen des Beckens und damit der Wirbelsäule bei einer Beugung von 15 Grad beginnt. Schon bei den Präparaten unterschiedlichen Alters und Geschlechts zeigten sich starke Schwankungen. Diese sind auch in vivo zu erwarten und hängen vom Elastizitätsgrad und Trainingszustand der einzelnen Individuen ab.

6 Schulung der Beckenbalance

B. Reinhardt

Die Schwerkraft ist die Wurzel aller Anmut
(Lao Tse)

Die Schwerkraft wirkt in jedem Augenblick unseres Daseins auf uns ein: Im Sitzen, im Stehen, bei jeder Bewegung, ja selbst im Liegen. Wir befinden uns in ständigem Konflikt mit der Kraft, die uns unaufhörlich zum Mittelpunkt der Erde hinzieht, und wir verbrauchen einen Großteil der uns zur Verfügung stehenden Kraft nur, um uns aufrecht zu halten.

Abstrakt gesehen hat der Körper die Form eines in die Länge gezogenen Eies. Mit seiner abgeflachten Basis wird das Ei in Wirklichkeit durch den Zug der Schwerkraft nach unten stabilisiert. Sobald es genügend weit „aus dem Lot" gerät, bewirkt die Schwerkraft, dass es umfällt. Wenn ein Teil unseres Körpers aus dem Lot gerät, sind wir gezwungen, beträchtliche Energien nur dafür aufzuwenden, um uns aufrecht zu halten. In solchen Fällen richtet sich der Körper neu aus, um ein kompensiertes Gleichgewicht herzustellen. Zwei Pfund hinter der Lotlinie bedürfen zwei Pfund vor der Lotlinie. Die ideale Gleichgewichtsachse verläuft durch die Mitte des Kopfes, die Mitte des Ohres, auf der Schultermitte, durch die Mitte des Hüftgelenkes, durch die Mitte des Kniegelenkes und durch die Mitte des Fußgelenkes.

Diese Linie geht auch durch den Verankerungspunkt der Wirbelsäule auf dem Becken. Wenn diese Punkte so übereinander liegen wie beschrieben, stützt jeweils der untere Körperabschnitt den darüber liegenden. Wie bei dem aufrecht stehenden Ei hält die Schwerkraft dann den Körper im Gleichgewicht, und es ist ein Mindestmaß an Energieaufwand nötig, um das Gleichgewicht aufrechtzuerhalten. Wenn man bedenkt, dass unsere Muskeln einen Großteil unseres gesamten Körpergewichts ausmachen und einen Großteil des Körperbrennstoffs verbrauchen, ist leicht einzusehen, wie ausschlaggebend ihre Balance ist. Wenn man einen Körper betrachtet, hat eine der wichtigsten Beobachtungen mit seinem Verhältnis zur Schwerkraft zu tun. Sitzt der Kopf über den Schultern? Passt der Brustkorb auf die untere Hälfte des Rumpfes? Unterstützt das Becken die großen Segmente, die über ihm liegen? Sind die Beine und Füße unterhalb des Rumpfes?

Das Becken verbindet unser Fundament, die Füße und Beine, mit dem Oberkörper und ist Zwischenglied und Basis zugleich. Das Os sacrum (Heiliger Knochen – in der Antike Sitz der Seele) ist der Schlüsselpunkt der menschlichen Formgebung. Seine Position verleiht dem Homo erectus seine jeweilige artmäßig vorgegebene und ganz persönliche Note. Diese ganz persönliche Note ist jedem von uns einerseits bereits in die Wiege gelegt, andererseits betätigen sich Umwelt und Psyche als Bildhauer. Verschiedene Beckentypen mit verschiedenen Beckenneigungen verursachen verschiedene Wirbelsäulenformen. Beim Überlastungs- oder Coxarthrose-Becken nach *Gutmann* verläuft das Kopf- und Basislot sowie das Promontoriumlot vor der Drehachse des Hüftgelenkes, beim Assimilations- oder Lockerungsbecken nach *Ertmann* verlaufen diese genannten Lotlinien hinter der Drehachse des Hüftgelenkes. Beim „normalen" Becken führen die Lotlinien etwa durch den Hüftkopf. Beide genannten vererbten Beckenformen befinden sich beim aufrechten Stand in einem so genannten stabilen Gleichgewicht, das jedoch nur durch vermehrte einseitige Muskelarbeit gehalten werden kann. Es entsteht ein Drehmoment M mit einer Kraft F um einen Drehpunkt D. Beim normalen Becken, bei dem das Kopf- und Basislot durch den Hüftkopf verläuft, befindet sich das Becken in labiler Gleichgewichtslage ohne Auswirkung eines Drehmoments mit ausgewogener mobiler Stabilisation. Die ideale mobile

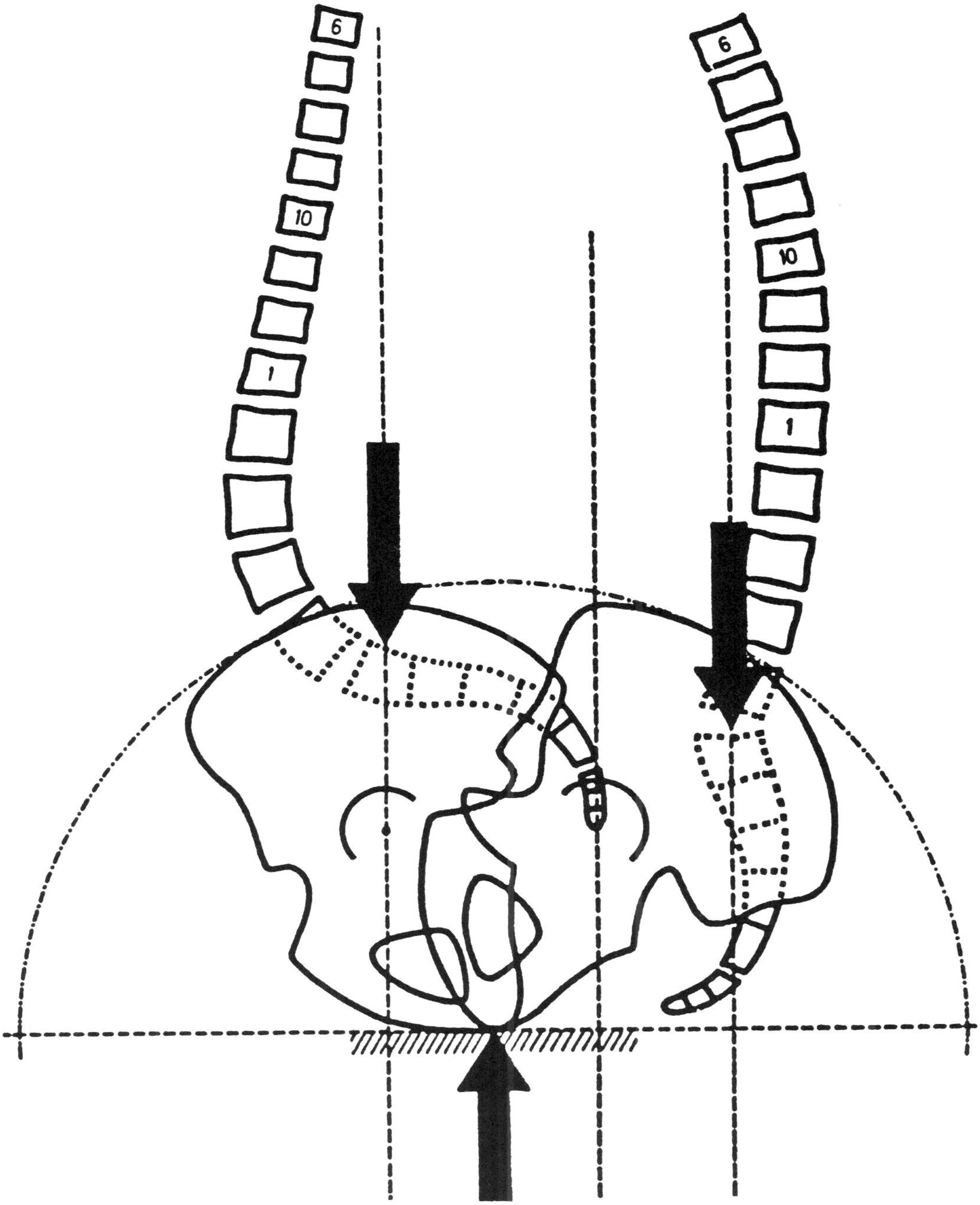

Abb. 1 (Aus: *Heipertz/Schmidt:* Therapeutisches Reiten. Stuttgart 1978).

Stabilisation des Beckens wird gewährleistet durch die Kopplung zweier Muskelsysteme über das Becken. Rumpf- und Extremitätenmuskulatur arbeiten als Verbundsystem. Die vom Rumpf auf die Extremitäten übergreifende Muskulatur unterliegt der unbeeinträchtigten Funktion der Bewegungssegmente der Lendenwirbelsäule. Andererseits beeinträchtigt eine Fehlfunktion des Hüftgelenkes z. B. die Funktion der lumbalen Bewegungssegmente (Abb. 1).

Der stärkste Hüftbeuger, der M. iliopsoas, wird aus den Segmenten L1/2/3 innerviert. Seine ständige reflektorische, aufrecht erhaltende Verkürzung führt zu Hüftbeugekontraktur, und zur Unfähigkeit, die Hüfte zu strecken. Die Beugekontraktur neigt den Körper nach vorne, verstärkt die Lordose der LWS. Die Hüftbeugekontraktur ist für die Hüftarthrose geradezu typisch.

Der M. quadriceps femoris und die Adduktoren beziehen ihre Innervation aus den Segmenten L2/3/4. Ständige Verkürzungen der Adduktoren verursachen die für die Hüftarthrose typische Adduktionskontraktur mit Beckenhochstand auf der erkrankten Seite und funktioneller Beinverkürzung.

Aus den unteren LWS-Segmenten werden vor allem die Hüftstrecker, der M. glutaeus medius aus L4/5/S1 und der M. glutaeus maximus aus L5/S1/S2 innerviert. Die Glutaen sind bei der Hüftarthrose zumeist hypotrophiert.

Aus dem Plexus sacralis stammt die Innervation des M. quadratus, M. piriformis, M. opturatorius internus sowie der ischiokruralen Muskeln. Die zumeist schon initial auf die Hüftgelenksarthrose hindeutende Einschränkung der Innenrotation im Hüftgelenk verweist auf die kontrakten Außenrotatoren.

Weil also spondylogene Reflexe den Tonus der Becken- und Hüftmuskulatur verändern können, ist die optimale Position der Lendenwirbelsäule und deren Bewegungssegmente notwendig.

Das Bewegungssegment der LWS befindet sich dann im diskoligamentären Gleichgewicht, wenn die Wirbelsäule ihre physiologische Lordose im lumbalen Bereich zeigt. In der Mittelstellung der Wirbelgelenke, Facette gegenüber Facette, werden die wirbelsäulenstabilisierenden Agonisten und Antagonisten einen ausgewogenen Muskeltonus aufweisen, d.h. die Bauch- und Rückenmuskulatur oder – besser gesagt – das gesamte Muskelkorsett müssen die physiologische Form der Wirbelsäule stabilisieren.

Schlaffe Bauchmuskeln bewirken eine Beckenkippung nach vorne, eine vermehrte Lordose der LWS und eine Verkürzung der Rückenstreckmuskulatur. Die verstärkte Beckenkippung nach vorne begünstigt die Hüftbeugekontraktur durch Verkürzung des M. iliopsoas. Schwache Gesäßmuskulatur begünstigt die Beckenkippung nach vorne, die vermehrte Lordose der LWS, die Verkürzung der Rückenstrecker und die Erschlaffung der Bauchmuskulatur. An der Wirbelsäule und an den Hüftgelenken entstehen physiologische Zustände. Beckenaufrichtende Muskeln sind demnach der M. glutaeus maximus, die M. semimembranosus et semitendinosus sowie der M. biceps femoris mit Caput breve. Als ihre Antagonisten, und damit das Becken nach ventral kippend, betätigen sich der M. erector trunci sowie der M. rectus femoris, der M. vastus intermedius und die M. vastus lateralis et medialis. Das ausgewogene Zusammenspiel dieser Muskeln stabilisiert das Becken in der optimalen Beckenneigung und Beckenbalance (Abb. 2).

Der als Zuggurt wirkende M. tensor fasciae latae und der M. glutaeus medius verhindern ein Abkippen des Beckens auf die Seite des Spielbeines. Als Gegenmuskeln betätigen sich die Adduktoren. Zusammen stabilisieren sie das auf dem Standbein horizontal gehaltene Becken.

Beim Ausfall bzw. beim nicht voll funktionsfähigen M. glutaeus medius kommt es zum Trendelenburg-Phänomen und zum Abkippen des Beckens zum Spielbein hin. Wir sehen diese Funktionsstörung heute oft nach Umstellungsosteotomien.

Beim Sitzen, der heute überwiegenden Gewohnheitshaltung des Menschen, ist die Beckenbalance von besonderer Bedeutung, die gestörte Muskelbalance des Beckens ein wichtiger Krankheitsfaktor. Die Balance des Beckens beim Sitzen lässt sich nur bewirken,

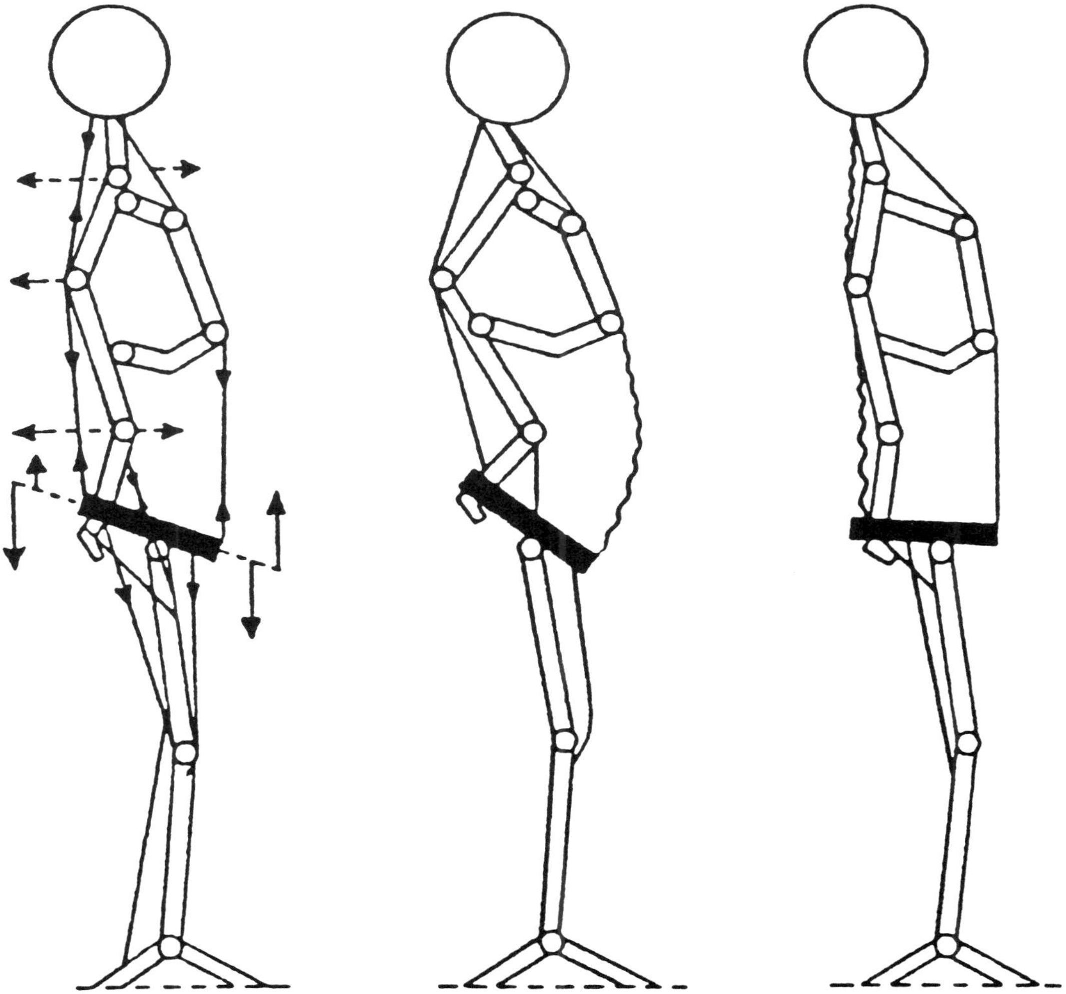

Abb. 2 Einfluss der Beckenstellung und der Muskelfunktionen auf die Haltung und die Form der LWS. (Aus: *Heipertz/Schmidt:* Therapeutisches Reiten. Stuttgart 1978).

wenn die Extremitäten, die wie Pleuelstangen auf das Becken einwirken, entweder abgespreizt oder abgesenkt werden, sodass dann in der Hüftgelenksachse die Aufrichtung des Beckens auf die Sitzbeinhöcker erfolgen kann. Auch beim Sitzen gilt die Regel, dass das labile Gleichgewicht die ökonomischste Muskelarbeit erfordert, um den aufrecht sitzenden Körper im Lot zu halten und um das Lot herum zu bewegen, und zwar bei Erhaltung oder schnellstmöglicher Wiedereinnahme der physiologischen Wirbelsäulenkrümmungen. Den fortlaufenden Kampf mit der Schwerkraft verliert der Homo erectus im Sitzen wesentlich schneller als im Stehen, zumal ihm mit der Rückenlehne des Stuhles Anreiz genug gegeben wird, eine aktive ökonomische Sitzposition zu Gunsten einer bequemen, aber auf Dauer schädigenden Sitzposition aufzugeben. Je bequemer der Mensch sitzt, um so mehr ist sein Becken nach hinten gekippt und seine Wirbelsäule abgerundet. Die Muskeltätigkeit der beckenstabilisierenden Muskulatur ist brachgelegt. Die Glutäen verkümmern, deren Antagonist, der M. iliopsoas verkürzt sich durch die verstärkte Kyphose der Lendenwirbelsäule und Annäherung von Ursprung und Ansatz des Muskels aneinander, die ischiokruralen Muskeln verkürzen sich ebenfalls durch Annäherung von Ursprung und Ansatz dieses Muskels, die Bauchmuskeln werden schlaff, die Rückenstrecker überdehnt. Wie bekannt, neigen phasische Muskeln (Bauch- und Gesäßmuskeln) zur Atrophie, die posturalen Muskeln M. iliopsoas, M. erector trunci zur Verkürzung. Die für den Stand und für viele körperliche Tätigkeiten erforderliche muskuläre Balance des Beckens ist durch das Sitzen gefährdet. Die Dysbalance der Muskulatur verursacht Fehlfunktion, Fehlbelastung und Beschwerden.

Bei der körperlichen Arbeit ist die Balance des Beckens und die Beckenstabilisierung von großer Bedeutung: Das Becken als Basis der Wirbelsäule muss absolut stabil sein. Hüft-, Knie- und Sprunggelenke übernehmen bei der körperlichen Tätigkeit, beim Heben, beim Tragen, beim Bücken, die bewegliche Funktion, während das Muskelkorsett Rumpf und Becken „en bloc“ stabilisiert.

Therapeutische Konsequenzen: Durch Dehn- und Kräftigungsübungen muss die rumpfstabilisierende und Extremitätenmuskulatur erhalten bzw. gekräftigt werden. Um die Balance des Rumpfes und des Beckens wiederherzustellen, ist die Kräftigung der phasischen Bauchmuskulatur, die Dehnung der posturalen Rückenmuskulatur, die Kräftigung der phasischen Gesäßmuskeln und die Dehnung der posturalen Iliopsoas-Muskulatur stets notwendig. Die Adduktoren müssen gedehnt werden, der M. glut. medius sowie der M. tensor fasciae latae gekräftigt werden, um die seitliche Stabilisation und die Balance des Beckens zu erhalten. Die Rückenschule hat die Aufgabe, auf die Balance des Beckens beim Stehen sowie beim Sitzen hinzuweisen. Für das Sitzen ist besonders wichtig, dass man von der starren und veralteten Denkweise in vorderer, mittlerer und hinterer Sitzposition abkommt. Dynamisch sitzen heißt dynamisch denken.

Das aktive Sitzen mit stets tätiger ökonomisch arbeitender Haltemuskulatur hält den Rücken gesund. Die Arbeitshaltung am Schreibtisch, z. B. die frühere vordere Sitzhaltung, lässt sich aktiv bewerkstelligen, indem der Rumpf „en bloc“ in der Hüftgelenksachse bei abgespreizten oder abgesenkten Oberschenkeln nach vorne gedreht wird. Dabei kann sogar auf die doch schädliche Kopfnickbewegung verzichtet werden. Wichtig ist, dass keine Stand- oder Sitzhaltung mit isometrischer Muskelarbeit längere Zeit beibehalten wird. Balance ist nie statisch und starr (Kreisel!). Physisch wie psychisch ist unser Befinden in der Balance am besten.

7 Sport im Rückenschul-Curriculum

C.-H. Ullrich

7.1 Wirbelsäulenfreundliche Sportarten

Eine Aufgabe der Rückenschule ist es, den Kursteilnehmern wirbelsäulengerechte Sportartenmöglichkeiten zu vermitteln. Rückenschule bedeutet nicht die Durchführung spezieller krankengymnastischer Maßnahmen. In der dafür vorgesehenen Kursstunde (5. Tag) werden zunächst wichtige Sportarten unter dem Gesichtspunkt ihrer wirbelsäulenfreundlichen bzw. wirbelsäulenschädigenden Ausführung beleuchtet. Wirbelsäulenfreundliche Sportarten werden empfohlen, bei anderen Sportarten muss auf die entsprechenden Gefahren und die Möglichkeit eines gezielten Ausgleichstrainings hingewiesen werden. Die folgende Tab. 1 gibt eine Übersicht über wirbelsäulenfreundliche, bedingt wirbelsäulenfreundliche und wirbelsäulenunfreundliche Sportarten.

Tab. 1 Wirbelsäulenfreundliche, bedingt freundliche und unfreundliche Sportarten

Wirbelsäulen-unfreundliche Sportarten	bedingt wirbelsäulenfreundliche Sportarten	Wirbelsäulen-freundliche Sportarten
Kampfsport	Fußball	Tanzen
Golf	Prellball	Wandern
Tennis	Völkerball	Laufen
Skiabfahrtslauf	Handball	Rad fahren
Snowboard	Volleyball	Schwimmen
Segeln	Basketball	Musikgymnastik
Rudern	Turnen	Skilanglauf
Kanu	Tischtennis	Reiten
Kanadier	Aerobic	Mini-Trampolin
Windsurfen	Bergwandern	
Wasserski	Bodybuilding	
Turmspringen	Springreiten	
Feld- und Eishockey	Military	
Squash		
Badminton		
Trampolin		
Motocross		
Automobilrennsport		
Mountainbike		

Im Rahmen der Rückenschule gilt es vor allem die Muskeln aufzutrainieren, die zur Stabilität des Rumpfes beitragen und die gelockerten Bewegungssegmente stabilisieren.

Als wirbelsäulenunfreundlich müssen Sportarten eingestuft werden, die häufige Torsionen im Bewegungssegment unter Belastung bewirken: dies ist u.a. der Fall beim Aufschlag und Netzspiel im Tennis, beim Golf und beim Skiabfahrtslauf. Weiterhin sind Sportarten wirbelsäulenschädigend, die häufig eine Hyperlordose der Wirbelsäule erfordern: z.B. an der HWS beim Radfahren mit tief liegendem Lenker und an der LWS beim Badminton oder Bodenturnen. Auch Bewegungsabläufe, die häufige harte Stöße für das Bewegungssegment beinhalten, führen zur Klassifikation einer Sportart als wirbelsäulenunfreundlich: z.B. beim Benutzen eines Snowboards oder beim Fahren mit dem Mountainbike.

Umgekehrt können Sportarten, die durch häufigen Wechsel von Be- und Entlastung der Zwischenwirbelscheiben deren Stoffwechsel fördern, als besonders wirbelsäulenfreundlich gekennzeichnet werden. Hierzu zählen das Joggen und der Skilanglauf. Sportarten, die ein Training der Rumpfmuskulatur ohne starke Druckbelastung für die Bandscheiben ermöglichen, sind ebenfalls wirbelsäulenfreundlich: z.B. Rückenschwimmen oder Radfahren mit einem hohen Lenker.
Den Teilnehmern des Rückenschulprogrammes müssen zunächst wirbelsäulenfreundliche Sportarten erläutert werden. Jede dieser Sportarten wird im Hinblick auf eine wirbelsäulenfreundliche Technik erklärt:

Joggen

Eine der beliebtesten Volkssportarten ist das Joggen. Die Palette reicht hier vom leichten Laufen bis zum Langlauf über 10–20 km und mehr. Auch für diese Sportart gilt: Steigern Sie langsam Ihre Leistung. Bereiten Sie sich jeweils gründlich darauf vor. Wärmen Sie sich vorher auf und vergessen Sie nicht, sich nach der Sportausübung auch wieder abzuwärmen.

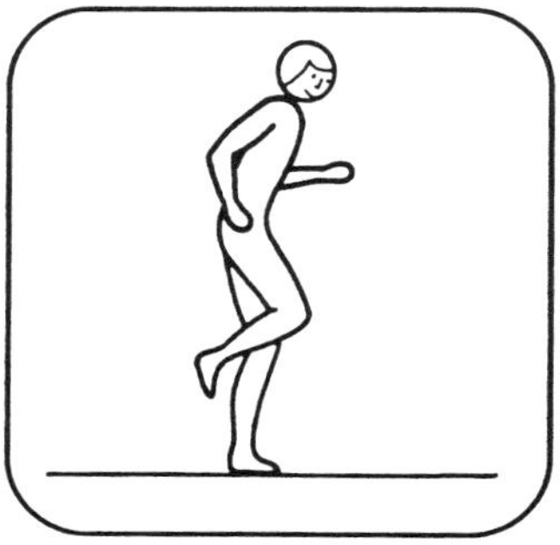

Abb. 1

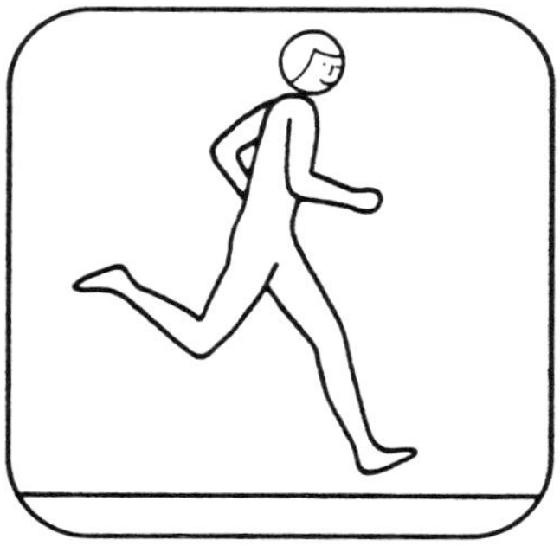

Abb. 2

Lauftechnik:
Laufen Sie locker. Machen Sie kleine Schritte. Rollen Sie die Füße harmonisch von der Ferse zu den Zehen hin ab. Neigen Sie den Oberkörper beim Laufen leicht nach vorne, fallen Sie aber nicht ins Hohlkreuz. Die Arme werden im Ellbogen leicht angewinkelt locker in Laufrichtung geschwungen. Beim leichten Joggen sollte es Ihnen möglich sein, sich mit einem Mitläufer zu unterhalten. So haben Sie die richtige Geschwindigkeit, um einerseits einen Trainingseffekt zu erzielen und andererseits das Herz-Kreislauf-System, Gelenke und Wirbelsäule nicht zu schädigen.

Mit zunehmendem Tempo neigen Sie den Oberkörper weiter nach vorne, sodass die Ferse nicht mehr auf dem Boden aufsetzt (Abb 1, 2).

Rad fahren

Rad fahren stellt ein sinnvolles fitnessförderndes Freizeitvergnügen dar. Wichtige Voraussetzung hierfür ist die Benutzung eines „Gesundheitslenkers" wie beim Hollandrad. Der Lenker muss hoch genug eingestellt sein, damit ein Rundrücken vermieden wird. Der Kopf ist geringfügig gebeugt mit Blick nach vorne. Das Fahren mit einem Rennrad ist besonders für den Rücken ungünstiger: Das Rad ist härter, die Stöße werden auf den rundgekrümmten Rücken übertragen. Um Übersicht über die Straße zu bekommen, muss der Kopf ständig in deutlicher Hohlkreuzstellung gehalten werden (Abb. 3).

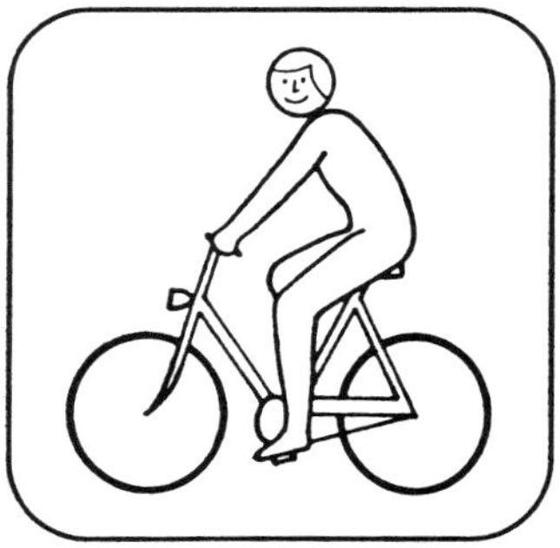

Abb. 3

Wandern

Im flachen Gelände wird beim Gehen der Körperschwerpunkt stets zwischen den Füßen verlagert (Abb. 4).

Achten Sie beim Spaziergang oder beim Wandern auf ein flüssiges Gangbild. Benutzen Sie einen Spazier- oder Wanderstock. Befreien Sie sich von dem Vorurteil unserer Gesellschaft, dass ein Stock auf Alter oder Gebrechlichkeit hinweist (Abb. 5).

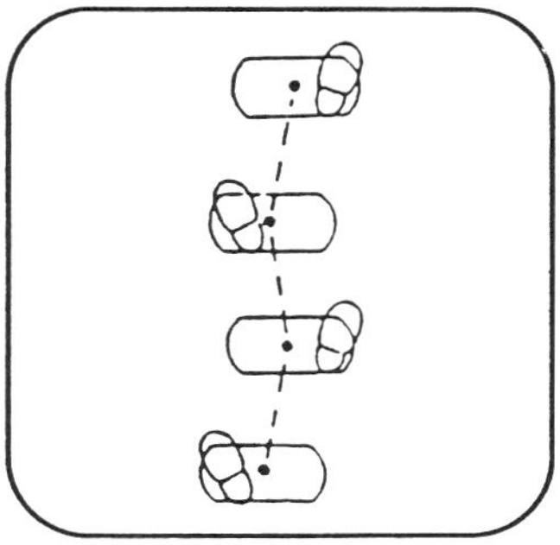

Abb. 4

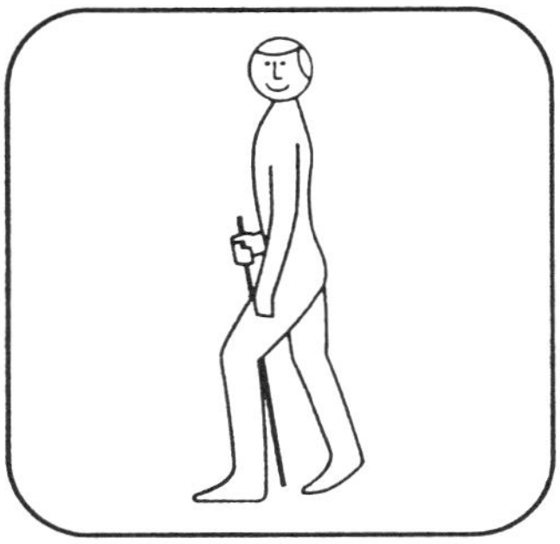

Abb. 5

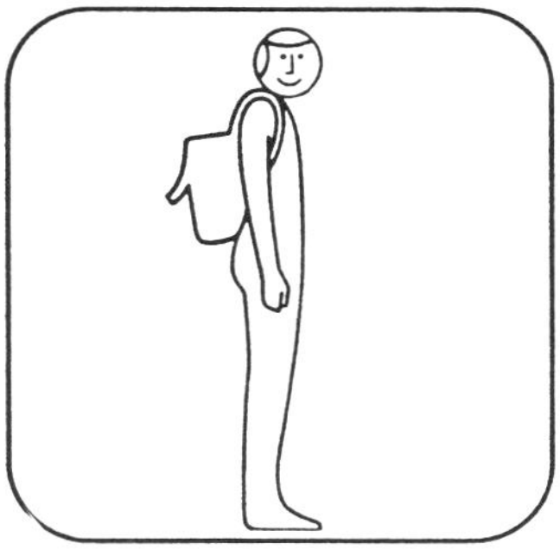

Abb. 6

Nehmen Sie auf Wanderungen einen leichten Rucksack mit. Er kostet nur ein paar Mark, aber Sie können die notwendigsten Dinge mitnehmen, ohne dass es Sie belastet. Gleichzeitig dient er beim Tragen als Mahnung, dass Sie keinen krummen Rücken machen und die Schultern nach vorne hängen lassen. Gönnen Sie sich kleine Pausen, in denen Sie sich ausruhen, Flüssigkeit zu sich nehmen und eventuell etwas Gymnastik mit Dehnübungen durchführen (Abb. 6).

Skilanglauf

Der Skilanglauf ist – richtige Technik vorausgesetzt – ein hervorragendes Training für Rücken und Gelenke, aber auch für das Herz-Kreislauf-System (Abb. 7).

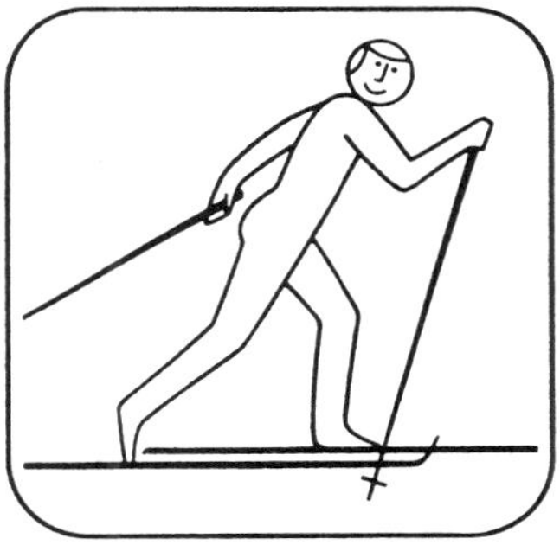

Abb. 7

Schwimmen

Schwimmen ist eine sehr empfehlenswerte Sportart. Dies gilt aber nur für Kraul- oder Rückenschwimmen. Delphinschwimmen ist schädlich und auch Brustschwimmen ist für den Rücken und die Kniegelenke ungünstig. Damit die Haare nicht nass werden, wird der Kopf krampfhaft in einer Überstreckung nach hinten gehalten. Der Scherenbeinschlag schädigt auf Dauer die Kniegelenke. Wer wirklich nur Brustschwimmen kann, sollte dies möglichst mit einem lockeren Beinschlag wechselseitig seitlich durchführen.

Es ist bereits ein hervorragendes Training und eine „Wohltat“ für den Rücken, die Hüf-

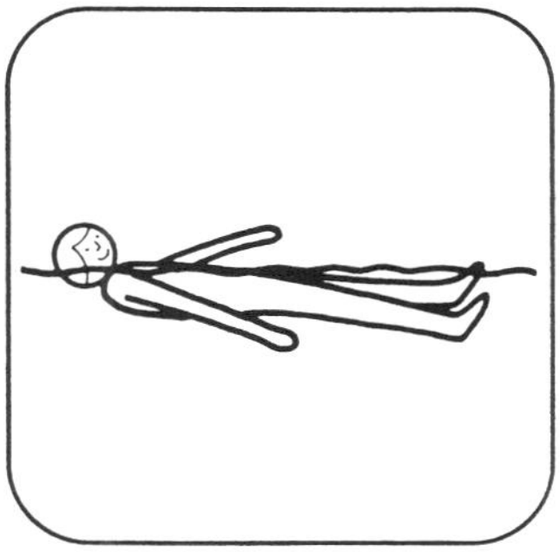

Abb. 8

ten und die Knie, wenn Sie sich am Beckenrand festhalten und eine lockere Tretbewegung (wie beim Radfahren) im Wasser durchführen.

Dabei können Sie auch problemlos den Rumpf drehen und die Beine wechselseitig nach rechts oder links übereinander schlagen. Unter dem Schutz der tragenden Wirkung des Wassers können Sie so die Beweglichkeit gerade im Bereich der Wirbelgelenke gefahrlos erhöhen.

Als Lernziel ist lockeres Rückenkraulen anzustreben.

Ideal ist das so genannte Rückenschwimmen vorwärts. In Rückenlage können Sie je nach Stärke des Beinschlages auf der Stelle schwimmen, rückwärts oder – bei weitgehend gestreckten Beinen und leichtem Armschlag – in Fußrichtung, also vorwärts schwimmen. Sie können auf kleinstem Raum schwimmen und ein optimales Training durchführen, ohne einen anderen Schwimmer zu behindern oder selbst behindert zu werden. Günstig für den Rücken und die Muskulatur ist eine Wassertemperatur von mindestens 28 °C (Abb. 8).

Im Gegensatz zum Brustschwimmen bildet beim Schnorcheln der Kopf mit der Wirbelsäule eine gerade Linie unter Wasser. Die ungünstige Hohlkreuzbildung fällt weg. Leider darf man in vielen öffentlichen Schwimmbädern auch zum Üben keine Tauchmasken und Schnorchel benutzen.

Nach der Erläuterung der wirbelsäulenfreundlichen Sportarten muss auf die sportlichen Aktivitäten der anwesenden Kursteilnehmer eingegangen werden. Hier kommen häufig Sportarten zur Sprache, die in Tab. 1 als bedingt oder nicht empfehlenswert aufgeführt sind. Grundsätzlich sollte Teilnehmern nicht der Abbruch der Ausübung einer Sportart nahe gelegt werden, abgesehen von extrem schädigenden Aktivitäten wie bestimmte Kampfsportarten. Die vorteilhafte Wirkung der regelmäßigen Ausführung einer Sportart auf Kreislauf und Rumpfmuskulatur sollte auf jeden Fall dem Rückenschüler erhalten bleiben; um die möglicherweise schädigenden Wirkungen zu minimieren, werden die Teilnehmer einerseits über die kritischen Bewegungsanteile ihrer Sportart aufgeklärt und andererseits über ein sinnvolles Ausgleichstraining informiert.

Wenn ein Teilnehmer seit längerer Zeit mit Freude eine weniger wirbelsäulenfreundliche Sportart betreibt, sollte er vor allem auf die besonders schädigenden Bewegungsmomente aufmerksam gemacht werden, damit ihm die Möglichkeit zu deren Vermeidung aufgezeigt wird. Ist jemand z.B. ein begeisterter Tennisspieler, soll er beachten,

- beim Annehmen des Aufschlages nie mit gestreckten Beinen in kyphotischer Haltung zu stehen,
- beim Aufschlagen nicht zu stark ins Hohlkreuz zu fallen,
- und beim Volleyspiel am Netz starke Torsionen zu vermeiden.

Darüber hinaus gilt für alle nicht ganz wirbelsäulenfreundlichen Sportarten, dass ein gezieltes Ausgleichstraining durch Stärkung der Rumpfmuskulatur einer Schädigung vorbeugen oder sie vermindern kann.

7.2 Regelmäßige Übungen

Neben Übungen zum Aufbau der Rumpfmuskulatur und zur Muskeldehnung (s. Kap. 2) muss hier auf die Notwendigkeit des Auf- und Abwärmens bei jeder sportlichen Aktivität hingewiesen werden.

Auf- und Abwärmen

Vor jeder sportlichen Betätigung sollte man sich zunächst aufwärmen. Dieses Verhalten gehört unabdingbar zum Sport. Nach jeder intensiven Sportausübung wärmen Sie sich ab, dies geschieht am besten mit Auslaufen, Ausschwimmen und Dehnungsübungen.

Abwechselnd auf Zehenspitzen und auf Fersen stellen (Abb. 9).

Auf der Stelle gehen, dabei die Knie immer höher nehmen und wieder absenken. Steigern Sie Ihre Geschwindigkeit bis zum Laufen auf der Stelle. Hierbei sollten Sie zu einem leich-

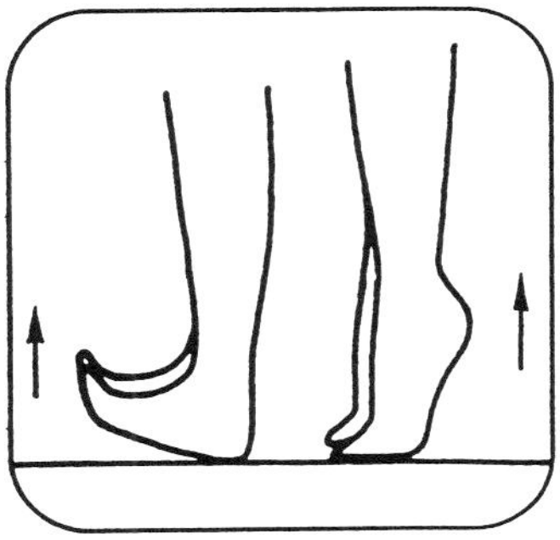

Abb. 9

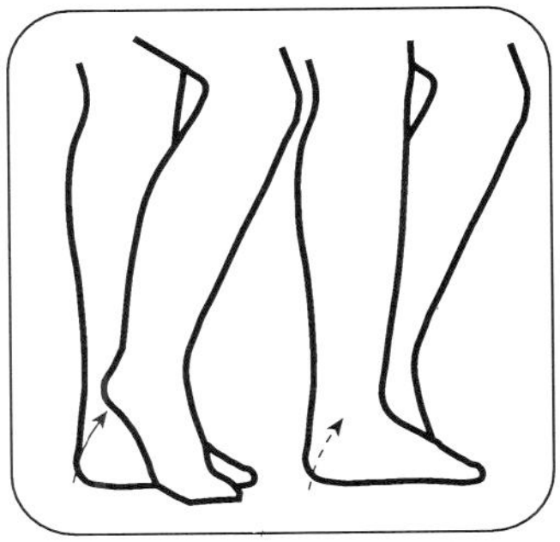

Abb. 11

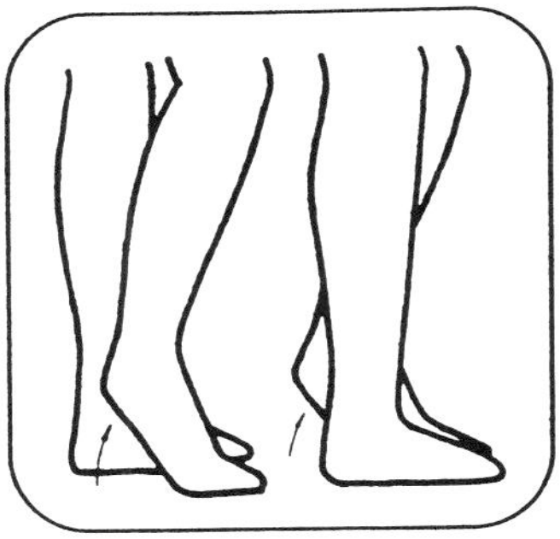

Abb. 10

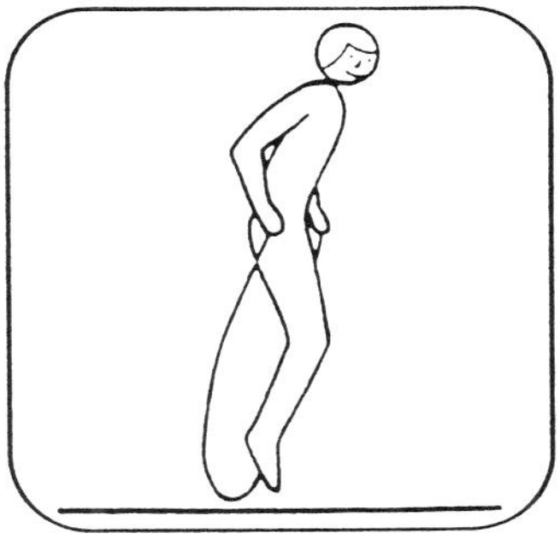

Abb. 12

ten Laufen – nicht zu einem Trampeln – kommen (Abb. 10).

Ausdauerübungen

Hier geht man in der Rückenschule besonders auf die Vorbereitung ein und auf die Erklärung zur Durchführung.

Gehen Sie auf der Stelle, indem Sie Vorfuß und Ferse zunächst langsam im Wechsel belasten. Werden Sie schneller und heben Sie dabei die Knie immer höher. Je schneller Sie werden, desto weniger belasten Sie die Fersen, bis Sie nur noch auf dem Vorfuß laufen (Sprint) (Abb. 11).

Seilchenspringen. Achten Sie darauf, dass Ihre Bewegungsabläufe „flüssig" sind. Laufen Sie zunächst leicht auf der Stelle und springen dabei abwechselnd mit dem rechten und linken Fuß über das Seil. Springen Sie locker und federn Sie auf dem Vorfuß ab. Steigern Sie Ihre Geschwindigkeit langsam. Später springen Sie mit beiden Füßen gleichzeitig über das Seil. Noch schwieriger wird diese Übung, wenn Sie das Seil entgegen der Laufrichtung werfen. (Abb. 12).

Übung:
Standfahrrad. Beginnen Sie in der ersten Woche mit einem niedrigen Tretwiderstand und steigern Sie zunächst die Dauer des Trainings um ca. 3 Minuten täglich (Abb. 13).

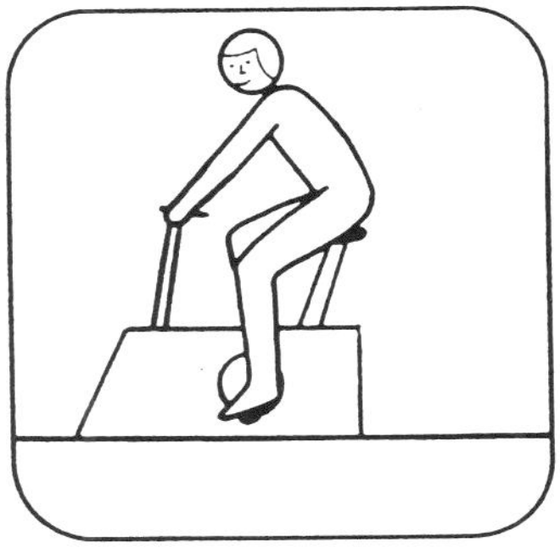

Abb. 13

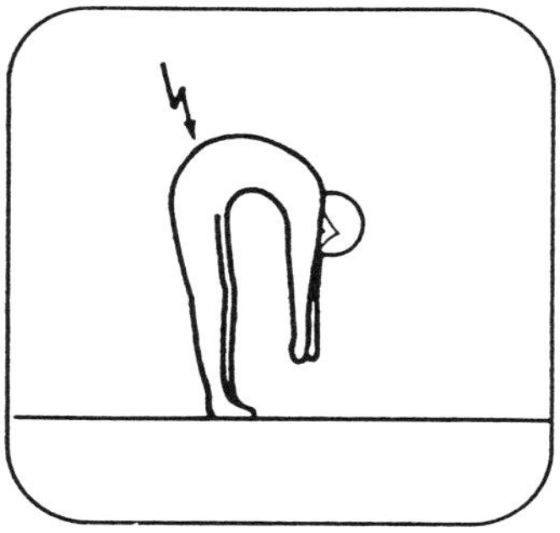

Abb. 14a

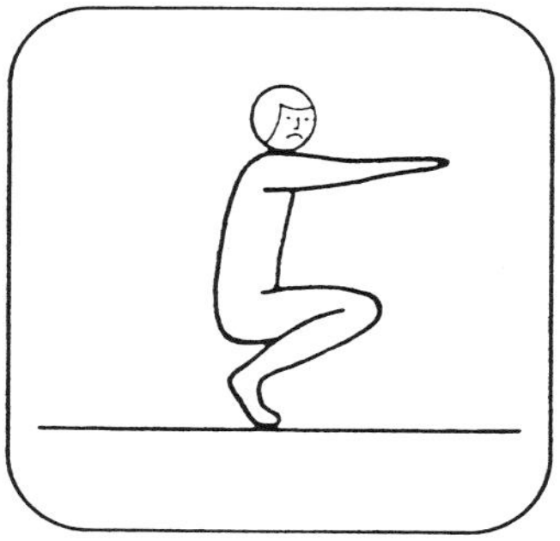

Abb. 14b

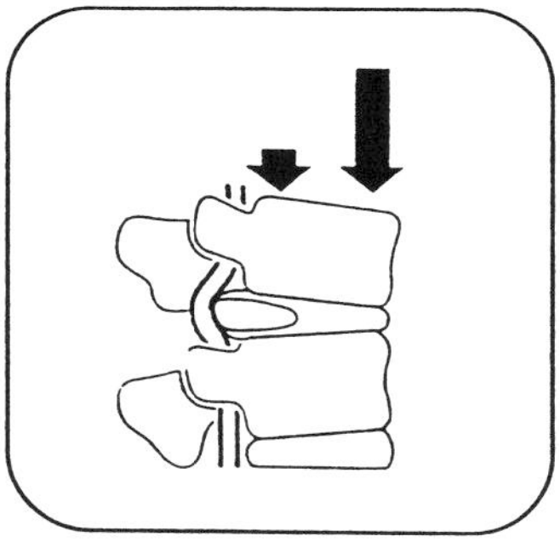

Abb. 15a

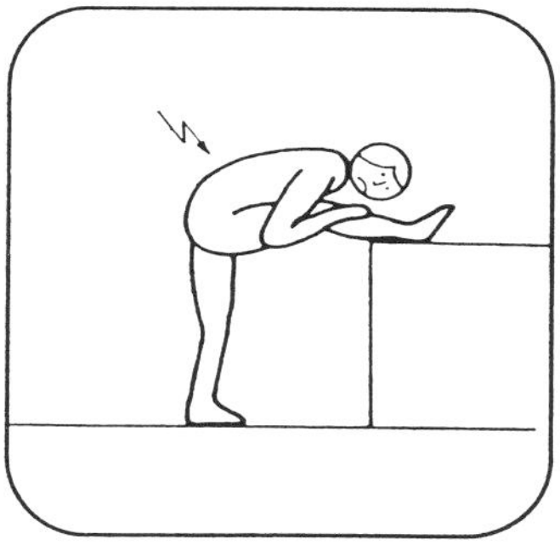

Abb. 15b

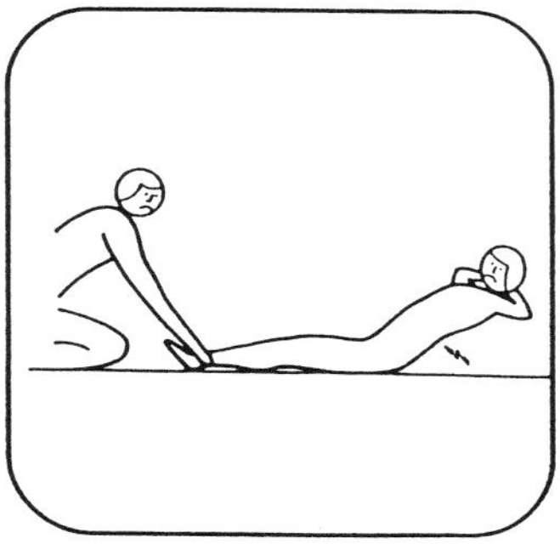

Abb. 16

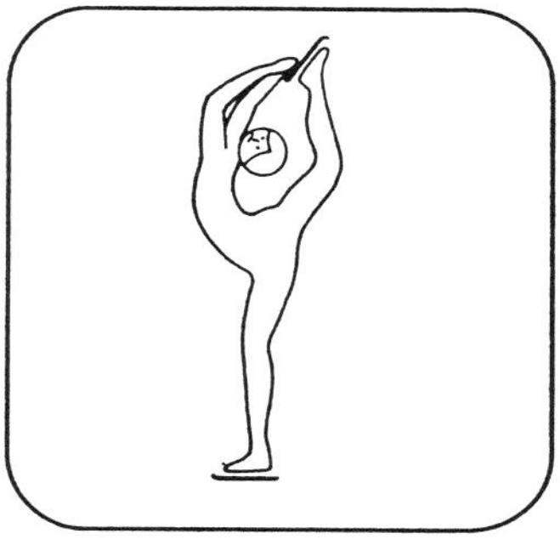

Abb. 17

Probleme

Allgemeine Probleme bei der Durchführung gymnastischer Übungen werden kurz dargestellt.

Beispiele:
- Probleme bei Knieübungen durch tiefe Kniebeugen, Tiefsprünge etc.
- Probleme bei Schulterübungen durch einseitige Kräftigung der Oberarm- und Brustmuskeln.
- Probleme bei Wirbelsäulengymnastik durch Überkopfübungen und Überkopfsportarten. Probleme durch Rumpfbeugen und Rumpfdrehen und Probleme durch Hohlkreuzübungen (Abb. 14–17).

Beispiele für wirbelsäulenfreundliche Formen des Aufbautrainings der Rumpfmuskulatur (Abb. 18–20).

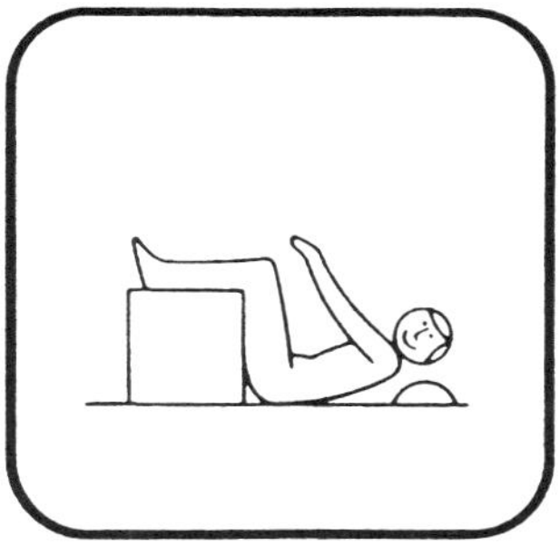

Abb. 18

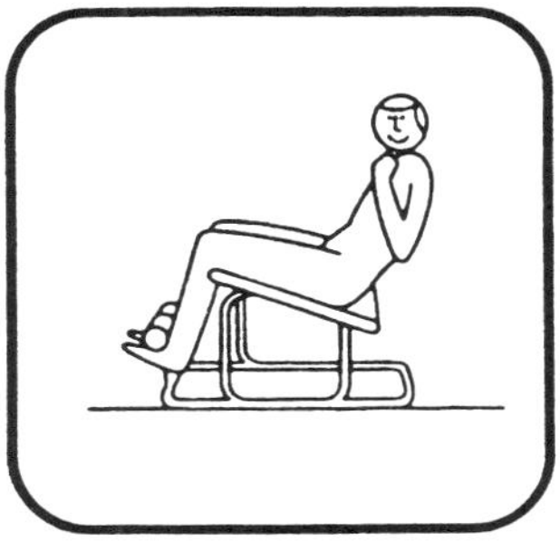

Abb. 19

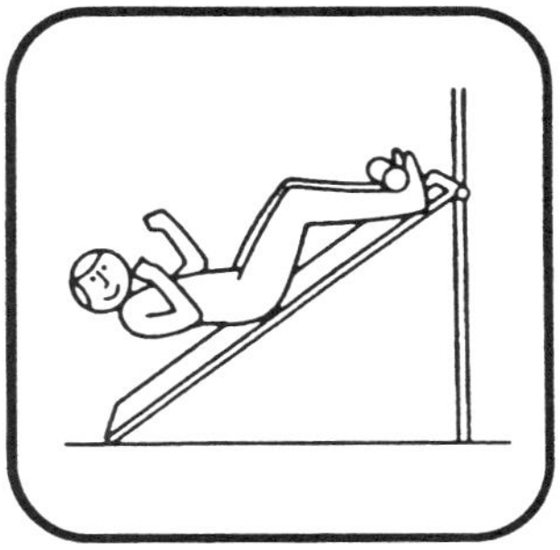

Abb. 20

Ratschläge – Tipps

Wichtige Trainingstipps sollten zum Abschluss gegeben werden. Dies betrifft die Kleidung, die Sportausrüstung, evtl. notwendige Medikamente, die Ernährung und allgemeine Maßnahmen wie Tipps zur Sportvorbereitung und Ausübung von Sportarten, die Rückenschulteilnehmer durchführen oder durchführen möchten.

Tagesablauf

Den Teilnehmern wird empfohlen, Übungen zur Muskeldehnung und -kräftigung und Ausdauerübungen fest in ihren Tagesablauf einzubauen.

Vor dem Aufstehen:

Übung:
Grundposition: Winkeln Sie die Knie an, drücken Sie die Fersen in den Boden und ziehen Sie die Zehen zu sich hoch. Drücken Sie nacheinander für 7 Sekunden den Po in den Boden, die Lendenwirbelsäule, dann die Schulterblätter, die Arme, wobei die Handflächen nach oben zeigen, den Nacken und zuletzt den Kopf.

Trainiert werden: Gesäß-, Bauchmuskeln, Schulterblattmuskulatur. (Abb. 21).

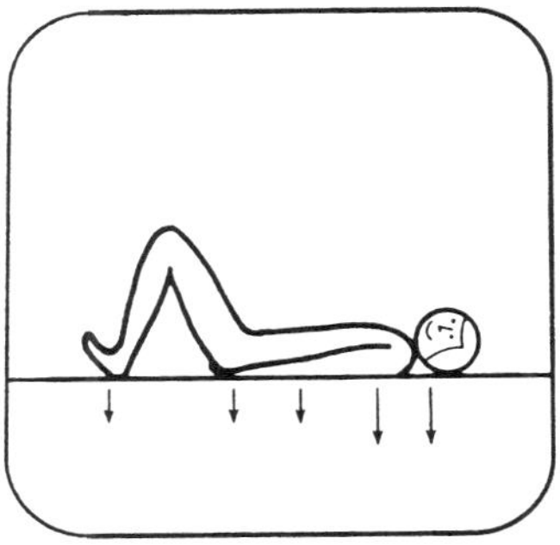

Abb. 21

Übung:
Aus der gleichen Grundposition heben Sie den Oberkörper leicht hoch und drücken mit angewinkelten Ellbogen und nach hinten gestreckten Handgelenken in Richtung Knie.

Trainiert werden: Gerade Bauchmuskeln. (Abb. 22).

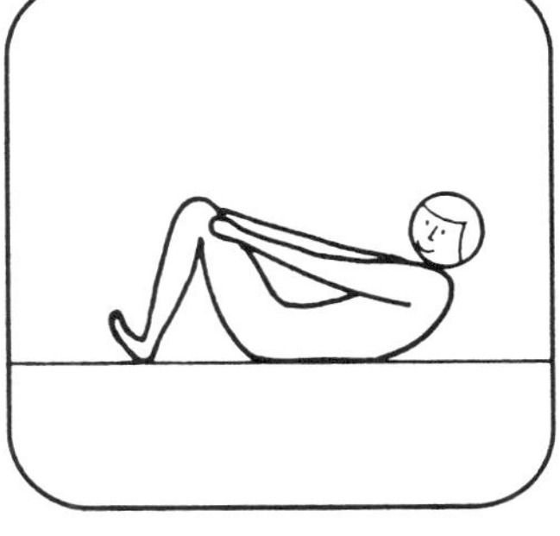

Abb. 22

Dehnung der Oberschenkelrückseite

Prüfung:
(Die Prüfung sollte sich immer auf beide Seiten beziehen)

Ausgangsposition: Rückenlage. Fassen Sie zunächst das rechte Bein mit beiden Händen in der Kniekehle und strecken es in die Luft. Das linke Bein bleibt dabei gestreckt auf dem Boden liegen. Bei einer verminderten Dehnfähigkeit löst sich das linke gestreckte Bein vom Boden. (Abb. 23).

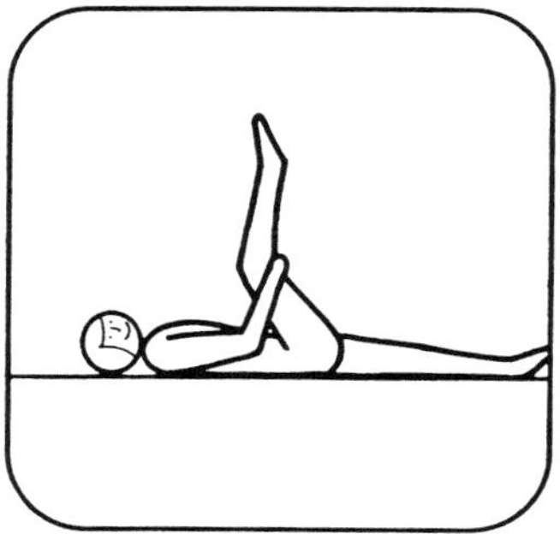

Abb. 23

Nach dem Aufstehen:

Beim Zähneputzen gehen Sie bis etwa 30 Grad in die Knie. Halten Sie den Oberkörper gerade und belasten Sie einmal mehr das rechte und dann das linke Bein. Dies ist eine ideale Skigymnastik. Beim Vornüberbeugen über das Waschbecken stützen Sie sich ab. Spannen Sie die Rumpfmuskulatur voll an. Auf diese Weise erzielen Sie Schutz und Trainingseffekt im gleichen Moment (Abb. 24).

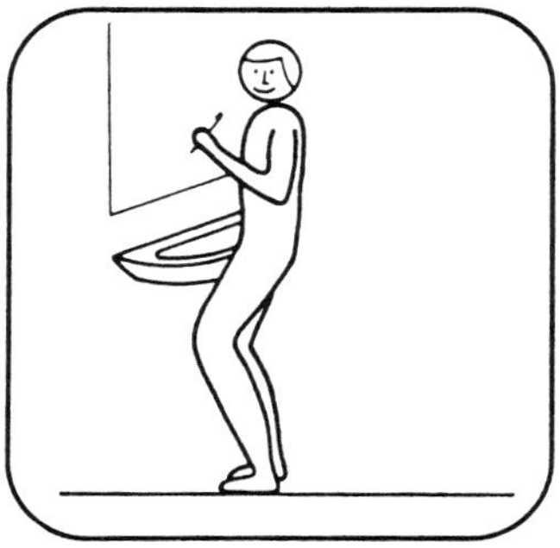

Abb. 24

Im Laufe des Tages:

Dehnung der Wadenmuskulatur

Schrittstellung. In der Anspannungsphase stellen Sie das hintere Bein auf die Zehenspitzen. In der Dehnungsphase beugen Sie das vordere Knie stärker und bleiben dabei mit dem ganzen hinteren Fuß am Boden. (Abb. 25).

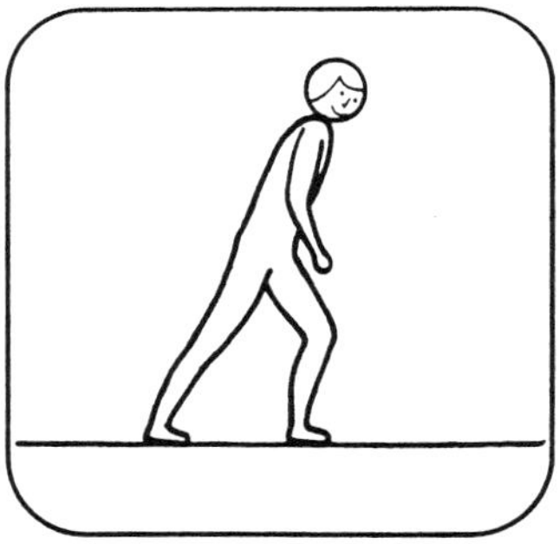

Abb. 25

Dehnung des Schultergürtels

Ausgangsposition: Gesicht zur Wand; die Arme gehen gestreckt an die Wand. In der Dehnungsphase beugen Sie die Hüften und gehen mit dem Oberkörper in Richtung Boden bis Sie ein Ziehen im Schultergürtel verspüren (Abb. 26).

So ist es gut möglich, ohne Zeitverlust die üblichen täglichen Verrichtungen als Teil eines Trainingsprogrammes zu gestalten. Steigerungen sind wünschenswert, aber jedem selbst überlassen.

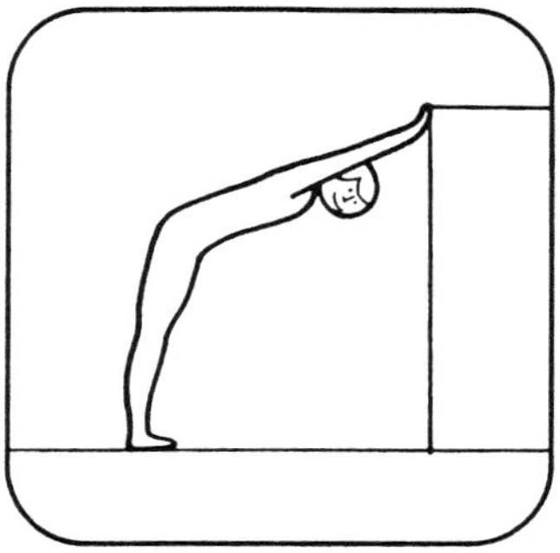

Abb. 26

II Spezielle Anwendungsfelder

Im Verlauf der letzten Jahre haben Rückenschulprogramme neue Anwendungsfelder gefunden: Dazu zählen neben Institutionen der schulischen und vorschulischen Erziehung, die in Teil III „Rückenschule in verschiedenen Altersstufen" berücksichtigt werden, auch Rehabilitationskliniken. In Kap. 10 schildert *K. Büttner* die Durchführung und Organisation einer Rückenschule im Rahmen einer Rehabilitationsklinik. Dabei gehen auch die notwendigen Modifikationen des Programmes für gelenkoperierte Patienten ein.

Seit 1993 sind bandscheibenbedingte Erkrankungen mit den Ziffern 2108 bis 2110 in die Berufskrankheitenverordnung aufgenommen worden. *Ch. Schreiner* beschreibt in Kap. 11 die Bedingungen, unter denen bandscheibenbedingte Erkrankungen der Hals- und Lendenwirbelsäule als Berufskrankheiten anerkannt werden, und verweist auf die Verpflichtung der Berufsgenossenschaften zur Durchführung von Präventivmaßnahmen gegen diese Erkrankungen.

Durch die Verallgemeinerung von Rückenschul- zu Bewegungsschulprogrammen haben sich neue Anwendungsfelder auch in Hinblick auf die betroffenen Gelenke ergeben. *D. Windemuth* und *C.-H. Ullrich* berichten in Kap. 9 über Inhalte und Durchführung von „Knie- und Schulterschulen".

Eine besonders wirksame Methode zum Aufbau der die Wirbelsäule schützenden Rumpfmuskulatur ist das Krafttraining. *A. Wilcke* liefert in Kap. 8 einen kurzen Abriss der Grundlagen der Trainingslehre und gibt mit zahlreichen Illustrationen Anweisungen zum wirbelsäulenfreundlichen Training verschiedener Muskelgruppen zu Hause wie an Trainingsgeräten in Fitness-Studios.

8 Wirbelsäulenfreundliches Krafttraining

A. Wilcke

8.1 Einleitung

Das Krafttraining wird heute vor allem durch die übertriebene Form des Bodybuilding in Frage gestellt. Der Bewegungsapparat wird nicht nur im Bereich der Wirbelsäule über die Gewebetoleranz hinaus belastet. Außerdem werden Muskeldysbalancen geschaffen, die das funktionelle Gefüge des Bewegungsapparates stören. Im Leistungssport erfolgt oft das unkritische Aufbauen von Muskelkraft, wobei die Übungen häufig *unfunktionell* und *wirbelsäulenschädigend* sind. In jedem Fall ist es notwendig, dem Trainierenden eine Anleitung zu geben, wie er *funktionell* und *rückenschonend* üben kann, wie er sich auf das Training vorbereiten sollte, welche Dehnübungen er durchführen sollte und wie durch ein ausgewogenes Training der Agonisten, Synergisten und Antagonisten Muskeldysbalancen verhindert werden können (*Knebel*, 1985).

Zur Vermeidung von Wirbelsäulen- und anderen Schäden am Bewegungsapparat sollte vor allem das Heben schwerer Hanteln durch Training an Kraftmaschinen ersetzt werden. Wer jedoch auf ein Training mit schweren Hanteln nicht verzichten möchte, sollte unter Anleitung die korrekten Hebetechniken erlernen (*Wilcke*, 1988).

8.2 Grundlagen der Trainingslehre

Unter Training versteht man das planmäßige Anwenden von Bewegungs- und Belastungsreizen, um im Organismus Anpassungsreaktionen zum Zwecke einer Leistungssteigerung auszulösen (*Gollner* et al., 1991; *Hollmann* und *Hettinger*, 1990).

Trainingsreize

Anpassungsreaktionen des Körpers durch *planmäßiges Setzen von Trainingsreizen* werden bestimmt durch:

Reizdauer, Reizdichte, Reizintensität und *Reizumfang.*

Liegt ein Reiz unter der *Reizschwelle*, bleibt eine Reaktion des Körpers ebenso wie beim zu frühen Setzen eines erneuten Reizes aus. Dem Körper muss Gelegenheit zur Adaptation und Regeneration gegeben werden. Ein Reiz mit Trainingseffekt ist durch das Ansteigen der Herzfrequenz auf etwa 150 bis 160 Schläge pro Minute charakterisiert.

Ein Training sollte mindestens dreimal wöchentlich über einen Zeitraum von etwa 1 1/2 Stunden durchgeführt werden.

Anpassungsreaktionen des Körpers

Von den vielfältigen Anpassungsreaktionen sei hier nur die Wirkung des Trainings auf das kardiopulmonale System, auf das Blut und auf die Muskulatur angesprochen.

Herz und Kreislauf

Ausdauertraining, vor allem ein Intervalltraining, führt zur gleichmäßigen Vergrößerung des Herzens, welches mit einem größeren Restvolumen arbeitet. Das maximale Herz-Minuten-Volumen kann durch Training von 20 l pro Minute auf ca. 35 l pro Minute gesteigert werden (*Stegemann*, 1971). Die Hypertrophie des Herzmuskels gestattet größere Leistungen, ohne die Reservekräfte des Herzens angreifen zu müssen, die Vergrößerung der Herzhöhlen erlaubt große Schlagvolumina bei körperlicher Belastung selbst gegen einen hohen Druck (*Hollmann* und *Hettinger*, 1990). Eine Ökonomisierung der Herzarbeit findet auch durch die Abnahme der Ruhepulsfrequenz statt. So kann der Trainierte primär über eine Erhöhung der Schlagvolumina und dann sekundär über die Erhöhung der Pulsfrequenz den Blutbedarf bei Belastung decken (*Hassenstein*, 1976).

Vor allem beim Ausdauertraining steigt die Kapillardichte an, der Abstand zwischen zwei Kapillaren nimmt ab, d.h., die Diffusionsstrecken zur Ernährung der Muskulatur werden kürzer.

Vermehrung des Blutvolumens

Ausdauertrainierte verfügen über ein erhöhtes Blutvolumen. Konsekutiv nimmt das Total-Hämoglobin und damit die Sauerstoffbindungskapazität des Blutes zu (*Hollmann* und *Hettinger*, 1990; *Stegemann*, 1971).

Muskulatur

Krafttraining führt zur Hypertrophie der Muskulatur, der Faserquerschnitt, nicht die Anzahl der Muskelfasern nimmt zu. Eine Steigerung der Maximalkraft kann bereits bei einem Trainingsreiz von 30–50% der Maximalkraft erzielt werden.

Trainingsprinzipien

Im Folgenden sollen nur einige Trainingsgrundsätze aufgezeigt werden, die wichtig für das Erreichen einer Leistung sind.

Vorbereitung auf Belastung

Auf eine Belastung, wie sie im Training oder im Wettkampf auftritt, muss man sich durch ein Aufwärmprogramm vorbereiten. Das kardiopulmonale System wird hierbei aktiviert, die Durchblutung der Muskulatur verbessert, der Muskel wird geschmeidiger, Stoffwechselprozesse werden in Gang gesetzt, und es wird eine optimale physiologische und psychovegetative Einstellung des Organismus angestrebt.

Das Aufwärmen sollte *aktiv* zum Beispiel durch Warmlaufen und durch *aktives* Dehnen nach der PNF-Methode (*Wirhed*, 1984) erfolgen. Das passive Aufwärmen beschränkt sich auf die Trainingskleidung.

Ziel eines intensiven Aufwärmprogrammes ist, die Leistungsbereitschaft zu erhöhen und das Ausmaß von Verletzungen so gering wie möglich zu halten.

Grundsatz der ansteigenden Belastung

Man kann sowohl den Umfang als auch die Intensität des Trainings erhöhen, wobei die Umfangssteigerung der Erhöhung der Belastungsintensität vorausgehen soll.

Beim Krafttraining allerdings muss, um einen weiteren Kraftzuwachs zu erzielen, die Intensität des Reizes erhöht werden, dies bezeichnet man als *„progressive loading"*.

Prinzip der Superkompensation

Nach Setzen eines Trainingsreizes ist der Körper in der Lage, verbrauchte Energiereserven nach einer Pause, die weder zu lang noch zu kurz bemessen sein darf, über die alte Soll-Lage hinaus im Sinne eines vermehrten Ausgleiches (Superkompensation) wieder aufzubauen.

Grundsatz der Pause zwischen den Reizen

Es gibt nur ungenaue Richtlinien, wie man die Länge einer Pause bemessen darf und wie man die Phase der Superkompensation treffen kann.

Praktisch geht man so vor, dass man die Herzfrequenz und die subjektive Leistungsbereitschaft als Kriterien heranzieht. Der Trainierende sollte eine Beruhigung der Pulsfrequenz messen und subjektiv die Lust und die Bereitschaft dazu verspüren, sich einer erneuten Belastung auszusetzen. Je nach Belastung unterscheidet man zwei Arten von Pausen (*Stegemann*, 1971):

- Hohe, intensive Belastung
  Vollständige Pause (ca. 3–5 min.)
  Puls sinkt fast auf Normalwert ab
- Niedrige, extensive Belastung
  Unvollständige, „lohnende" Pause
  Pulsfrequenz sinkt auf ca. 120/min. ab.

Kann ein Absinken der Herzfrequenz auch nach längerer Pause nicht erreicht werden, führt eine weitere Belastung zu einem übertrainierten Zustand, das Training muss abgebrochen werden.

8.3 Krafttraining

Die Kraft zählt neben der Schnelligkeit und der Ausdauer zu den „klassischen" der fünf motorischen Hauptbeanspruchungsformen:

- Kraft
- Schnelligkeit
- Ausdauer
- Koordination
- Beweglichkeit

Die Kraftentwicklung eines Muskels hängt in hohem Maße von seinem physiologischen Querschnitt ab (*Gollner* et al., 1991; *Stegemann*, 1971; *Wirhed*, 1984).

Möchte man einen Kraftgewinn erzielen, muss man diesen Muskelquerschnitt vergrößern. Dies gelingt tatsächlich durch ein gezieltes Krafttraining, welches eine Zunahme der Muskelfaserdicke (Hypertrophie) bewirkt.

Diese Hypertrophie ist eine *Anpassungsreaktion* des Muskels auf einen *Spannungsreiz*, ausgelöst durch eine *hohe Belastung*.

Der adäquate Reiz für die Anpassung der Muskulatur ist also die Spannung. Aber auch die Übersäuerung und die Verarmung an Phosphaten sollen einen Anpassungsreiz auf den Muskel ausüben, der zu einer Hypertrophie führt.

Ein Krafttraining kann statisch oder dynamisch durchgeführt werden. Beim *dynamischen* Krafttraining kann man *konzentrisch*, d.h. *überwindend* oder *exzentrisch*, d.h., *nachgebend* arbeiten. Bei der *konzentrischen* Belastung ist die Kraft am niedrigsten, der Energieverbrauch jedoch am höchsten. Umgekehrt ist die Kraftentwicklung bei der exzentrischen Arbeitsweise mit bis zu 140% der Maximalkraft (*Stoboy*, 1988; *Wirhed*, 1984) am höchsten, der Energieverbrauch soll hierbei am niedrigsten sein. *Hollmann* und *Hettinger* (1990) stellten beim statischen und beim exzentrischen Krafttraining einen gleich hohen Kraftzuwachs fest, der höher als bei konzentrischer Belastung liegt.

Höhe und Dauer der Muskelanspannung bestimmen den Grad der Hypertrophie und damit den Kraftzuwachs. Über die Anzahl der Wiederholungen kann zusätzlich die Kraftausdauer trainiert werden, in speziellen Trainingsprogrammen können ferner die Schnelligkeit und auch die Maximalkraft positiv beeinflusst werden.

Tab. 1 Training der unterschiedlichen Kraftkomponenten beim dynamischen Krafttraining

	Kraftausdauer	Schnellkraft	Maximalkraft
Prozentsatz der Maximalkraft	25–40%	50–70%	80–100
Anzahl der Wiederholungen	35–50	10–12	1–8 (je nach Belastung)
Anzahl der Sätze	5–6	4	3
Art der Pause	Lohnende Pause	Vollständige Pause	Vollständige Pause

Tabelle 1 kann als Anhalt für das Training der unterschiedlichen Kraftkomponenten beim dynamischen Krafttraining dienen.

Statisches Krafttraining

Definition: Willkürlich ausgeführte Spannung eines Muskels gegen einen fixierten Widerstand bei einer bestimmten Gelenkposition.

Das statische Krafttraining dient in der Krankengymnastik zur schnellen und gezielten Aufschulung stark atrophierter Muskulatur (*Jäger* und *Wirth*, 1986; *Stoboy*, 1988). Im Sport setzt man das statische Krafttraining vor allem zur Kräftigung der stabilisierenden Muskulatur (z.B. Bauch- und Rückenmuskulatur) ein. Manche Sportarten erfordern besonders hohe Fähigkeiten hinsichtlich der statischen Kraft, wie z.B. das Ringen oder das Kunstturnen.

Der Nachteil eines statischen Krafttrainings liegt in der Tatsache, dass keine Besserung der koordinativen Fähigkeiten stattfindet. Außerdem geht statisch antrainierte Kraft wieder schnell verloren.

Bei einem *statischen (isometrischen)* Trainingsprogramm ist zu beachten:

1. Die *Anspannung* sollte *50–70% der maximalen isometrischen Kraft* betragen (*Gillmann*, 1981; *Hollmann* und *Hettinger*, 1990), um die Muskelkraft zu steigern. Der Trainingseffekt bei 20–30% besteht in der Erhaltung der Muskelkraft. Liegt die Höhe der Anspannung unter 20% der Maximalkraft, kommt es zu einem Kraftverlust verbunden mit Muskelatrophie (*Stegemann*, 1971).
2. Die *Dauer* der isometrischen Belastung sollte 20–30% der Zeit betragen, die zur Erschöpfung führt. Eine Verlängerung dieser Zeit erbringt keinen weiteren Kraftzuwachs. Liegt die Anspannungsdauer unter 15% der zu Ermüdung führenden Zeit, ist der Reiz zu kurz, um eine Anpassungsreaktion auszulösen.
3. Prinzipiell reichen 3–6 isometrische Kontraktionen bei 40–60% der statischen Maximalkraft pro Tag aus, um einen Kraftgewinn zu erreichen. Die Anspannungszeit sollte 6–8 Sekunden betragen. In der Praxis kann man 3 Sätze mit je 6–10 Wiederholungen ausführen.

Zusammengefasst gilt für das isometrische Krafttraining:

Der Kraftzuwachs gelingt schneller, die gewonnene Kraft geht jedoch leichter wieder verloren. Eine Verbesserung der Koordination ist nicht möglich.

Dynamisches Krafttraining

Definition: Bewegung eines Muskels gegen einen Widerstand.

Wird der Widerstand überwunden und nähern sich Ursprung und Ansatz der Muskulatur aneinander, spricht man von einer konzentrischen Belastung. Muss dem Widerstand nachgegeben werden, wird der Muskel unter Dehnung exzentrisch belastet. Solche Widerstände können gebildet werden durch:

- Eigenes Körpergewicht
- Deuserband
- Expander
- Hanteln
- Gewichtswesten
- Trainingsgeräte
- Kraftmaschinen

Wie beim statischen kann man auch beim dynamischen Krafttraining eine Steigerung der Maximalkraft anstreben. Gleichzeitig wird die inter- und intramuskuläre Koordination verbessert.

Konzentrisches Krafttraining

Das Krafttraining erfolgt durch regelmäßige aktive Belastung von Muskeln, die unter Verkürzung auch maximale Widerstände *überwinden.*

Exzentrisches Krafttraining

Die Muskulatur wird unter Dehnung, d.h. *nachgebend*, belastet. Die geleistete Arbeit ist physikalisch negativ. Die exzentrische Belastung soll zur höchsten Muskelspannung und daher zu besonders großem Kraftzuwachs führen (*Stoboy*, 1988). Aus diesem Grunde wurden z.B. die Tiefsprünge eingeführt, die wegen der extrem hohen Belastung des Bewegungsapparates – v.a. am wachsenden Skelett – abgelehnt werden müssen. Den Wechsel zwischen konzentrischem und exzentrischem Training nennt man reaktives Training.

Pyramidentraining

Das Pyramidentraining wird als eine besondere Form des Krafttrainings zur Steigerung der Maximalkraft eingesetzt. Schwere Gewichte erfordern das Überwinden eines hohen Widerstandes, das führt zu einem langsamen Tempo verbunden mit langer Reizdauer.

Mit steigender Belastung sinkt die Anzahl der Wiederholungen. Am „Gipfel" der Pyramide steht eine Belastung von 100% der Maximalkraft, hier erfolgt nur eine einzige Wiederholung (Abb. 1).
Die Pyramide wird zweimal durchlaufen:
Von der Basis bis zur Spitze und zurück zur Basis. Diesen Ablauf kann man in einer Trainingseinheit zwei- bis dreimal wiederholen. Nach jeder Belastung, bevor die nächste Stufe

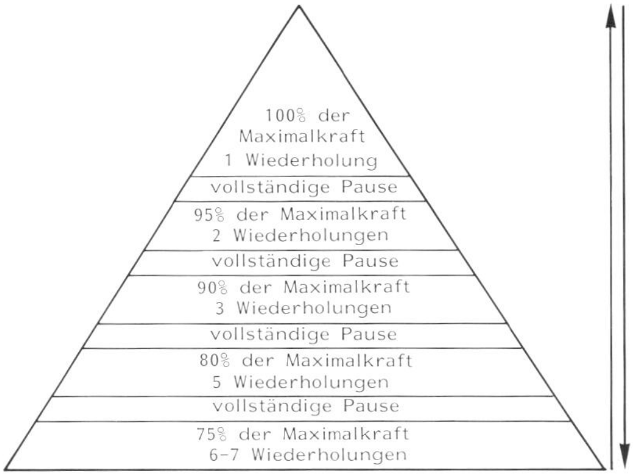

Abb. 1 Pyramidentraining.
Wenn durch das Pyramidentraining ein Kraftgewinn erreicht worden ist, so wird die Belastung und nicht die Anzahl der Wiederholungen gesteigert.

erreicht wird, muss eine vollständige Pause eingelegt werden.

Isokinetisches Krafttraining

Im *isokinetischen* System erfolgt bei einer konstant vorgegebenen Winkelgeschwindigkeit von 0–400 °/Sekunde eine Kraftentwicklung, bei der sich während des gesamten Bewegungsablaufes die Muskelanspannung an die jeweilige Gelenkstellung anpasst. Beim dynamischen Krafttraining hingegen wird der Muskel in der schwächsten Position maximal belastet, in den anderen Gelenkpositionen wird er unterfordert (*Duesberg* und *Verdonck*, 1989; *Froböse* et al., 1990; *Stoboy*, 1988).

Während also bei einem festgelegten Widerstand in Form einer Hantel eine optimale Muskelbelastung nur in einem Teil des Bewegungsumfanges – und das bei unterschiedlicher und unbekannter Geschwindigkeit – stattfindet, passt sich der Widerstand des isokinetischen Systems an jedem Punkt der Bewegung vollständig an den Krafteinsatz der Muskulatur an. Bei dem Versuch, die Geschwindigkeit zu erhöhen, nimmt der Widerstand zu. Der Übende kann auf diese Weise das Trainingsmaximum selbst bestimmen.

Besondere Bedeutung erlangen die isokinetischen Systeme deshalb in der medizinischen Rehabilitation, da bei Schmerzen oder Übermüdung unter reduzierter Muskelanspannung der volle Bewegungsumfang durchlaufen wird. Bei Nachlassen der Beschleunigung nimmt sofort der Widerstand ab, auf diese Weise wird der Bewegungsapparat vor Verletzungen und Schäden geschützt (*Maier*, *Scharf* und *Noack*, 1988; *Stoboy* 1988).

Ein konsequentes isokinetisches Krafttraining soll am schnellsten und gründlichsten zu einem Kraftgewinn führen (*Hollmann* und *Hettinger*, 1990; *Jonat*, *Haag* und *Krempel*, 1983). *Stoboy* (1988) setzt die Kraftzunahme der eines dynamisch-konzentrischen Trainings gleich.

Die isokinetischen Trainingsgeräte sind computergesteuert, die Winkelgeschwindigkeit wird eingegeben, zu therapeutischen Zwecken kann der Bewegungsumfang – etwa zum Schutz einer Kreuzbandplastik – limitiert werden. Über den Computer gewinnen Therapeut und Trainierender z.B. Aussagen über (*Maier, Scharf* und *Noack*, 1988):

- das Kraftmaximum in den unterschiedlichen Gelenkpositionen bei vorgegebener Winkelgeschwindigkeit,
- die Beschleunigungsenergie als Ausdruck der Schnellkraft,
- die geleistete Arbeit,
- Krafteinbrüche, die Hinweise auf Erkrankungen geben können,
- das Kraftverhältnis von Agonist zu Antagonisten.

Die gute Steuerbarkeit des Trainings, die Auswertung durch den Computer und die sofortige Rückkoppelung machen das isokinetische Trainingsgerät v.a. in der medizinischen Rehabilitation interessant. Zudem gibt es eine Vielfalt von Möglichkeiten einer wissenschaftlichen Auswertung der Kraftverlaufskurven, die der Computer erstellt.

Transkutane elektrische Muskelstimulation

Die Reizstromanwendung zur Aufschulung der Muskulatur durch Elektrostimulation erfolgt vor allem in der Rehabilitation (*Gillmann*, 1981; *Jäger* und *Wirth*, 1986). Hier gilt es z.B. bei Immobilisation einer Muskelatrophie vorzubeugen oder atrophierte Muskelgruppen wieder aufzutrainieren.

Wenngleich durch elektrische Muskelstimulation bei Sportlern z.T. ein erheblicher Kraftgewinn nachgewiesen werden konnte (*Hollmann* und *Hettinger*, 1990), findet diese Methode keine breite Anwendung. Der wesentlichste Nachteil besteht in dem völligen Fehlen einer Koordinationsschulung.

8.4 Rückenschule und Krafttraining

Im Zuge der Rückenschulbewegung wurde auch auf die Notwendigkeit rückenfreundlicher Techniken im Sport und beim Krafttraining hingewiesen (*Jonath, Haag* und *Krempel*, 1983; *Krämer*, 1986; *White*, 1983). Während es sehr gut möglich ist, beim Krafttraining Belastungen von der Wirbelsäule fern zu halten (*Jonath, Haag* und *Krempel* 1983; *White*, 1983), so ist es sehr problematisch, sportartspezifisch optimierte Bewegungsabläufe wie z.B. den Aufschlag beim Tennis in rückenfreundliche Techniken abzuändern (*Krämer*, 1988; *White*, 1983). *Wenn es auch nicht möglich ist, in einer Sportart auf die Technik selbst die Rückenschulregeln anzuwenden, kann man doch die sportartspezifischen Vorbereitungen wie das Kraft- und Konditionstraining rückenfreundlich und schonend für den gesamten Bewegungsapparat gestalten* (*Anderson*, 1980; *Fleiß*, 1991; *Jonath, Haag* und *Krempel*, 1983; *Reinhardt*, 1989; *Vorderwülbecke*, 1986; *Wilcke*, 1988; *Wirhed*, 1984).

Besonders belastend und schädigend für die Wirbelsäule beim Krafttraining sind (*Krämer*, 1986; *Krämer*, 1988):

- Vorneigung,
- Hohlkreuzhaltung,
- Rotation
- starke axiale Stöße und hohe axiale Last.

Das Ziel eines rückenschonenden Krafttrainings besteht darin, diese Haltungen und Bewegungen aus dem Trainingsprogramm fern zu halten. Hierzu eignen sich am besten Kraftmaschinen v.a. in Form von Zugapparaten. Wer auf das Krafttraining nicht verzichten möchte, sollte besonders auf einen geraden Rücken achten, um bei axialer Belastung eine möglichst gleichmäßige Druckverteilung über die ganze Breite der Bandscheiben zu erzielen.

Ergänzend hierzu helfen *Aufwärm-, Dehnungs-, Cool-down-* und *Gymnastik-Programme* (*Anderson*, 1980; *Fleiß*, 1991; *Jonath, Haag* und *Krempel*, 1983; *Knebel*, 1985; *Vorderwülbecke*, 1986; *Wirhed*, 1984), Muskeldysbalancen und Verletzungen zu vermeiden. Dehnübungen mit Nachfedern (*Weber*, 1982) lösen über den Muskeldehnungsreflex Muskelkontraktionen aus. Ein Dehnen der Muskulatur wird so unmöglich gemacht, aus diesem Grund sollten solche Techniken der Vergangenheit angehören.

8.5 Übungsbeispiele zum häuslichen Fitnesstraining

Im Folgenden werden Übungsbeispiele aufgezeigt, die ohne großen Aufwand zu Hause als Fitness- und Kräftigungstraining zur Steigerung des Wohlbefindens und der Leistungsfähigkeit durchgeführt werden können.

Die Utensilien, die dazu benötigt werden, sind einfach und preiswert:

- Bodenmatte oder Handtuch
- Kurzhantel
- Langhantel
- Metallschuh
- Schaumstoffwürfel
- Sprungseil

Die folgenden Übungen werden besonders unter dem funktionellen Gesichtspunkt und dem *Aspekt der Rückenschule* dargestellt. Außerdem wird näher auf die Ausführung der Übungen eingegangen. Ein Aufwärmen in Form von Joggen oder Seilspringen verbunden mit Dehnübungen wird vorausgesetzt.

Die Beispiele können auf andere, hier nicht dargestellte Übungen übertragen werden:

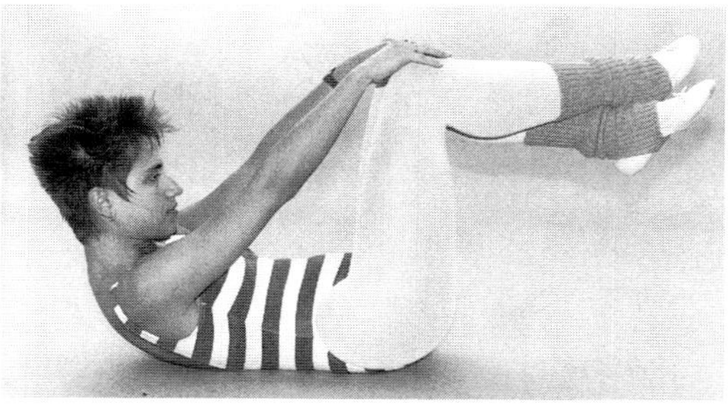

a richtig

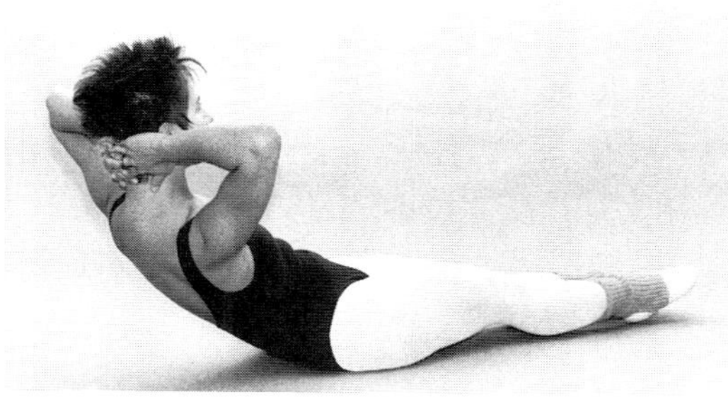

b falsch

M. rectus abdominalis

A **Ziel:**
Training der geraden Bauchmuskeln zur Stabilisierung von Rumpf und Becken der ventralen Seite.

B **Funktioneller Aspekt:**
Die Bauchmuskulatur hat statische Aufgaben, daher sollten die Übungen nicht schnell oder ruckartig ausgeführt werden. Um die Bauchmuskulatur auch wirklich aufzutrainieren, muss die Hüfte um 90 Grad gebeugt werden (Abb. a).

C **Ausführung:**
Die Wirbelsäule entfaltet sich langsam von der Unterlage, bis der Beckenkamm abzuheben droht. Ein Bewegungsausschlag darüber hinaus würde zu einem Training des M. iliopsoas führen (Abb. b).

Nach dem Aufrichten ca. 6–8 Sekunden isometrisch anspannen, dann langsam zur Ausgangsposition zurückkehren. 3 Serien à 8–10 Wiederholungen.

D **Rückenschulaspekt:**
Durch den geringen Bewegungsausschlag wird die Wirbelsäule kaum belastet, zudem wird die Lendenlordose durch die Hüftbeugung aufgehoben.

Ein positiver Effekt entsteht durch die Stabilisierung des Rumpfes von ventral, durch leichtes Entlordosieren wird einem Hohlkreuz vorgebeugt.

M. obliquus abdominis

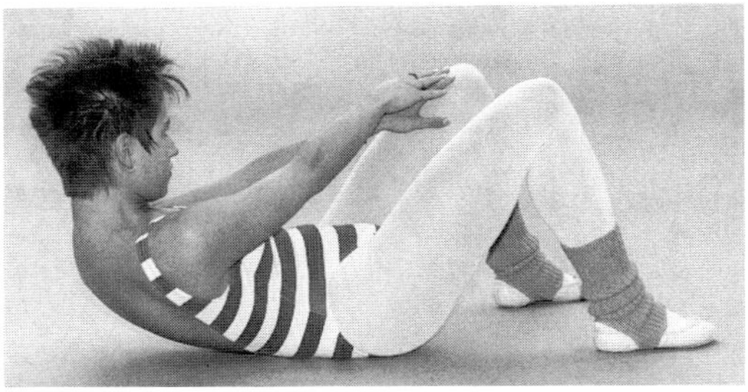

A **Ziel:**
Auftrainieren der schrägen Bauchmuskeln zur Stabilisation von Rumpf und Becken ventral.

B **Funktioneller Aspekt:**
Auf die statischen Aufgaben wurde bereits beim Training des M. rectus abdominis hingewiesen. Auch hier sollte keine ruckartige schnelle Bewegungsausführung erfolgen.

C **Ausführung:**
Langsam hebt sich der Oberkörper unter leichter Rotation von der Unterlage, indem man mit den Händen wechselseitig zu den Knien reicht; die Beine sind gegrätscht.

Nach dem Aufrichten 6–8 Sekunden in Anspannung verharren, dann langsames Zurückkehren in die Ausgangsposition. 3 Serien à 8 Wiederholungen je nach rechts und links.

D **Rückenschulaspekt:**
Auch hier findet durch den geringen Bewegungsumfang nur eine sehr geringe Belastung der Wirbelsäule statt.

M. quadratus lumborum

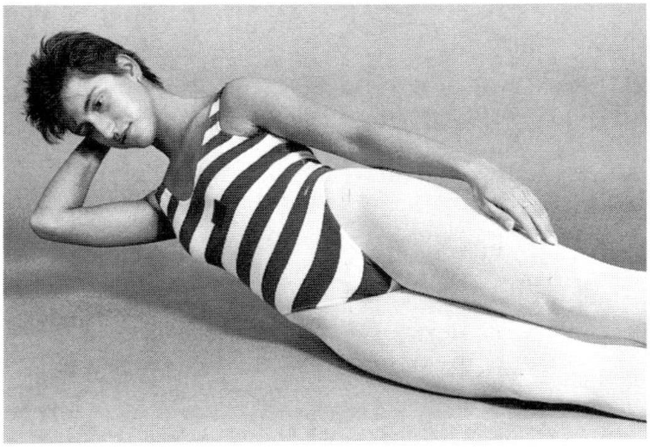

A **Ziel:**
Auftrainieren der Rumpfseitbeuger zur Stabilisation von Rumpf und Becken lateral.

B **Funktioneller Aspekt:**
Der M. quadratus lumborum ist der wichtigste Rumpfseitbeuger. Auch ihm kommt eine wichtige statische Bedeutung zu.

C **Ausführung:**
Langsames seitliches Abheben mit dem Rumpf von der Unterlage, bis auch der Beckenkamm abhebt. Ein Partner oder eine Sprossenwand dienen zur Fixierung der Beine. Das Becken darf sich nicht zu weit vom Boden entfernen, da sonst ein Training der kleinen Glutäalmuskulatur erfolgt.

Nach dem Aufrichten 6–8 Sekunden in Anspannung bleiben, dann langsames Absenken in die Ausgangslage.

3 Serien à 8 Wiederholungen auf jeder Seite.

M. erector spinae

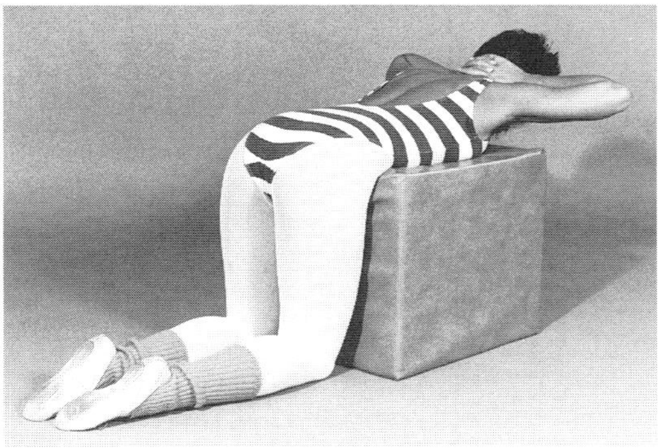

A **Ziel:**
Training der Rückenmuskulatur zur Stabilisation von Rumpf und Becken auf der Dorsalseite.

B **Funktioneller Aspekt:**
Von den den Rumpf stabilisierenden Muskeln sind die Rückenmuskeln i.d.R. die am besten entwickelten. Um ein muskuläres Gleichgewicht zu erreichen, sollte man die Rückenmuskulatur wohl dosiert trainieren. Eine Dysbalance zu Gunsten der Rückenstrecker fördert eine Hohlkreuzbildung.

C **Ausführung:**
Leichtes Abheben des Oberkörpers von der Unterlage, um dann eine Spannung aufzubauen, die 6–8 Sekunden gehalten wird. Am besten erfolgt die Übung auf einem Schaumstoffwürfel.

3 Serien à 6 Wiederholungen.

D **Rückenschulaspekt:**
Durch Üben auf einem Würfel ist der Bewegungsausschlag minimal, d.h. die Belastung der Wirbelsäule ist gering. Wichtig ist es, bei der Übung nicht forciert in die Lordose hineinzuarbeiten.

M. iliopsoas

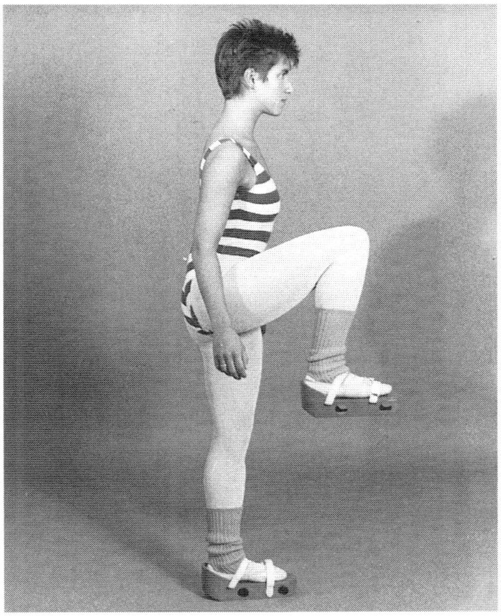

A **Ziel:**
Training der Hüftbeuger v.a. im Sinne eines Schnellkrafttrainings.

B **Funktioneller Aspekt:**
Der M. iliopsoas ist der wichtigste Hüftbeuger. Er braucht in der Regel nur beim Sportler (Sprinter, Hochspringer, Hürdenläufer oder Turner) trainiert zu werden.

Bevor ein gezieltes Training des M. iliopsoas einsetzt, sollte eine gut entwickelte Bauchmuskulatur vorliegen, die einer Hyperlordose – bewirkt durch Überwiegen des Tonus des M. iliopsoas – entgegenwirkt.

C **Ausführung:**
Zügiges Anheben der Knie, Hüfte wird maximal gebeugt, als Widerstand eignen sich Metallschuhe (s. Abb.) oder ein Deuserband.

4 Serien à 15 Wiederholungen.

D **Rückenschulaspekt:**
Aus der Sicht der Rückenschule muss eine Hyperlordose durch den Muskelzug des M. iliopsoas vermieden werden. Man kann auch Punctum fixum und Punctum mobile vertauschen und im Sitzen üben. Hierbei wäre allerdings die Belastung auf der Lendenwirbelsäule größer.

M. quadriceps femoris

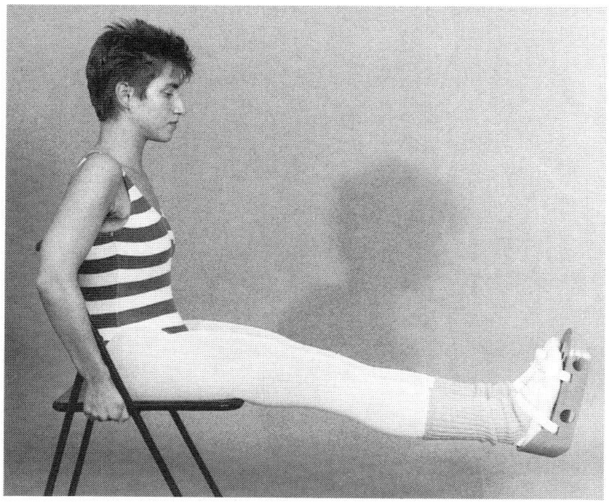

A **Ziel:**
Kraft- und Schnellkrafttraining der Kniegelenksstrecker. Die hüftbeugende Komponente des M. rectus femoris kann vernachlässigt werden.

B **Funktioneller Aspekt:**
Die Strecker sind i.d.R. stärker als die Beuger. Auf Grund der Spindelform der vier Muskelanteile handelt es sich um „Aktionsmuskeln".

Unter Gewichtsbelastung sollte man wegen des hohen patellaren Andruckes keine Kniebeugung von mehr als 30 Grad zulassen.

Der M. vastus medialis ist lediglich an der Schlußstreckung beteiligt.

C **Ausführung:**
Auf einem Stuhl oder Kasten kann man mit Gewichten zwischen 30 Grad Beugung und Streckung üben. Nach schneller Ausführung kann man 6–8 Sekunden das Gewicht in Streckstellung halten.

4 Serien à 12–15 Wiederholungen.

D **Rückenschulaspekt:**
Durch das Üben im Sitzen bei geradem Rücken wird eine Belastung der Wirbelsäule vermieden, die Hände stützen sich zudem seitlich an der Sitzfläche ab.

Schlecht sind Übungen im Stehen, bei denen z. B. eine Hantel auf dem Rücken getragen wird.

Mm. adductores

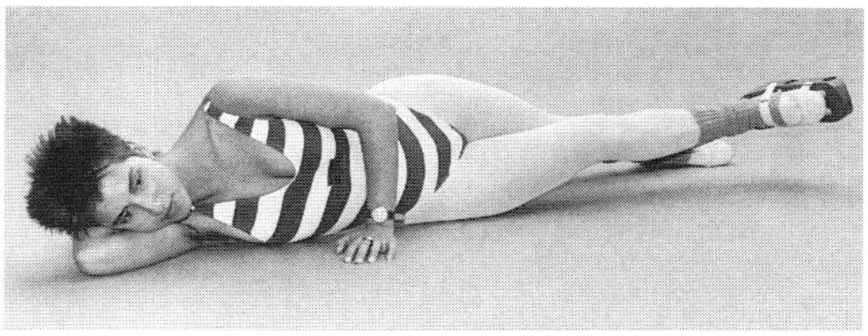

A **Ziel:**
Training der Hüftadduktoren.

B **Funktioneller Aspekt:**
Ein Training der Adduktoren sollte nur in Verbindung mit einer Aufschulung auch der Abduktoren erfolgen, um muskuläre Dysbalancen zu vermeiden. Die Adduktoren neigen zur Verkürzung; sie sollten daher immer in einem Muskeldehnungsprogramm berücksichtigt werden.

C **Ausführung:**
Adduktion mit Widerstand durch einen Metallschuh ausführen. Man kann auch mit einem Deuserband üben.

4 Serien à 12 Wiederholungen.

D **Rückenschulaspekt:**
Auch die Adduktoren dienen zur Stabilisierung des Beckens. Die Übungen finden ohne Belastung der Wirbelsäule im Liegen statt.

M. glutaeus medius et minimus

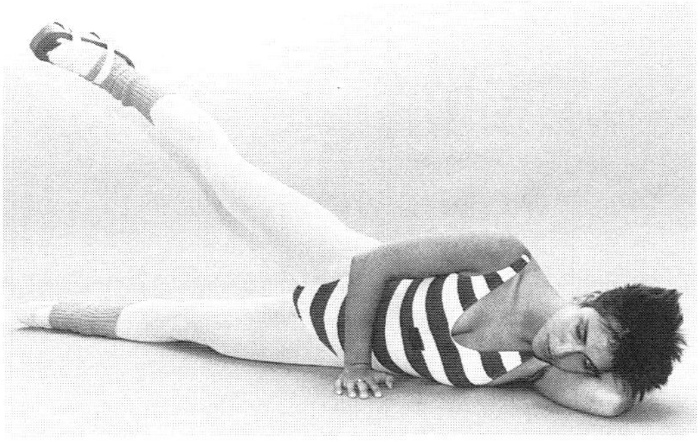

A **Ziel:**
Kräftigung der Hüftabduktoren

B **Funktionelle Aspekte:**
Die kleine Glutäalmuskulatur dient zur Beckenstabilisation; ein Seitwärts-Kippen des Oberkörpers beim Gehen und Laufen wird verhindert.

Ein Glutäalmuskeltraining ist wichtig, um ein Gleichgewicht mit den Hüftadduktoren herzustellen.

C **Ausführung:**
In Seitenlage mithilfe eines Metallschuhs Training der Abduktion; in Abduktionsstellung 6–8 Sekunden isometrische Belastung.

4 Serien à 12–15 Wiederholungen.

D **Rückenschulaspekt:**
In der Seitenlage ist die Wirbelsäule entlastet. Ein von allen Seiten gut stabilisiertes Becken hat auch einen positiven Effekt auf die Haltung und auf die Wirbelsäule.

M. triceps brachii

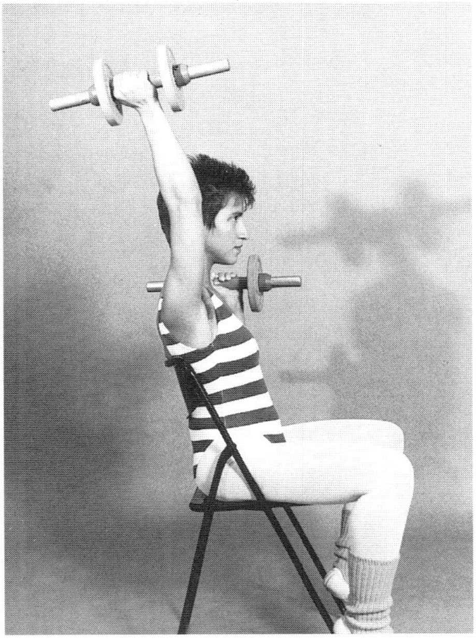

A **Ziel:**
Kräftigung der Armstrecker.

B **Funktioneller Aspekt:**
Die Armstrecker sind kräftiger als ihre Antagonisten. Sie sind auch bei Nicht-Sportlern relativ gut entwickelt. Auch sie sind spindelförmige „Aktionsmuskeln“.

C **Ausführung:**
Im Sitzen wird der Rücken aufrecht gehalten und gut gegen die Stuhllehne angelegt. Es sollten keine zu schweren Lasten unter axialer Belastung der Wirbelsäule gehoben werden. Bei größeren Gewichten sollte man ein Bankdrücken vorziehen.

D **Rückenschulaspekt:**
Der gerade Rücken und das Anlehnen halten die axiale Belastung in Grenzen. Beim Aufheben der Hantel vom Boden muss auf eine gerade Wirbelsäule geachtet werden; das Bücken erfolgt durch Beugung in Hüft- und Kniegelenken.

M. biceps brachii

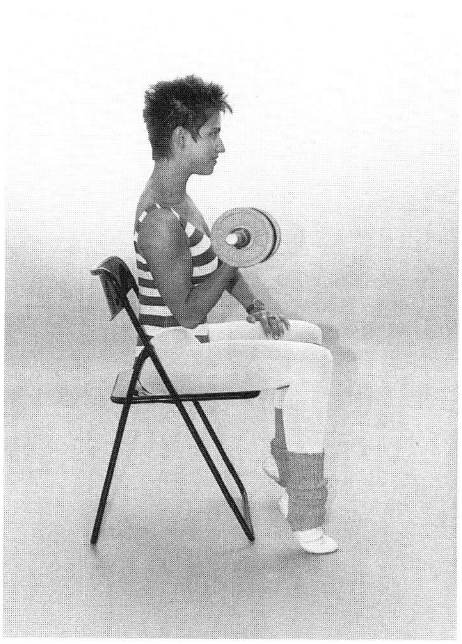

A **Ziel:**
Kräftigung der Armbeuger.

B **Funktioneller Aspekt:**
Beugemuskeln stehen unter einem höheren Ruhetonus als die Strecker und neigen zur Verkürzung. Daher muss ihnen bei einem Dehnungsprogramm besondere Beachtung geschenkt werden.

Die Spindelform der beiden Muskelanteile – Caput longum und Caput breve – macht den M. biceps brachii zu einem „Aktionsmuskel".

C **Ausführung:**
Im Sitzen kann bei geradem Rücken und Hüftbeugung trainiert werden; mit der freien Hand stützt man sich ab.

5 Serien à 12–15 Wiederholungen bei 50–60% der Maximalkraft.

Geübt wird zwischen 20 und 70 Grad Beugung.

D **Rückenschulaspekt:**
Durch den geraden Rücken, die Hüftbeugung und das Abstützen mit der freien Hand wird die Wirbelsäule entlastet.

Geübt wird zwischen 20 und 70 Grad Beugung

Extensoren und Flexoren der Hand

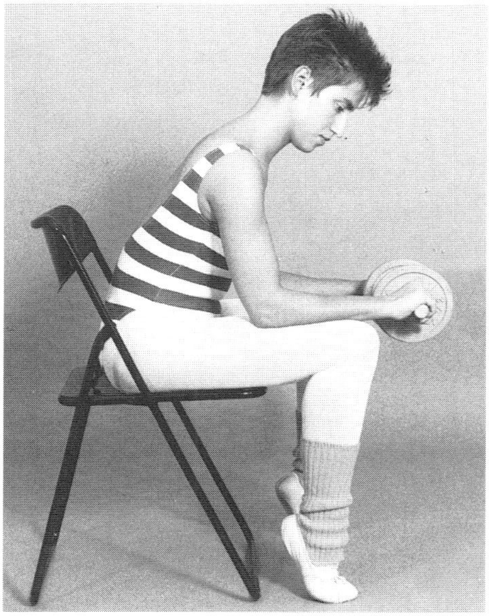

a

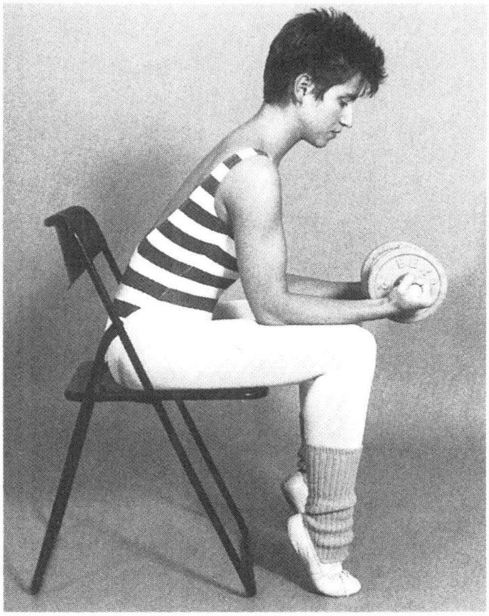

b

A **Ziel:**
Kräftigung der Unterarmmuskulatur.

B **Funktioneller Aspekt:**
Das Training der Extensoren und Flexoren der Hand sollte u.a. sportspezifisch – und dann wohldosiert – erfolgen. Ein Tennisspieler kann so seine Handgelenkmuskulatur kräftigen und einer Epikondylitis u.U. vorbeugen.

C **Ausführung:**
Die Unterarme ruhen auf den Oberschenkeln des Trainierenden, der sitzt. Die Hand ragt über das Knie hinaus und wird gebeugt oder extendiert.

4 Serien à 12 Wiederholungen je für Extension und Flexion bei 30–40% der Maximalkraft.

D **Rückenschulaspekt:**
Ohne Belastung der Wirbelsäule wird im Sitzen bei geradem Rücken geübt. Die Vorneigung erfolgt durch Beugung im Hüftgelenk, der Oberkörper stützt sich auf den Ellenbogen und Unterarmen ab.

M. pectoralis major

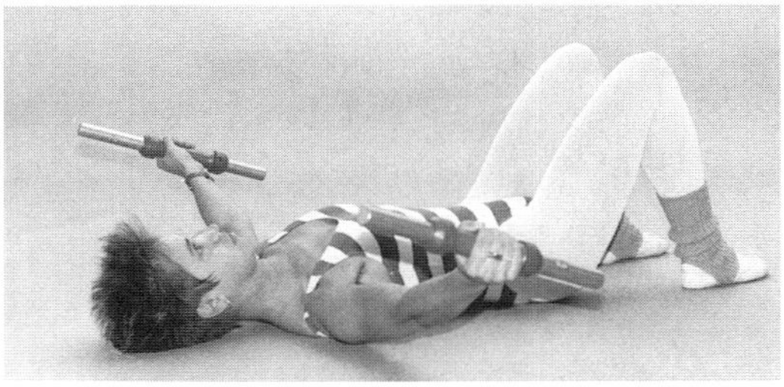

a

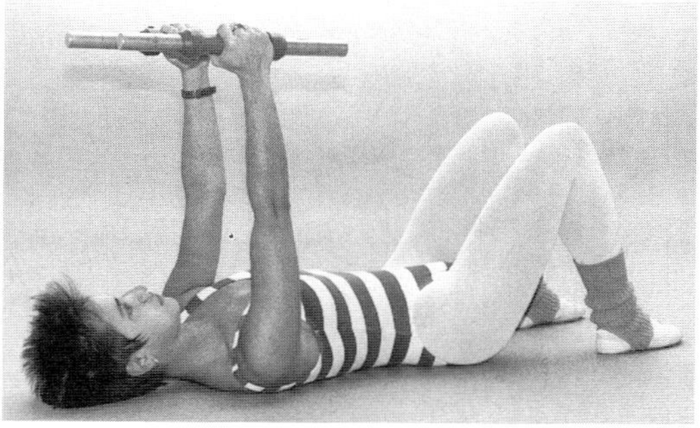

b

A **Ziel:**
Kräftigung des M. pectoralis major sowie der ventralen Muskulatur des Schultergürtels.

B **Funktioneller Aspekt:**
Der M. pectoralis major neigt zur Verkürzung. Darum sollten Dehnübungen dieses Muskels nicht vernachlässigt werden.

Wegen des langen Hebelarmes dürfen nur leichte Gewichte genommen werden.

C **Ausführung:**
Die Arme sind bei leicht gebeugten Ellbogengelenken in 90 Grad zur Körperlängsachse neben den Körper gelegt (a), nunmehr werden sie langsam bis zur Senkrechten adduziert (b) und wieder langsam in die Ausgangsposition zurückgebracht

4 Serien à 10–12 Wiederholungen bei 30–40% der Maximalkraft.

D **Rückenschulaspekt:**
Die LWS liegt bei gebeugtem Hüft- und Kniegelenk flach auf dem Boden und ist somit entlastet. Das Gewicht darf nicht so hoch sein, dass man zur Bewältigung der Last in die Lordose hineinarbeitet.

Mm. rhomboidei

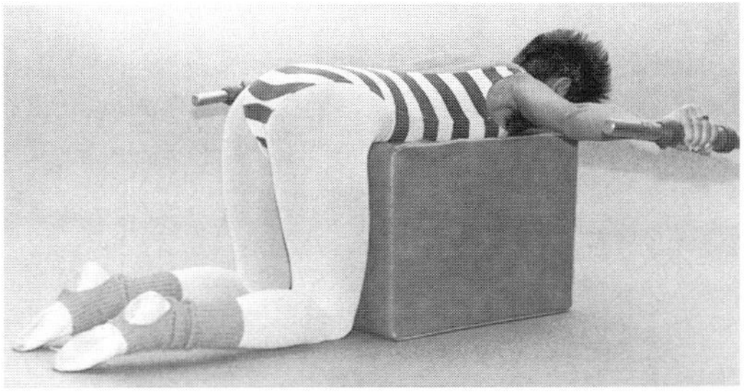

A **Ziel:**
Kräftigung der Mm. rhomboidei und des dorsalen Schultergürtels.

B **Funktioneller Aspekt:**
Diese Übung sollte stets zum Ausgleich des Pektoralis-Trainings durchgeführt werden.

Auch hier muss wegen des langen Hebelarmes auf schwere Gewichte verzichtet werden.

C **Ausführung:**
Die Arme hängen senkrecht nach unten neben dem Würfel. Sie werden langsam in die Waagerechte gebracht, dort 6 Sekunden gehalten und wieder langsam in ihre Ausgangsposition zurückgebracht.

4 Serien à 10–12 Wiederholungen.

D **Rückenschulaspekt:**
Durch die umgekehrte Stufenlagerung auf einem Schaumstoffwürfel ist die Wirbelsäule gut entlastet. Bei der Ausführung kann der Übende zudem sein Becken aktiv stabilisieren und die LWS gerade halten.

8.6 Rückenfreundliches Krafttraining

Besondere Probleme in der Rehabilitation von Patienten mit wirbelsäulenbedingten Beschwerden treten bei Sportlern auf, seien sie operativ oder konservativ behandelt worden.

Bei ihnen ist die Akzeptanz der üblichen krankengymnastischen Übungen wegen des zu geringen Trainingsreizes – sowohl in intensiver als auch in extensiver Form – häufig sehr mangelhaft.

Wir hatten daher an der Orthopädischen Universitätsklinik in Bochum eine Gruppe von Sportlern mit Wirbelsäulenbeschwerden gebildet, die unter Anleitung von Sportlehrern und Ärzten unentgeltlich in einem Fitnessstudio* nach vorhergehendem Leistungstest ein Kraft- bzw. Fitnesstraining absolvierten.

Die Gruppe setzte sich aus 24 Patienten mit den folgenden Diagnosen zusammen (Tab. 2):

Tab. 2 Diagnosen der Trainingsgruppe

Ischialgie	n = 10
Hohlrundrücken	n = 4
Skoliose	n = 3
Lumbalgie	n = 2
LWS-Syndrom	n = 2
BWS-Syndrom	n = 1
HWS-Syndrom	n = 1
Zustand nach Spondylodese	n = 1
Gesamt	n = 24

Tab. 3 Trainingsprogramm

Geräte	Trainierte Muskeln
Schrägbrett	Bauchmuskulatur
Zugapparat	Latissimus dorsi
Bank	M. triceps brachii
	M. pectoralis
Latissimus-Apparat	M. latissimus dorsi
Butterfly-Gerät	M. pectoralis
Bizeps-Gerät	M. biceps brachii
Trizeps-Gerät	M. triceps brachii
Fahrradergometer	12 Minuten Aufwärmen 5 Minuten „Cool down"

Das Trainingsprogramm sah aus wie folgt (Tab. 3):

Das Training wurde über einen Zeitraum von 16 Wochen durchgeführt. Trainiert wurde im Durchschnitt dreimal $1^1/_2$ Stunden pro Woche, mindestens zwei-, maximal viermal. Als Trainingsform kam ein Krafttraining zur Anwendung, bei dem 4–5 Sätze mit je 10 bis 15 Wiederholungen bei ca. 40–50% der Maximalkraft erfolgten.

Nach 12-minütigem Aufwärmen auf einem Fahrradergometer wurde streng wirbelsäulenschonend trainiert. Die Höhe des Sattels und die Position des Lenkers wurden berücksichtigt, um auch hier eine wirbelsäulenfreundliche Belastung bei geradem Rücken zu garantieren. Abgeschlossen wurde das Trainingsprogramm mit einem 5-minütigen Cool down auf dem Fahrradergometer.

21 Teilnehmer führten das Training über die gesamten 16 Wochen konsequent durch. Ein Proband beendete das Training nach 3 Wochen wegen einer Periarthropathia humeroscapularis, ein weiterer nach 5 Wochen wegen einer akuten Lumbalgie, die er allerdings nicht mit dem Training in Verbindung brachte. Aus Zeitmangel musste ein dritter nach 9 Wochen die Gruppe verlassen.

Diejenigen, die das Training über die volle Zeit absolvierten, gaben keinerlei Beschwerden im Bereich der Wirbelsäule an. 12 Probanden, also 50%, traten dem Fitnessstudio bei, obwohl sie von nun an für das Training bezahlen mussten.

Die Studie konnte aufzeigen, wie wichtig es ist, sportlich aktiven Menschen über die Krankengymnastik hinaus durch ein rückenfreundliches Kraft- und Fitnesstraining den Weg in die von ihnen ausgeübte Sportart zu ebnen. Durch die qualifizierte Betreuung von Ärzten und Sportlehrern konnte Vertrauen in die eigene Belastbarkeit gesetzt und Ängste vor Schäden an der Wirbelsäule abgebaut werden.

* Wir möchten an dieser Stelle der „Squash Oase" Bochum danken, die uns sowohl ihr Fitnessstudio als auch ihre Sportlehrer zur Durchführung dieser Studie zur Verfügung stellten.

Darstellung der Trainingsgeräte

Die folgenden Abbildungen zeigen die Trainingsgeräte, an denen die Probanden mit Rückenbeschwerden über einen Zeitraum von 16 Wochen trainiert haben. Es wird kurz auf das Trainingsziel sowie auf die rückenfreundliche Ausführung eingegangen:

Schrägbrett

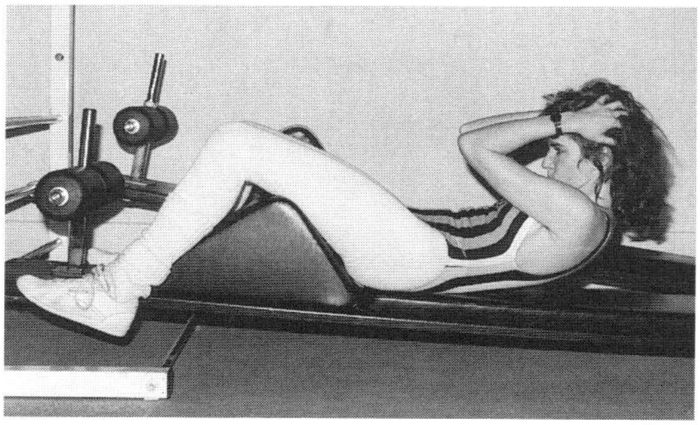

Trainingsziel:
Aufschulung der Bauchmuskulatur.

Durchführung:
Das Schrägbrett kann in der Höhe variiert werden. Ein fixierter Schaumstoffkeil gibt die Beugung in Hüft- und Kniegelenk vor.

Wichtig ist ein geringer Bewegungsausschlag. Der Oberkörper hebt sich leicht von der Unterlage ab, die Lendenwirbelsäule ist entlordosiert. Zu beachten ist, dass die Füße nicht fixiert werden.

Zugapparat

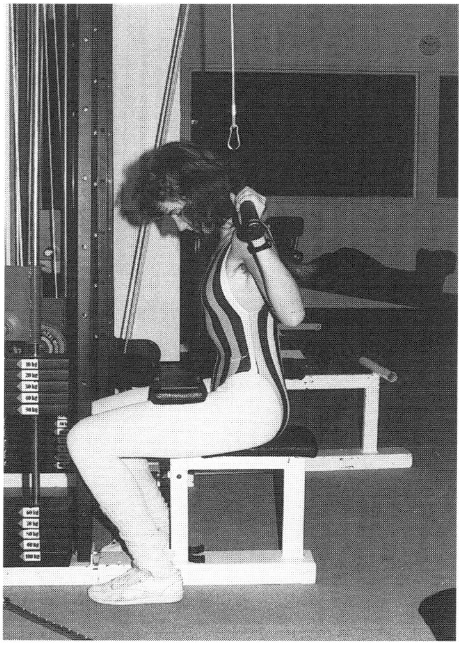

Trainingsziel:
Kräftigung des M. latissimus dorsi.

Durchführung:
Der Übende sitzt mit leicht entlordosierter LWS. Eine Belastung der Wirbelsäule findet nicht statt, sie wird im Gegenteil entlastet. Die Hände werden langsam nach unten gezogen, die Ellbogenspitzen zeigen die Richtung nach unten an. Ein Ausweichen der Arme nach vorne oder hinten muss vermieden werden. *Zugapparate sind ideale wirbelsäulenfreundliche Trainingsgeräte.*

Bank

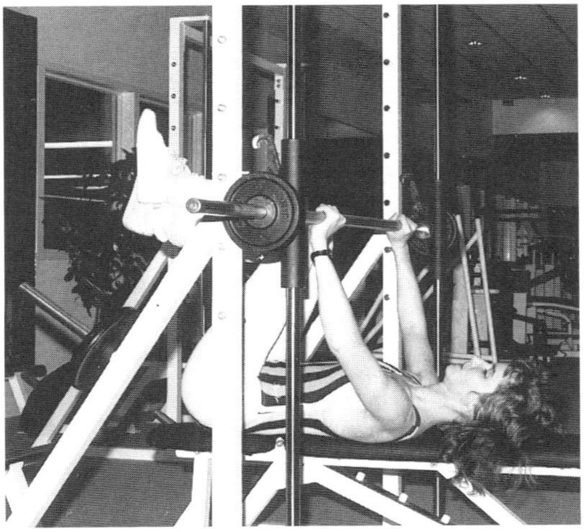

Trainingsziel:
Kräftigung des Triceps brachii und des M. pectoralis

Durchführung:
Im Liegen wird die LWS auf der Unterlage entfaltet, indem Hüft- und Kniegelenke 90 Grad gebeugt werden. Das Gewicht darf nicht zu schwer sein, um ein Arbeiten in das Hohlkreuz hinein zu vermeiden. Die Hantelstange befindet ich über dem Schultergelenk.

Latissimus-Maschine

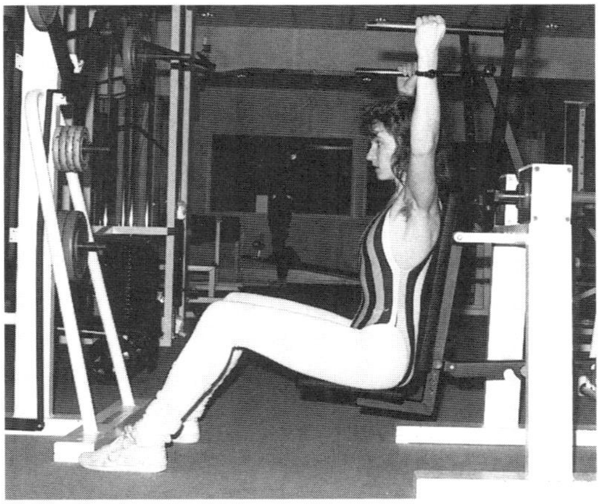

Trainingsziel:
Zieht man die Hebel aus der Über-Kopf-Position bis zur Waagerechten, wird der M. latissimus dorsi trainiert; bei weiterem Bewegen des Hebels nach unten werden auch Anteile des M. pectoralis trainiert. Zu diesem Zweck müssen allerdings die Hände im pronatorischen Sinn umgedreht werden.

Durchführung:
Der Rücken wird gerade an die Lehne angelegt, die Beine sind in Hüft- und Kniegelenken ca. 90 Grad gebeugt. Die Füße sind breitbeinig sicher aufgesetzt, um über eine Aufrichtung des Beckens die Wirbelsäule gerade einzustellen.

Butterfly-Gerät

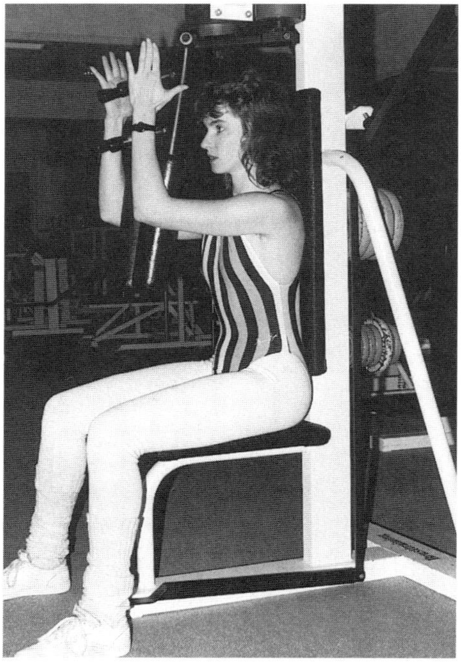

Trainingsziel:
Aufschulung des M. pectoralis.

Durchführung:
Im Sitzen wird der Rücken gerade gegen die Lehne gepresst, die Füße werden wieder sicher breitbeinig aufgesetzt, Hüft- und Kniegelenke sind 90 Grad gebeugt.

Bizeps-Maschine

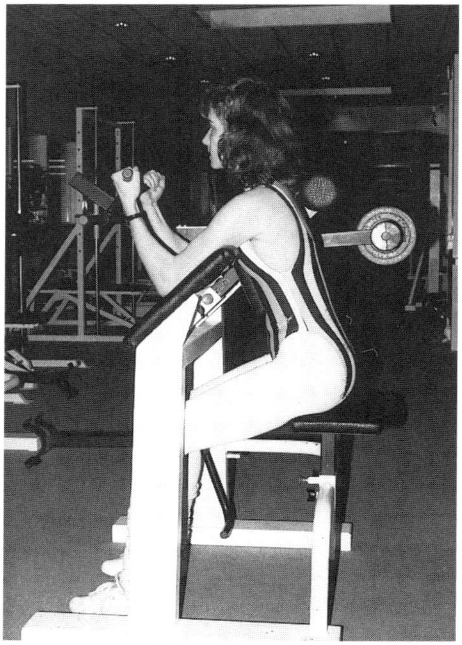

Trainingsziel:
Kräftigung der Armbeuger.

Durchführung:
Im Sitzen wird der Rücken gerade gehalten, die leichte Vorneigung erfolgt durch Hüftbeugung. Der Oberarm ruht auf dem schrägen Bett, eine Belastung der Wirbelsäule findet nicht statt. Ein Nachteil dieses Gerätes ist das Training in einem offenen System, ein Zugapparat gestattet dagegen ein Üben im geschlossenen System.

Trizeps-Maschine

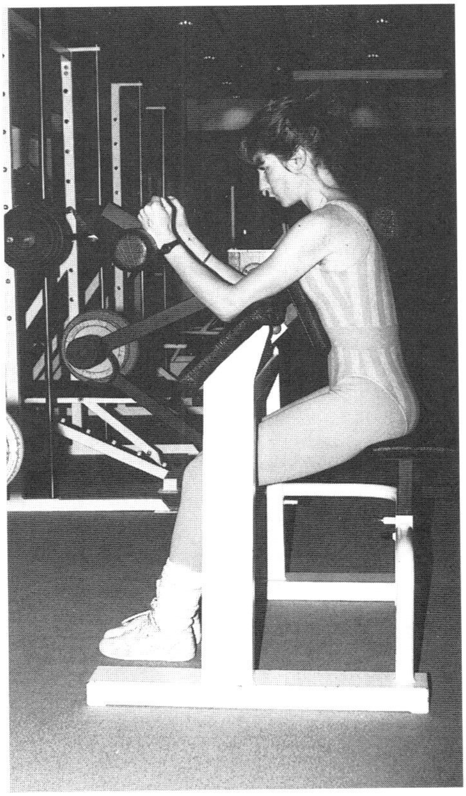

Trainingsziel:
Kräftigung der Armstrecker.

Durchführung:
Analog zur Bizeps-Maschine wird nun der Widerstand durch Armstreckung überwunden. Der Rücken wird bei fest aufgesetzten Füßen gerade gehalten. Auch bei diesem Gerät wird in einem offenen System trainiert, ein Zugapparat kann hier wieder Abhilfe schaffen.

Fahrradergometer

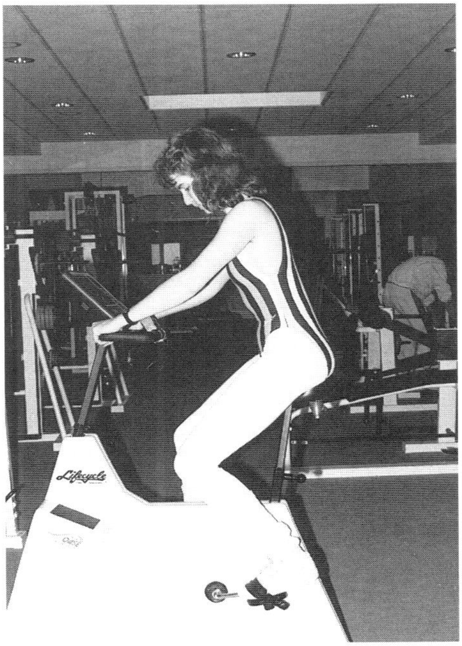

Trainingsziel:
Vor dem Trainingsprogramm erfolgt ein 12-minütiges Aufwärmen, bei dem zugleich ein Ausdauertraining angestrebt wird. Im Sinne eines „Cool down“ klingt das Training mit einem 5-minütigen Radfahren aus.

Durchführung:
Der Rücken wird gerade gehalten. Der Lenker wird so eingestellt, dass der Oberkörper aufrecht ist oder eine leichte Neigung nach vorne durch Beugung in der Hüfte aufweist.

8.7 Zusammenfassung

Bei der entsprechenden Auswahl von Übungen, Geräten und Kraftmaschinen fällt es leicht, ein umfassendes Krafttrainingsprogramm zu erstellen, bei dem eine Belastung der Wirbelsäule so gut wie nicht stattfindet. Besonders das Training mit schweren Hanteln unter axialer Belastung der Wirbelsäule sollte vermieden werden, bei den Kraftmaschinen geschlossenen Systemen v.a. in Form von Zugapparaten der Vorzug gegeben werden.

Es hat sich gezeigt, dass Sportler mit zum Teil erheblichen Rückenproblemen ohne Schmerzen und v.a. ohne ein Rezidiv zu erleiden ein Krafttrainingsprogramm durchstehen konnten.

9 Knie- und Schulterschule

D. Windemuth und C.-H. Ullrich

9.1 Einleitung

In Anlehnung an die Rückenschule sind in den letzten Jahren weitere verhaltensmedizinische Programme, die Knieschule (*Ullrich* 1989, *Grifka* 1992) und die Schulterschule (*Ullrich* 1989, *Hedtmann* 1990), entwickelt worden (z. B. *Grifka*, 1992). Ihre konzeptionelle Ausgestaltung orientiert sich im Wesentlichen an der Rückenschule, nur die Inhalte beziehen sich auf die jeweils anderen orthopädischen Problemfelder. Die Knieschule ist ein Bewegungsschulprogramm für Patienten mit Kniegelenkverschleiß (Gonarthrose; spezielle Diagnose: Chondropathia patellae); die Schulterschule ein Programm für Patienten mit Verschleißerscheinungen von Sehnen im Schulterbereich (Supraspinatussehne; spezielle Diagnosen: Impingement-Syndrom I oder II nach *Neer*, 1983).

Die Beschwerden, die Personen der Rücken-, Knie- und Schulterschule aufweisen, sind insofern miteinander vergleichbar, als sie jeweils Verschleißerscheinungen darstellen. Die Teilnehmer können durch eigenes Verhalten die medizinische Behandlung unterstützen und einer Verschlechterung des Zustandes vorbeugen (sekundäre Prävention).

Im Folgenden werden die Programme zuerst inhaltlich beschrieben; anschließend werden einige Ergebnisse aus Analysen zur Wirksamkeit von Knie- und Schulterschulen vorgestellt. Abgeschlossen wird der Artikel mit Überlegungen zu Überschneidungen der verschiedenen Programme.

9.2 Beschreibung der Programme

Knie- und Schulterschulen sind Verhaltenstrainingsprogramme, in denen Patienten Informationen und Techniken vermittelt werden, mithilfe derer sie ihr Verhalten so verändern können, dass ihr Behandlungsergebnis optimiert wird. Sie verstehen sich nicht als Alternative, sondern als Ergänzung zur medizinischen Behandlung.

Die Informationen betreffen die Genese der Beschwerden, günstiges und ungünstiges Verhalten im Alltag und die Wahl gelenkfreundlicher Sportarten. Anhand der Biomechanik des Knie- bzw. Schultergelenks wird verdeutlicht, welche Bewegungen für das jeweilige Gelenk günstig bzw. ungünstig sind (Demonstration

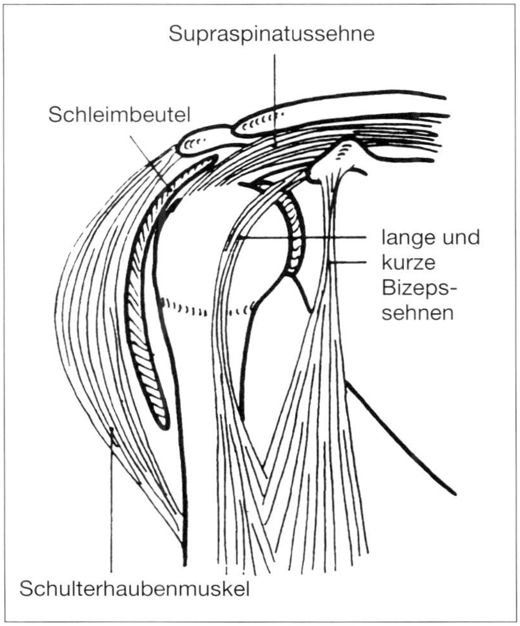

Abb. 1 Biomechanik des Schultergelenks bei Abduktion des Oberarmes.

am Knie- oder Schultermodell). Diese definierten Bewegungen werden auf Bewegungsformen im Alltag und im Sport bezogen. Schulterpatienten wird beispielsweise demonstriert, dass durch Abduktion des Oberarmes der Raum zwischen Oberarmkopf und Schlüsselbein eingeengt wird mit der Folge der Einklemmung der Supraspinatussehne (Abb. 1).

Daraus können Regeln dafür abgeleitet werden, welche Bewegungsabläufe vermieden werden sollten. Beispielsweise sind für Schulterpatienten Überkopfbewegungen ungünstig, was sowohl für den Alltag (Gardinen aufhängen, hoch stehende Regale ein- oder ausräumen) als auch für den Sport (Handball, Badminton) von Bedeutung ist (Abb. 2a, b).

Alternative Bewegungsformen können aus diesen Regeln ebenfalls abgeleitet werden: Notwendige Arbeiten in Höhen können oftmals schulterfreundlich verrichtet werden, wenn die Person sich auf eine Leiter oder eine Bank stellt; schulterfreundliche Sportarten vermeiden die kritische Abduktion des Oberarmes (Skilanglauf, Fußball, Joggen). Sowohl kritisches als auch günstiges Verhalten können von den Teilnehmern in der Regel eigenständig oder mit leichten Hilfestellungen erarbeitet werden, wenn zuvor die notwendigen biomechanischen Informationen gegeben wurden. Der Begriff „Schule" meint in diesem Falle auch das didaktische Vorgehen.

Neben diesen Informationen ist die Erläuterung eines Gymnastikprogrammes zur Begünstigung der Rekonvaleszenz wichtig. Den Patienten müssen angemessene Übungen zur Muskelaufschulung vermittelt werden. Die Abbildungen 3 und 4 skizzieren solche Übungen, die zur täglichen Durchführung empfohlen werden. Sie alle können eigenständig und ohne großen zeitlichen Aufwand durchgeführt werden (ausführliche Anleitungen befinden sich in: „Training ohne Reue", *Ullrich*, 1994).

Es ist aber auch die Einübung in Techniken wichtig, mit denen Patienten die tägliche Durchführung kontrollieren und leichter bewältigen können. Verfahren der Verhaltensmodifikation (Verhaltensübung, Selbstbeobachtung und Selbstkontrolle) sind dabei hilfreich. Diese Techniken sind in dem Artikel „Psychologie in der Rückenschule" (*Nentwig*, in diesem Band) beschrieben und können einfach auf die neuen Problemfelder angewandt werden.

Knieschule

kniegerechtes Verhalten im Alltag

Die 8 Regeln

1. Bewege die Knie!
2. Stelle beim Bergabgehen die Füße nach außen!
3. Richte deinen Arbeitsplatz rücken- und kniefreundlich ein!
4. Gestalte deinen Alltag kniefreundlich!
5. Benutze beim Sport sinnvolle Hilfsmittel!
6. Halte die Knie warm!
7. Vermeide Übergewicht!
8. Trainiere täglich deine Beinmuskulatur!

a Knieschule.

Schulterschule

schultergerechtes Verhalten im Alltag

Die 4 Regeln

1. Vermeide Überkopfbewegungen im Alltag und Sport!
2. Vermeide ruckartige Bewegungen der Schulter!
3. Schone deinen Nacken!
4. Trainiere täglich deine Schultergürtelmuskulatur!

b Schulterschule.

Abb. 2a, b Regeln der Knie- und Schulterschule.

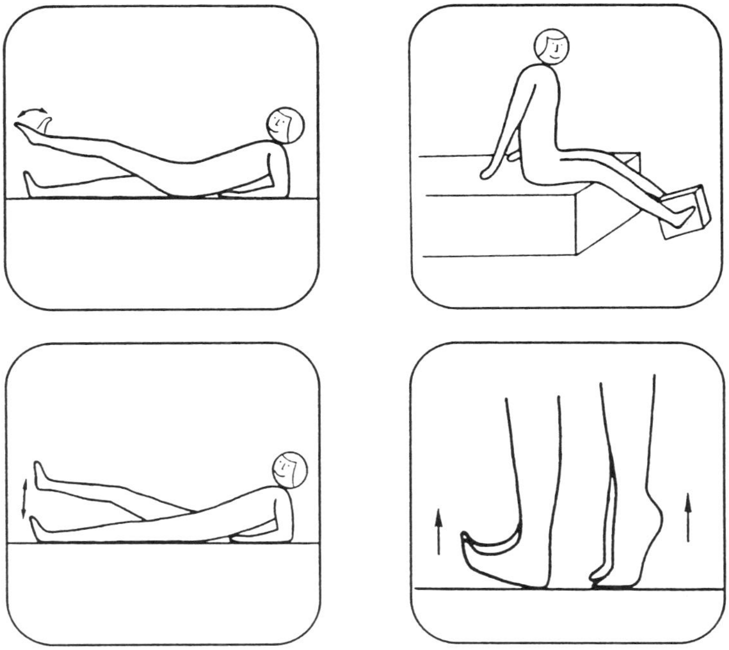

Abb. 3 Empfohlene Übungen für Kniepatienten.

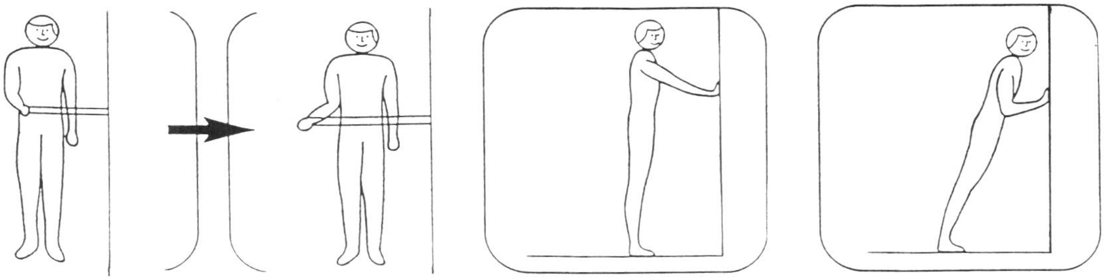

Abb. 4 Empfohlene Übungen für Schulterpatienten.

9.3 Wirksamkeitsanalysen

Die Effektivität von Bewegungsschulprogrammen kann hinsichtlich verschiedener Parameter überprüft werden. Drei Bereiche lassen sich grob voneinander abgrenzen: subjektive Einschätzungen (vom Patienten eingeschätzte Wirksamkeit), Schmerzempfinden und objektive medizinische Maße (z.B. Umfangsmaße für Schwellung oder Muskulatur).

In einer Wirksamkeitsanalyse der Knieschule wurden von *Ullrich, Windemuth* und *Nentwig* (1989) bei N = 240 Patienten Parameter aus allen drei Bereichen berücksichtigt. Dabei zeigten Patienten, die zusätzlich zur medizinischen Behandlung an der Knieschule teilnahmen, gegenüber Patienten, die nur medizinisch behandelt wurden, eine günstigere Gesundung hinsichtlich folgender Variablen: Behandlungsverträglichkeit und Behandlungserfolg (vom Patienten nach Beendigung der Behandlung eingeschätzt); eingeschätzte Besserung, Schmerz (Druckschmerz, Zohlen'sches Zeichen, Anlaufschmerz, Bewegungsschmerz) und Muskelzuwachs (nur leichte Effekte). Eine Überlegenheit der Knieschulteilnehmer konnte aber ausschließlich mit einer leichten zeitlichen Verzögerung festgestellt werden (je nach Kriterium zwischen zwei und zwölf Wochen nach Behandlungsbeginn). Auch beklagten Patienten oft in den ersten Wochen nach Beginn der Knieschule stärker werdende Schmerzen (Muskelschmerzen).

Hinsichtlich der Beweglichkeit (Flexion und Extension) konnten für die Teilnehmer der Knieschule keine größeren Erfolge festgestellt werden als für Patienten, die nur medizinisch behandelt wurden.

Diese Befunde, besonders die verzögerten positiven Effekte der Knieschule, sind bei der inhaltlichen Gestaltung der Schulungsprogramme zu berücksichtigen, indem die Motivation der Teilnehmer aufrechterhalten wird. Dies kann schon dadurch erfolgen, dass im Voraus die Erwartungen verändert und die Attributionen bezüglich der aufkommenden Schmerzen verändert werden: Sie müssen von den Teilnehmern als Zeichen der Gesundung betrachtet werden, nicht als Zeichen der Zustandsverschlechterung.

Noch deutlicher wird das Problem der zeitlich verzögert eintretenden Effekte bei der Schulterschule. Eine Wirksamkeitsanalyse auf der Basis der Kriterien Schmerz, Muskelkraft, funktionelle Beeinträchtigung und Beweglichkeit verdeutlichte auch hier eine Überlegenheit der Schulterschulteilnehmer gegenüber den Patienten, die an dem Programm nicht teilnahmen; diese Überlegenheit wurde aber in der Regel nicht früher als sechs Wochen nach Behandlungsbeginn deutlich.

9.4 Überschneidungen der Schulungsprogramme

Rücken-, Knie- und Schulterschulen wurden bislang als weitgehend unabhängig voneinander dargestellt. Dies ist insofern richtig, als für jeden Bereich spezielle Programme zusammengestellt sind. Sie überlappen sich jedoch in einigen Punkten. Hier sollen zwei davon aufgeführt werden.

Verhalten, das Patienten als rückengerecht vorgestellt wird, ist nicht in jedem Falle auch kniefreundlich; schulterfreundliche Sportarten können knieschädigend sein. Z.B. ist für Kniepatienten das Knien oder Hocken zum Heben von Gegenständen vom Boden nicht geeignet, denn sie müssen vermeiden, das Kniegelenk unter Belastung (als solches gilt schon das eigene Körpergewicht) über 30 Grad zu beugen. Das schulterfreundliche Fußballspiel ist von Kniepatienten auf jeden Fall zu vermeiden.

Bei der Durchführung von Bewegungsschulprogrammen ist diesen Unvereinbarkeiten Rechnung zu tragen. Patienten bekunden in der Regel Schwierigkeiten bei der Ausführung vorgeschlagener Bewegungsabläufe. In diesem Falle müssen entweder Alternativen vorgestellt werden (z.B. das Beugen der Kniegelenke um über 30 Grad bei seitlich abgestütztem Körpergewicht) oder der Bereich der geeigneten Aktivitäten muss reduziert werden (z.B. Ausschluss der Sportarten, die für das Knie *oder* die Schulter *oder* den Rücken ungeeignet sind). Möglicherweise reduzieren sich dadurch die Wahlmöglichkeiten zwischen Sportarten oder Bewegungsabläufen in hohem Maße.

Ein zweiter wichtiger Überschneidungsbereich betrifft die Effektivität der Teilnahme an den Schulungsprogrammen. Zwar kann generell angenommen werden, dass Programme zusätzlich zur medizinischen Behandlung effektiv sind; dies gilt jedoch nicht für alle Patienten gleichermaßen. Es ist anzunehmen, dass hierfür definierte psychische Merkmale einer Person wichtige Determinanten sind. In neuerer Zeit ist als solches Merkmal wiederholt das Ausmaß bestätigt worden, in dem Patienten sich selbst oder den Arzt als Ursachenfaktor für ihre Gesundung ansehen. Patienten, die ihre Gesundung als abhängig vom ärztlichen Personal wahrnehmen, scheinen von Bewegungsschulprogrammen der vorgestellten Art weniger zu profitieren als Patienten, die ihre Gesundung nur weniger in Abhängigkeit vom ärztlichen Handeln sehen (vergl. *Kohlmann, Krohne, Küstner, Schrezenmeir,*

Walter und *Beyer*, 1991; *Windemuth* und *Nentwig*, 1991).

Die Befunde zu dieser Frage legen nahe, dass sich grob zwei Patientengruppen definieren lassen, wobei die eine Gruppe generell mehr Profit aus einem Schulungsprogramm zieht als die andere. Das bedeutet auch, dass von dem Erfolg eines Patienten in einem Schulungsprogramm mit großer Wahrscheinlichkeit auf den Erfolg in anderen Schulungsprogrammen geschlossen werden kann. Personen, die z.B. von der Rückenschule stark profitieren, werden wahrscheinlich auch Gewinn aus der Teilnahme an der Knieschule ziehen. Für andere Patienten scheinen generell Behandlungsformen unter fachmännischer Anleitung und Kontrolle (z.B. Krankengymnastik) günstiger zu sein. Diese Aussagen bedürfen jedoch noch weiterer Bestätigungen, bevor sie in die medizinische Praxis umgesetzt werden.

9.5 Zusammenfassung

Die Ausführungen haben gezeigt, dass Knie- und Schulterschulen ähnlich wie Rückenschulen durchgeführt werden können. Erste Wirksamkeitsanalysen haben bestätigt, dass auch diese Schulungsprogramme eine effektive Ergänzung zur medizinischen Behandlung darstellen. Bei der Einrichtung und Durchführung dieser Programme ist zu berücksichtigen, dass sie nicht isoliert als Bewegungsschulung für ein einzelnes Gelenk zu betrachten sind, sondern dass sie in engem Zusammenhang stehen mit weiteren Programmen zur Bewegungsschulung.

Im Gegensatz zur relativ aufwändigen Rückenschule können Knieschule und Schulterschule ideal als Kurse in der niedergelassenen Praxis angeboten werden. Sie haben sich inzwischen hervorragend in der Prophylaxe und Rehabilitation von Knie- oder Schulterbeschwerden bei beruflich oder sportlich belasteten Personen bewährt.

10 Rückenschule in der Rehabilitationsklinik

K. Büttner

10.1 Die Stellung der klinischen Rückenschule

Im Gegensatz zur Rückenschule, die im Rahmen einer orthopädischen Praxis oder in einer Akutklinik durchgeführt wird (siehe Kap. 20), kann die Rückenschule in einer Reha-Klinik organisatorisch einfacher und planmäßiger durchgeführt werden

Inhaltlich gelten die 10 Grundregeln der Rückenschule im Prinzip ohne Abstriche. Berücksichtigung finden muss lediglich die Tatsache, dass die klinisch betreuten Patienten die Regeln der Rückenschule zeitweise nicht ohne Abstriche durchführen können.

Vorteilhaft ist dagegen, dass die Patienten im Durchschnitt 28 bis 42 Tage oder noch länger in der Klinik bleiben, wodurch eine kontinuierliche Arbeit mit den Patienten und die Kontrolle der in der Rückenschule erlernten Bewegungsabläufe bei der Therapie und während des ganzen Tages möglich ist.

Grundsätzlich kann man folgende Vergleiche zwischen der klinischen Rückenschule und der ambulanten Rückenschule ziehen (Tab. 1).

Tab. 1

	ambulant:	stationär:
1.	kleine Gruppen (n = 10)	mittlere/große Gruppen für die Theorie (n = 20–30) kleine Gruppen für die Praxis (n = 10–15)
2.	Kosten	kostenfrei
3.	keine Kontrolle außerhalb der RS	tägliche Kontrolle, mehrfach
4.	gut motiviert	weniger gut motiviert
5.	oft schwierige Hallenbedingungen	günstige Hallenvoraussetzungen
6.	oft schlechte Ausrüstung (Geräte)	gute Ausrüstung
7.	leichte Schweregrade	alle Schweregrade
8.	keine frisch operierten Patienten	oft frisch operierte Patienten
9.	keine Behinderten	oft Behinderte
10.	monatlicher oder seltener Beginn	wöchentlicher Beginn
11.	wenig Rückenschul-Lehrer	ausreichend Rückenschul-Lehrer
12.	„Nachsorge“ nicht gewährleistet	„Nachsorge“ für 4–8 Wochen gesichert

10.2 Organisationsformen der klinischen Rückenschule

Den Vorteil, dass die Patienten in der Regel zu einem bestimmten Zeitpunkt in einer Reha-Klinik anreisen und dass dabei sowohl die Anzahl der anreisenden Patienten, als auch deren Anreisediagnosen bekannt sind – allerdings nicht deren aktueller Zustand – kann voll für eine langfristige Planung des Ablaufs der Rückenschule genutzt werden. Zeitlich empfiehlt es sich, folgenden Ablaufplan durchzuführen:

Anreise der Patienten: z.B. am Dienstag
Aufnahmeuntersuchung: Mittwoch von 8.00 bis 16.00 Uhr

Rückenschule 1. Stunde:
Mittwoch 17.00 bis 18.00 Uhr

2. Stunde:
Donnerstag 17.00 bis 18.00 Uhr

3. Stunde:
Freitag 14.00 bis 15.00 Uhr (Theorie, Lichtbildervortrag)

4. Stunde:
Dienstag 2. Woche
9.00 bis 10.00 Uhr Praxis

5. Stunde:
Dienstag 3. Woche
9.00 bis 10.00 Uhr Praxis

6. Stunde:
Dienstag 4. Woche
9.00 bis 10.00 Uhr Praxis, Testat, Ausgabe der Urkunden.

Die 4. bis 6. Rückenschulstunde findet im Rahmen der Gruppentherapie statt, d.h., alle Patienten, die an einer Gruppenwirbelsäulengymnastik teilnehmen, können auch die praktischen Rückenschulstunden besuchen.

10.3 Integration der Rückenschule in den Klinikablauf

Der Arbeitsablauf in einer orthopädisch orientierten Reha-Klinik gestattet es, die für die Rückenschule geeigneten Patienten bereits bei der Aufnahmeuntersuchung auszuwählen.

Bei einer Anreisezahl von 40 bis 50 Patienten ergibt sich so pro Woche ein Teilnehmerfeld von 25 bis 30 Patienten. Diese Zahl ist bei den Theoriestunden jederzeit tolerierbar. Für die Praxisstunden ist jedoch eine Aufteilung in 2 bis 3 Gruppen nötig, wobei wir auch zeitweilig 2 oder 3 Therapeuten bei einer größeren Gruppe von 18 bis 22 Teilnehmern einsetzen.

Das Interesse zur Teilnahme an der Rückenschule ist im Allgemeinen sehr groß (entsprechend der weiten Verbreitung der Rückenbeschwerden unter der Bevölkerung). Man erlebt immer wieder, dass sich auch Patienten in die Rückenschule „drängen", die körperlich eigentlich nicht dafür geeignet sind.

Grundsätzlich sind folgende Patientengruppen für die Teilnahme nicht geeignet:

- zu hohes Alter,
- geistig immobile Patienten,
- Patienten mit akuter Schmerzsymptomatik (vorübergehend nicht geeignet),
- körperlich immobile Patienten (nur für Theorie geeignet),
- Rollstuhlfahrer (nur für die Theorie geeignet – rückengerechtes Verhalten kann aber in der Einzeltherapie durch den Krankengymnasten vermittelt werden).

Berücksichtigung finden muss auch die Tatsache, dass einige Patienten relativ frisch operiert sind, z.B. Patienten mit frisch implantierter Hüft-TEP oder TEP der Kniegelenke oder Patienten mit Zustand nach Diskotomie. Diese Patienten sind nur bedingt für den Praxisteil geeignet. Auch für den Theorieteil sind bandscheibenoperierte Patienten nur bedingt geeignet, da ihnen das Sitzen über 45 bis 60 Minuten schwer fällt, auch wenn die Theoriestunde durch Auflockerungsgymnastik unterbrochen wird. Für diesen Patientenkreis empfiehlt sich der Einsatz von Spezialstühlen.

Die frisch operierten Patienten erhalten im Rahmen der Krankengymnastik täglich 2 Einzeltherapien (zu Lande und zu Wasser), wobei die Rückenschulpraxis im Rahmen der Einzelkrankengymnastik durchgeführt wird.

Sofern ein Patient in der ersten Hälfte des Anschlussheilverfahrens weder für die Theorie noch für die Praxis geeignet ist, kann die Rückenschule auch zeitversetzt in der 4. bis 6. Woche oder in der 7. bis 9. Woche durchgeführt werden.

10.4 Inhalt der Rückenschule in der Klinik

1. Stunde:

Theorie: Aufbau und Funktion der Wirbelsäule
Bandscheibenbedingte Erkrankungen
Therapiegrundsätze
Rolle der Risikofaktoren Adipositas, Bewegungsmangel

2. Stunde:
Theorie: Wiederholung: Funktion der Bandscheibe – Belastung der Bandscheibe
Sitzen – Stehen – Liegen
Bett – Kopfkissen – Entlastungslagerung

3. Stunde:
Theorie: Wirbelsäule und Psyche:
Entstehung von Verspannungen und Rückenschmerzen durch seelische und soziale Faktoren
Behandlungsmöglichkeiten durch Entspannungsverfahren wie Autogenes Training, Yoga etc. und Psychotherapie

4. Stunde:
Praxis: Alltagsbelastungen der Wirbelsäule im Tagesablauf:
Liegen – Aufstehen – Stehen (Zähneputzen, Haare waschen, Küchenarbeit) – Sitzen (Arbeitsplatz, Autositz, Fernsehen) – Tragen – Heben – Entlastungslagerungen

5. Stunde:
Praxis: Funktionelle Gymnastik
Wiederholung/Vertiefung der 4. Stunde
Abschlussprüfung (Spielformen)
Zertifikat

In einer möglichen 6. Stunde werden die Lerninhalte der 4. und 5. Stunde wiederholt und vom Patienten geübt. Außerdem werden die Lerninhalte der Rückenschule in anderen Therapiemitteln wie Wirbelsäulengymnastik, allgemeine Gymnastik, Gymnastik im Bewegungsbad, aber auch beim Umkleiden zur Massage, Liegen und Aufstehen beim Autogenen Training wiederholt und vertieft.

Die Dauer der Einzelstunden beträgt 60 bis 120 Minuten.

10.5 Besonderheiten der Rückenschule bei gelenkoperierten Patienten

Der gelenkbehinderte Patient – operiert oder nicht – darf kein Außenseiter der Rückenschule sein. Im Gegenteil: infolge der häufig entstehenden statischen Veränderungen im Bereich der WS bis hin zur Fehlstatik mit Stellungsanomalien *muss* der gelenkbehinderte Patient in die Rückenschule. Es empfiehlt sich, hierfür eine eigene *„Klasse für Gelenkpatienten“* einzurichten.

Mit 2 Ausnahmen können die klassischen Regeln der Rückenschule auch für diesen Patientenkreis angewandt werden:

Patienten, deren Gelenkerkrankung zwar Schmerzen verursacht, aber noch keine wesentliche Bewegungseinschränkung erzeugt, können in der Regel das gesamte Rückenschulprogramm absolvieren.

Eine besondere Gruppe bilden außerdem die Patienten mit einer rheumatoiden Arthritis im fortgeschrittenen Stadium, die erforderlichenfalls eine eigene „Klasse“ bilden müssen.

Die Rückenschulregel: *Achte beim Bücken auf geraden Rücken* und Regel *Hebe keine schweren Gegenstände – bzw. hebe sie richtig* können von den Gelenk-Patienten nicht in der klassischen Form durchgeführt werden.

Für diesen Patientenkreis gelten *folgende Empfehlungen:*
Stütze dich mit einer Hand am Boden, an einem Möbelstück, am anderen Oberschenkel oder an einer Gehhilfe (Handstock, Unterarm-Gehstütze) ab, damit der beim Bücken im Knie- und Hüftgelenk und beim Aufrichten mit geradem Rücken auftretende verstärkte Druck gemildert wird. Der Bewegungsablauf muss *rückenschonend und gelenkschonend* gestaltet werden (Abb. 1–4).

Sofern die Gelenkerkrankung bereits zu einer Teilversteifung geführt hat oder gar eine Totalversteifung besteht, kann *Regel Nr. 3* und *Nr. 4* überhaupt nicht zur Anwendung kommen: Diese Patienten müssen mit *gestrecktem* Bein und *rundem* Rücken einen Gegenstand vom Boden aufheben (Abb. 5–7).

Wichtig: Es müssen Hilfsmittel angeboten werden, die das Bücken weitgehend verhindern helfen, z. B. „helfende Hand“, Strumpfanzieher.

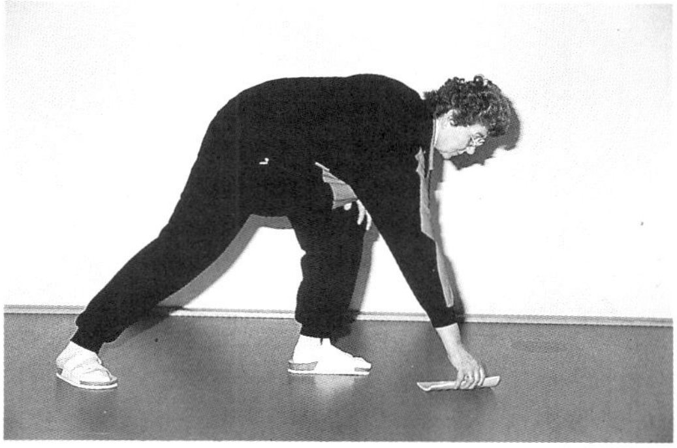

Abb. 1

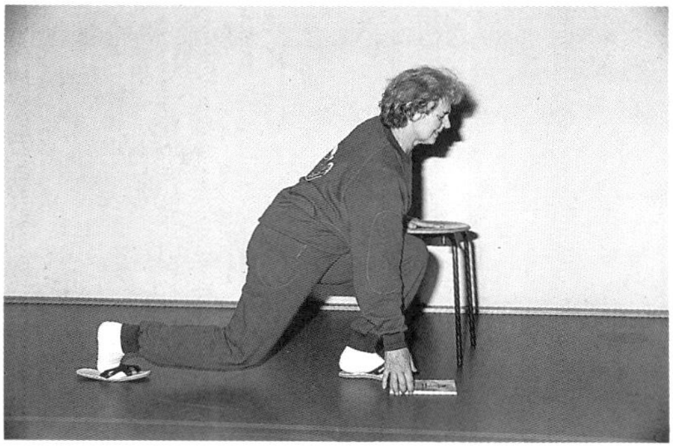

Abb. 2

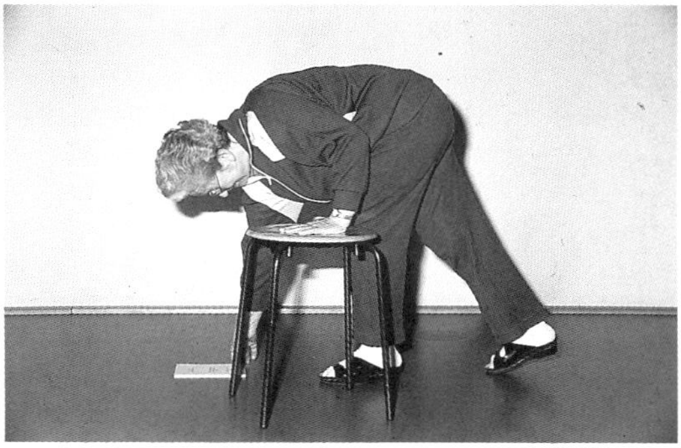

Abb. 3

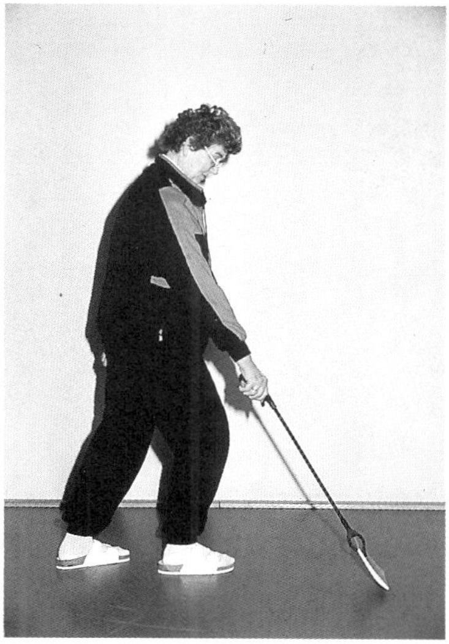

Abb. 4

Abb. 1–4 Rücken- und gelenkschonende Bewegungsabläufe.

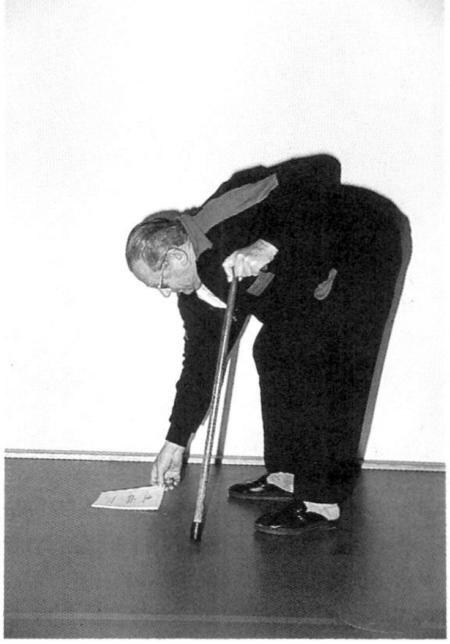

Abb. 5

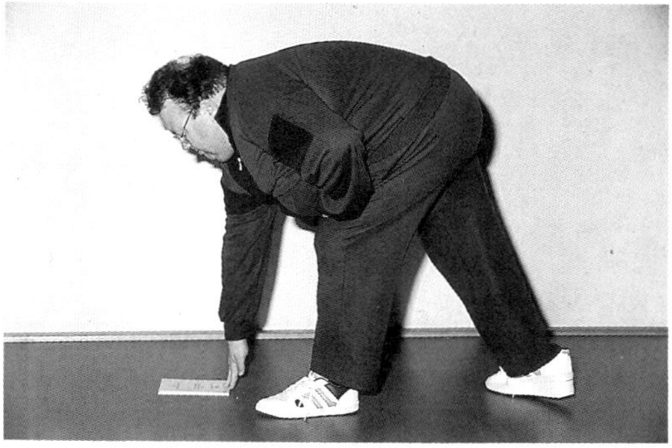

Abb. 6

Abb. 5–7 Bewegungsabläufe bei Patienten mit Teil- bzw. Totalversteifung der Gelenke.

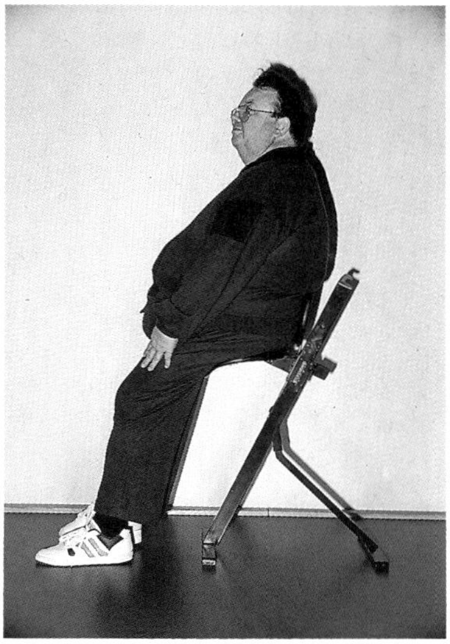

Abb. 7

Bezüglich des *Sitzens* gelten für teilversteifte oder totalversteifte Hüftgelenks-Patienten folgende Empfehlungen:

1. Einsatz eines Arthrodesenstuhles (eine Sitzhälfte verstellbar).
2. Die Sitzgelegenheit sollte *höher* als normal sein.
3. Bei normalen Stühlen sind geeignete Sitzkissen mit abfallender Sitzfläche (z.B. Brüggerkissen) zu verwenden.

Wichtig ist auch zu lehren, wie die gelenkoperierten Patienten einen schweren Gegenstand, z.B. einen Wäschekorb, aufheben und bewegen können, da sich diese Bewegungsabläufe im Alltag nicht immer vermeiden lassen. Wichtig sind in diesem Zusammenhang die Hinweise, dass Wäschestücke auch einzeln aus dem Korb oder Flaschen aus der Sprudelkiste herausgenommen werden sollten.

Wenn in der Klinik ein psychologischer Dienst eingerichtet ist, können Patienten mit psychosomatischen Rückenbeschwerden gleich behandelt werden oder zumindest zu einer ambulanten Psychotherapie motiviert werden. Die „Schwellenangst“ ist nicht mehr so groß, weil der Patient den Psychologen bereits im Vortrag kennen gelernt hat.

11 Bandscheibenbedingte Erkrankung der Wirbelsäule als Berufserkrankung

Ch. Schreiner

11.1 Einleitung

Verschleißkrankheiten der Wirbelsäule waren in der ehemaligen DDR in der Liste der Berufskrankheiten als Nr. 70 aufgeführt. Darunter wurden gefasst: „Verschleißkrankheiten der Wirbelsäule (Bandscheiben, Wirbelkörperabschlussplatten, Wirbelfortsätze, Bänder, kleine Wirbelgelenke) durch langjährige mechanische Belastung".

Voraussetzung für die Anerkennung als Berufskrankheit waren die erhebliche Funktionseinschränkung des Bewegungsapparates und der Zwang zur Aufgabe der schädigenden Tätigkeit. Im Rahmen des Einigungsvertrages mit der ehemaligen DDR vom 31.8.1991, nach dessen § 30 Abs. 6 bei der Weiterentwicklung des Berufskrankheitenrechts zu prüfen war, inwieweit Regelungen in den neuen Bundesländern im Rahmen der Wiedervereinigung in das BK-Recht der neuen (erweiterten) Bundesrepublik übernommen werden könnten und das Arbeitsschutzrecht verbessert und auf den neuesten Stand gebracht werden sollte, wurden „Bandscheibenbedingte Erkrankungen der Wirbelsäule" als Berufskrankheit aufgenommen.

Diese zweite Erweiterung der Berufskrankheitenverordnung wurde auf Grund der Empfehlung des Sachverständigenbeirates des Ministeriums für Arbeit und Sozialordnung vom April 1992 am 1.1.1993 in Kraft gesetzt.

Die neuen Berufskrankheiten sind folgendermaßen definiert worden:

Nr. 2108: Bandscheibenbedingte Erkrankung der Lendenwirbelsäule durch langjähriges Heben oder Tragen schwerer Lasten oder durch langjährige Tätigkeiten in extremer Rumpfbeugehaltung, die zur Unterlassung aller Tätigkeiten gezwungen haben, die für die Entstehung, die Verschlimmerung oder das Wiederaufleben der Krankheit ursächlich waren oder sein können.

Nr. 2109: Bandscheibenbedingte Erkrankungen der Halswirbelsäule durch langjähriges Tragen schwerer Lasten auf der Schulter, die zur Unterlassung aller Tätigkeiten gezwungen haben, die für die Entstehung, die Verschlimmerung oder das Wiederaufleben der Krankheit ursächlich waren oder sein können.

Nr. 2110: Bandscheibenbedingte Erkrankungen der Lendenwirbelsäule durch langjährige, vorwiegend vertikale Einwirkung von Ganzkörperschwingungen im Sitzen, die zur Unterlassung aller Tätigkeiten gezwungen haben, die für die Entstehung, die Verschlimmerung oder das Wiederaufleben der Krankheit ursächlich waren oder sein können.

Begründet wurde die Aufnahme der bandscheibenbedingten Erkrankung als Berufskrankheit durch neuere Untersuchungen, die ein gehäuftes Vorkommen von Wirbelsäulenschäden durch körperliche Belastung nachweisen konnten (*Hliövaara, M.* 1988, *Jäger, M.* 1990, *Kaplan* 1988, *Eiihinäki* 1989).

Im Rahmen einer Übergangsregelung wurde festgestellt, dass die berufsbedingte Schädigung noch nach dem 31.3.1988 stattgefunden haben muss. Antragsteller, die vor diesem Zeitpunkt die in Frage kommende berufliche Tätigkeit aufgegeben hatten, fallen demnach nicht unter die neue Berufskrankheitenverordnung.

11.2 Voraussetzung für die Anerkennung der Berufskrankheit Wirbelsäule

Relevante Wirbelsäulenbelastung

Allen Berufen, die von den neuen Berufskrankheiten erfasst werden, ist das folgende Wirbelsäulenbelastungsprofil gemeinsam:

1. Heben oder Tragen schwerer Lasten, vor allem mit Torsionsbelastung der Wirbelsäule oder gleichzeitiger Vorbeugung.
2. Haltungskonstanz mit extremer Rumpfvorbeugung.
3. Vertikale Einwirkung von Ganzkörperschwingungen im Sitzen.

Zu hinterfragen sind epidemiologische Kriterien, die für ein gehäuftes Auftreten von Erkrankungen in diesen Berufsgruppen sprechen, so ist der Nachweis einer Dosis-Wirkungsbeziehung zwischen Exposition und Erkrankungshäufigkeit zu erbringen, um eine Erkrankung in die Tabelle der in Frage kommenden Berufsgruppen aufzunehmen.

Anhand dieser Untersuchungen konnten Angehörige von Berufsgruppen mit sitzender Tätigkeit oder Arbeit im Stehen in der neuen Berufskrankheitenverordnung nicht berücksichtigt werden.

Tabelle 1 gibt unterschiedliche Berufsgruppen wieder, die für eine mögliche Anerkennung der BK 2108 in Frage kommen.

Diese Auflistung ist nicht als geschlossene Liste zu betrachten, sondern es können andere ähnliche Berufstätigkeiten als Ursache einer möglichen bandscheibenbedingten Erkrankung angeführt werden.

Wesentlich ist die Stellungnahme des Technischen Aufsichtsdienstes (TAD) des Unfallversicherungsträgers, ob in dem jeweilig zu begutachtenden Fall eine relevante berufliche Wirbelsäulenbelastung vorlag.

Bei den spezifischen Anforderungen an die berufliche Belastung wird eine Mindestarbeitszeit von 10 Jahren in dem wirbelsäulenbelastenden Beruf vor Eintritt der ersten Probleme gefordert. Zusätzlich müssen mit gewisser Regelmäßigkeit und Häufigkeit in der überwiegenden Zahl der Arbeitsschichten die schweren Lasten gehoben oder getragen worden sein. Es muss der anamnestische, klinische oder röntgenologische Nachweis eines Wirbelsäulenschadens geführt werden, der mit Wahrscheinlichkeit auf die berufliche Belastung zurückzuführen ist.

Bei dem begründeten Verdacht auf das Vorliegen einer Berufskrankheit ist eine Berufskrankheitenanzeige zu erstatten, die sowohl von dem Betroffenen, dem Arbeitgeber als auch möglicherweise der Krankenkasse oder auch einer unbeteiligten Person erstattet werden kann.

Tabelle 1 Beispiele für Berufe, die mit dem Heben und Tragen schwerer Lasten oder/und Arbeiten in extremer Rumpfbeugehaltung einhergehen.

Bergbau
Be- und Entladearbeiter
Stein- und Plattenverleger
Maurer
Stahlbetonbauer
Schauerleute
Fußbodenreiniger
Lastenträger
Gartenbauer
Kraftfahrzeughandwerker
Montagearbeiter
Fischer
Pflegeberufe

- **Wirbelsäulenbelastung (LWS) durch Heben oder Tragen und Rumpfbeugehaltung (BK 2108):**
  Relevante Lastgewichte wurden in dem Merkblatt zur BK 2108 zur Prävention von Bandscheibenschäden durch einen beruflichen Einfluss veröffentlicht. Diese Lastgewichtegrenzwerte können jedoch nur als Nennungswerte angesehen werden, da die relevanten Belastungen im Arbeitsalltag nur annähernd erfasst werden können.

  Diese Lastgewichte sind in einer gewissen Regelmäßigkeit in der überwiegenden Zahl der Arbeitsschichten zu heben oder zu tragen. Dabei ist die Körperhaltung von Relevanz, da der intradiskale Druck erheblich von der Körperhaltung und der Anordnung des Gewichtes zur Körperachse abhängig ist.

Letztlich können diese Fragen nur in der Stellungnahme des Technischen Aufsichtsdienstes nach eingehender Befragung und möglicherweise Besichtigung des Arbeitsplatzes beantwortet werden.

- **Belastung der Wirbelsäule durch vertikale Einwirkung von Ganzkörperschwingung (BK 2110):**
Es konnte nachgewiesen werden, dass Schwingungen im Resonanzbereich den druckabhängigen Flüssigkeitsaustausch der Bandscheibe mit dem umliegenden Gewebe stören.

  Anhand epidemiologischer Studien konnte nachgewiesen werden, dass ein Zusammenhang von gehäuft auftretenden Kreuzschmerzen mit Vibrationseinwirkung, z. B. bei Hubschrauberpiloten, Lastwagenfahrern und Traktorfahrern vorliegt.

  Die Schwingungen des Arbeitsgerätes wirken nur in sitzender Position und bei ungefederten Fahrzeugen auf die Bandscheiben.

  Diese Arbeitsvoraussetzungen sind im heutigen Berufsleben nur noch selten anzutreffen. Denkbar sind sie an Maschinen im Geländeeinsatz wie Planierraupen bzw. an anderen Kettenfahrzeugen, bei denen die Erkenntnisse dieser Untersuchung bis zum jetzigen Zeitpunkt nicht umgesetzt wurden (z. B. Panzerfahrzeuge).

  Bei allen Fahrzeugen, die auf üblichen befestigten Straßen bewegt werden, besteht keine Exposition des Fahrzeugführers bezüglich einer möglichen bandscheibenbedingten Erkrankung durch Ganzkörperschwingungen nach BK 2110.

- **Bandscheibenbedingte Erkrankung der Halswirbelsäule (BK 2109):**
Durch wiederholte Torsionsbelastung und asymmetrische Belastung über längere Zeiträume können die Bandscheiben der Halswirbelsäule degenerative Veränderungen durchmachen, wobei die biomechanisch am meisten belasteten Bandscheiben der unteren zervikalen Bewegungssegmente am häufigsten betroffen sind.

  Nach den durchgeführten epidemiologischen Studien, die sich auf die Tätigkeit der Fleischträger bezog, wurden die durch den Tragevorgang erzwungene Kopfbeugehaltung und das gleichzeitige Anspannen der Nackenmuskulatur als maßgebliche schädigende Faktoren herausgearbeitet.

  Da derartige Tätigkeiten in der heutigen Arbeitswelt selten anzutreffen sind, hat eine bandscheibenbedingte Erkrankung der Halswirbelsäule nach BK 2109 in der praktischen Durchführung kaum Bedeutung.

Langjährige Exposition

Voraussetzung für die Anerkennung als bandscheibenbedingte Berufserkrankung nach der Ziffer 2108 bis 2110 ist die Langjährigkeit der beruflichen Exposition. Dies wurde in den Auslegungsrichtlinien der Nr. 70 der Berufskrankheitenliste der DDR in ähnlicher Weise formuliert. Vorausgesetzt werden 10 Jahre Tätigkeit in einem Beruf, der mit einer Bandscheibenbelastung einhergeht.

Diese Voraussetzung basiert auf epidemiologischen Studien, die nachwiesen, dass ein beruflich bedingter Einfluss sich erst nach 10 Jahren als wesentliche Ursache für die Entwicklung eines Beschwerdebildes herausstellt.

Wenn bandscheibenbedingte Beschwerden im Sinne eines rezidivierenden Lumbalsyndromes oder auch eines radikulären Lumbalsyndromes deutlich vor Ablauf dieser 10 Jahre auftreten, so spricht dies dafür, dass anlagebedingte Faktoren überwiegend für die Entstehung dieser Probleme verantwortlich sind.

Ein überwiegender beruflicher Einfluss für die Entwicklung des Beschwerdebildes kann in einem solchen Falle nicht wahrscheinlich gemacht werden.

Körperliche Belastung, die neben der belastenden beruflichen Tätigkeit ausgeübt werden, können nach den jetzigen Erfahrungen keine Quantität erreichen, sodass durch sie eine bandscheibenbedingte Erkrankung hervorgerufen werden könnte.

Bandscheibenbedingte Erkrankung

Unter dem Begriff der bandscheibenbedingten Erkrankung verbergen sich unterschiedliche Krankheitsbilder, deren primäre Ursache ein Schaden der Bandscheiben der biomechanisch belasteten Regionen ist, z. B.: das lokale, pseudoradikuläre bzw. radikuläre Lumbal- oder Zervikalsyndrom.

11.3 Durchführung des Begutachtungsvorganges

Besteht der begründete Verdacht auf das Vorliegen einer Berufskrankheit, so ist jeder Arzt verpflichtet, eine ärztliche Anzeige über eine Berufskrankheit nach § 5 BKVO auf dem dafür vorgesehenen amtlichen Vordruck zu stellen.

Nach Eingang der Anzeige werden Ermittlungen zum Vorliegen einer Berufskrankheit durch den Unfallversicherungsträger aufgenommen.

Der Technische Aufsichtsdienst ermittelt die Wirbelsäulenbelastung während der beruflichen Tätigkeit, aus den Angaben der Betroffenen und der Arbeitgeber.

Zusätzlich werden von dem Unfallversicherungsträger Informationen zur Krankheitsanamnese von den behandelnden Ärzten, Krankenkassen und dem Betroffenen selbst eingeholt.

Danach wird die gesamte Akte einem beratenden Arzt zur Beurteilung vorgelegt.

Bestehen genügend Anhaltspunkte für das Vorliegen einer Berufskrankheit, so schlägt der beratende Arzt ein Fachgutachten vor.

Im Rahmen des Fachgutachtens werden die bisherigen Befundunterlagen einschließlich der Bild gebenden Verfahren und eine ausgiebige klinisch-orthopädisch-neurologische Untersuchung durchgeführt. Diese Untersuchung sollte einschließlich einer manuellen segmentalen Diagnostik der Gesamtwirbelsäule und der übrigen Stütz- und Bewegungsorgane erfolgen.

Erheblichkeit der bandscheibenbedingten Erkrankung

Liegen die Voraussetzungen zur Anerkennung einer BK nach Berufsanamnese und der Bericht des Technischen Aufsichtsdienstes vor, und sind Anomalien als auch generalisierte Wirbelsäulenschäden ausgeschlossen, so ist von dem Fachgutachter die Frage der Erheblichkeit des bandscheibenbedingten Leidens zu beantworten.

Ein gewisses Ausmaß an Beschwerden von Seiten der Halswirbelsäule, Brustwirbelsäule oder Lendenwirbelsäule ist im Laufe eines jeweiligen Lebens normal und kann nicht auf einen möglichen beruflichen Einfluss zurückgeführt werden.

Der Fachgutachter hat die Aufgabe herauszufinden, ob die Erkrankung des jeweiligen Antragstellers über das übliche Ausmaß (Volkskrankheit) hinausgeht.

Anhaltspunkt der Erheblichkeit sind fachorthopädische ambulante oder stationäre Behandlungen, gegebenenfalls Operationen. Die Erheblichkeit der bandscheibenbedingten Erkrankung ergibt sich aus den festgestellten Befunden und den vorliegenden oder anzufertigenden Bild gebenden Verfahren.

Versicherungsrechtliche Voraussetzung zur Anerkennung einer BK 2108 bis 2110

Berufsbedingte Wirbelsäulenerkrankungen werden nur dann als Berufserkrankung anerkannt, wenn sie zur Unterlassung der gefährdenden Tätigkeit gezwungen haben.

Überlegt werden muss, ob der von dem Antragsteller ausgeübte Beruf bei konsequenter Beachtung von Verhaltensmaßregeln oder nach Änderungen der Arbeitsabläufe ohne relevante Gefährdung weiter ausgeübt werden kann.

Durch diese Maßnahmen soll nach Möglichkeit der Arbeitsplatz erhalten werden.

Der Unterlassungszwang besteht dann, wenn wegen der Schwere der Erkrankung oder aus betrieblichen Gründen der Arbeitsplatz nicht erhalten werden kann. Erst zu diesem Zeitpunkt wird die festgestellte bandscheibenbedingte Erkrankung zu einer Berufserkrankung im Sinne des Gesetzgebers.

Festlegung der MdE

Neben der Feststellung der berufsbedingten Bandscheibenerkrankung ist die Einschätzung der Höhe der dadurch bedingten Minderung der Erwerbsfähigkeit nach § 581 der Reichsversicherungsordnung bedeutungsvoll.

Ein berufsbedingter Wirbelsäulenschaden mit geringer Funktionseinschränkung und ohne neurologische Symptomatik wird mit einer MdE von 10 von 100 eingeschätzt.

Bei chronisch rezidivierenden lokalen bandscheibenbedingten Beschwerden ist eine MdE im rentenberechtigenden Maße von 20 von 100 sinnvoll.

Auch höhere MdE-Einschätzungen sind bei motorischen bzw. neurologischen Defiziten als auch bei dem so genannten Postdiskotomiesyndrom, wobei es sich um voroperierte Problempatienten handelt, möglich.

11.4 Präventive Maßnahmen

In § 3 Absatz 1 der Berufskrankheitenverordnung wurde festgelegt, dass der Unfallversicherungsträger mit allen geeigneten Mitteln der Gefahr einer berufsbedingten Wirbelsäulenerkrankung entgegenzuwirken hat.

Vorbeugende Maßnahmen sind z. B.

- technische Maßnahmen,
- arbeitsplatzbezogene Maßnahmen der Rückenschule,
- Reha-Maßnahmen ambulant und stationär,
- orthopädietechnische Hilfsmittel wie z. B. Arbeitsschutzbandagen.

Die allgemeine Rückenschule bzw. die arbeitsplatzbezogene Rückenschule hat eine erhebliche Bedeutung in der Prävention von bandscheibenbedingten Berufserkrankungen.

Die allgemeine Rückenschule ermöglicht das Erlernen wirbelsäulenschonender Hebe- und Tragevorgänge, wodurch wirbelsäulenschädigende Einflüsse gemindert werden können.

Die arbeitsplatzbezogene Rückenschule erlangt durch In-Kraft-Treten der neuen Berufskrankheitenverordnung erhebliche Bedeutung.

Dabei müssen die individuellen Arbeitsplatzbedingungen analysiert werden und ein entsprechendes Trainingsprogramm erarbeitet werden, mit dessen Hilfe eine möglichst wirbelsäulenschonende Arbeitsweise gefördert werden kann.

Zusätzlich sollten Hilfen verwendet werden, um die Bandscheibenbelastung zu reduzieren.

Aus den genannten Gründen sollten die Inhalte der Rückenschule den Tätigen in den betroffenen Berufsgruppen in entsprechenden Kursen bzw. direkt am Arbeitsplatz vermittelt werden.

Zu fordern für die Prophylaxe von Wirbelsäulenschäden am Arbeitsplatz ist:

1. Bei der betriebsärztlichen Untersuchung sollte besonders auf die so genannten prädiskotischen Deformitäten (z. B. Rundrücken, Skoliose, Spondylolysen, asymmetrische Übergangswirbel u.a.) geachtet werden.

   Werden derartig prädisponierte Arbeitnehmer festgestellt, so sollten sie eingehend über Verhaltensweisen zur Vermeidung von Wirbelsäulenüberbeanspruchung beraten werden.
2. Die Arbeitsplätze sollten haltungsgerecht angeordnet werden. Möglicherweise können Änderungen der Arbeitsweise und Arbeitsorganisation erfolgen.

   Sitz- und Arbeitsmöbel sowie Hebe- und Tragevorrichtungen sind so zu gestalten und individuell anzupassen, dass eine Wirbelsäulenüberlastung unwahrscheinlich ist. Die Rückenschule am Arbeitsplatz vermittelt eine Anleitung zur richtigen Haltung und Verhaltensweisen.
3. Gerade bei Berufsgruppen mit längerer Zwangshaltung, wie z. B. bei sitzender Tätigkeit, sollte der Arbeitsrhythmus durch einen regelmäßigen Wechsel zwischen Be- und Entlastung, gegebenenfalls durch Pausen und Ausgleichsgymnastik aufgelockert werden.
4. Die Wirbelsäule als Projektionsfeld im Rahmen psychosomatischer Beschwerden erfordert, dass das psychosoziale Umfeld

und die Zufriedenheit am Arbeitsplatz Beachtung finden.

Die Kombination eines psychosomatisch provozierten Schmerzes mit vorbestehenden jedoch nicht primär beschwerdeauslösenden degenerativen Veränderungen der Wirbelsäule stellt eine besondere Schwierigkeit in einem Anerkennungsverfahren einer bandscheibenbedingten Berufserkrankung dar.

III Rückenschule in verschiedenen Altersstufen

Die weite Verbreitung degenerativer Wirbelsäulenerkrankungen im Erwachsenenalter begründet die Forderung nach frühzeitiger Primärprävention. *J. Krämer* verlangte 1986 „Die Rückenschule gehört in die Schule!".

C.G. Nentwig und *R. Menzel* zeigen in Kap. 12 in ihrer Untersuchung an Vorschulkindern, dass sich wirbelsäulenschädigendes Verhalten bereits im Kindergartenalter entwickelt und dass Beobachtungslernen für den Erwerb dieser Verhaltensmuster eine wichtige Rolle spielt. Die höchste Inzidenzrate degenerativer Wirbelsäulenerkrankungen findet sich im Alter zwischen 30 und 50 Jahren; bei Patienten, die in diesem Alter Rückenschulen der sekundären Prävention besuchen, muss also gegen eine Jahrzehnte andauernde Stabilisierung wirbelsäulenschädigender Bewegungsmuster gearbeitet werden.

Spielerische Formen der Rückenschule im frühen Kindesalter erscheinen daher gesundheitspolitisch notwendig. *A.B. Czolbe* schildert in Kap. 13 die Durchführung eines entsprechenden Programmes im Kindergarten; *C.G. Nentwig* und *A.B. Czolbe* berichten in Kap. 14 über ihre Erfahrungen mit Rückenschulprogrammen in verschiedenen Schulstufen.

E. Nitzschke erläutert in Kap. 15 die Besonderheiten von Schulungsprogrammen für wirbelsäulenfreundliches Verhalten im höheren Lebensalter. Hier geht es darum, durch häufiges angemessenes Bewegungsverhalten Knochensubstanz zu erhalten bzw. aufzubauen, um so auch der Osteoporose vorzubeugen. Eine mit zunehmendem Alter eintretende „wohltätige Wirbelsäulenversteifung" soll stabilisiert und durch geeignete Gymnastik dem Altersrundrücken vorgebeugt werden.

12 Genese wirbelsäulenschädigenden Verhaltens

C.G. Nentwig und R. Menzel

12.1 Einleitung

Angesichts der weiten Verbreitung wirbelsäulenschädlicher Bewegungsabläufe und Körperhaltungen stellt sich die Frage, warum von unterschiedlichen denkbaren Möglichkeiten des Bewegungsverhaltens gerade die Bewegungsformen gewählt und stabilisiert werden, die eher wirbelsäulenschädigende Wirkungen haben. Sollte die Bevorzugung wirbelsäulenunfreundlichen Verhaltens eine biologische Konsequenz der phylogenetischen Entwicklung zum aufrechten Gang darstellen oder können Lernprozesse im Verlauf der Ontogenese identifiziert werden, die als Ursache unangemessenen Bewegungsverhaltens in Frage kommen?

Schon eine freie (unsystematische) Beobachtung der Bewegungen und Körperhaltungen von Kindern im Alter von zwei bis vier Jahren zeigt überraschende Ergebnisse: Kinder dieses Alters können über lange Zeit in einer kauernden bodennahen Haltung ausharren. Dabei beugen sie die Knie und halten den Rücken gerade. Wenn Kinder dieser Altersstufe einen Gegenstand vom Boden aufheben (Abb. 1), gehen sie mit geradem Rücken in die Knie. Bereits bei Schülern der ersten Grundschulklasse (Alter: 6 bis 7 Jahre) konnten wir dagegen nicht selten beobachten, dass sie beim Bücken nicht mehr in die Hocke gehen und stattdessen den Rücken krümmen. Dieses Bewegungsverhalten zeigt sich besonders deutlich, wenn die Kinder – wie bei einem Staffellauf – unter Zeitdruck stehen (Abb. 2).

Welche Prozesse bewirken diese für den weiteren Lebenslauf im Hinblick auf die Ge-

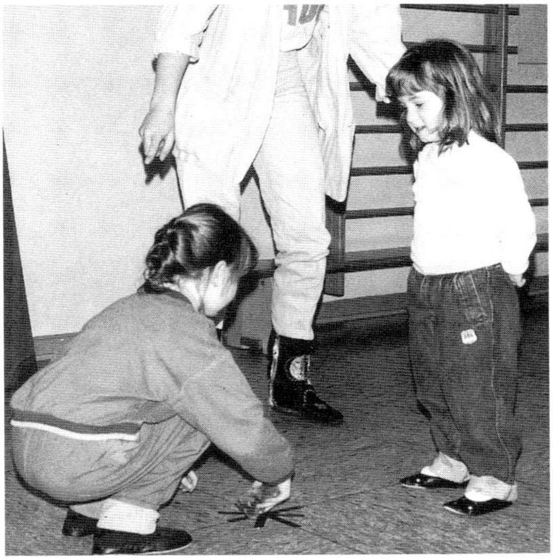

Abb. 1 Bückverhalten im frühen Kindergartenalter.

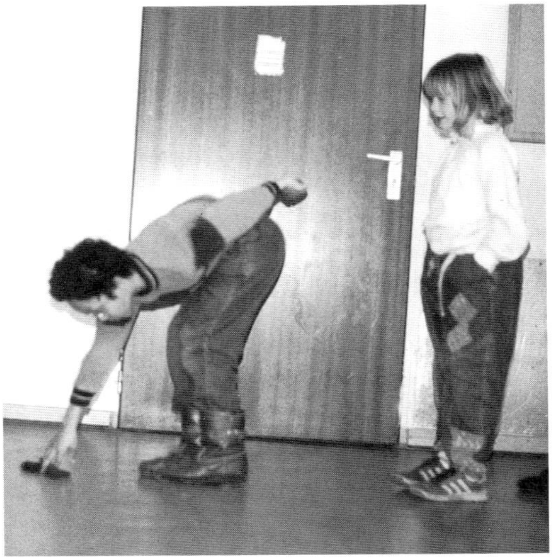

Abb. 2 Bückverhalten in der ersten Grundschulklasse.

sundheit der Wirbelsäule so wesentlichen Veränderungen des Bewegungsverhaltens in der Altersspanne zwischen zwei und sieben Jahren? Zwei mögliche Gruppen von Faktoren können ursächlich wirksam sein:

- Die Verhaltensänderungen können als Folge des differenzierten körperlichen Wachstums eintreten.
- Die Verhaltensänderungen können auf besondere Lernprozesse in diesem Altersabschnitt zurückzuführen sein.

12.2 Hypothesen

Körperwachstum

Das Größenwachstum von Kopf, Rumpf und Extremitäten verläuft nicht einheitlich: Beim Neugeborenen macht die Kopfgröße etwa ein Viertel der Gesamtkörperlänge aus (Abb. 3). Im Verlauf der folgenden Entwicklung des Kindes wachsen Rumpf und Beine relativ schneller, sodass sich der Körperschwerpunkt nach unten verlagert. Zum Zeitpunkt der Geburt befindet sich der Körperschwerpunkt etwa 20 cm oberhalb der Trochanter, beim Erwachsenen liegt er etwa 10 cm über den Trochanteren (*Payne* und *Isaacs*, 1987). Eine Verlagerung von 10 cm mag zunächst wenig beeindruckend erscheinen. Jedoch bedeuten 20 cm oberhalb der Trochanter für den Neugeborenen, dass sich sein Körperschwerpunkt im unteren Bereich des Thorax befindet, wohingegen 10 cm oberhalb der Trochanter für den Erwachsenen etwa den Bereich des iliosakralen Übergangs markiert. Der Körperschwerpunkt eines Sechsjährigen liegt etwa in der Höhe des Bauchnabels (*Palmer*, 1929).

Auf ähnlich eindrucksvolle Weise verändert sich das Verhältnis der Länge des Rumpfes zur Körpergröße der Kinder, das sich als prozentualer Anteil der Sitzgröße zur Stehgröße quantifizieren lässt. Beim Neugeborenen beträgt die Sitzgröße etwa 70% der Gesamtkörperlänge; der Prozentsatz reduziert sich beim Dreijährigen auf ca. 60% und beim Erwachsenen auf etwa 50% (*Payne* und *Isaacs*, 1987).

Die Verlagerung des Körperschwerpunktes nach unten erfolgt also in einem erheblichen Umfang. Dies hat eine wichtige Konsequenz für das Gleichgewichtsverhalten: Je tiefer der Körperschwerpunkt, um so leichter fällt es, bei verschiedenen motorischen Aktivitäten die Balance zu halten.

Dieser Sachverhalt ist von besonderer Bedeutung für das Ausführen von Bückbewegungen und das Aufheben von Gegenstän-

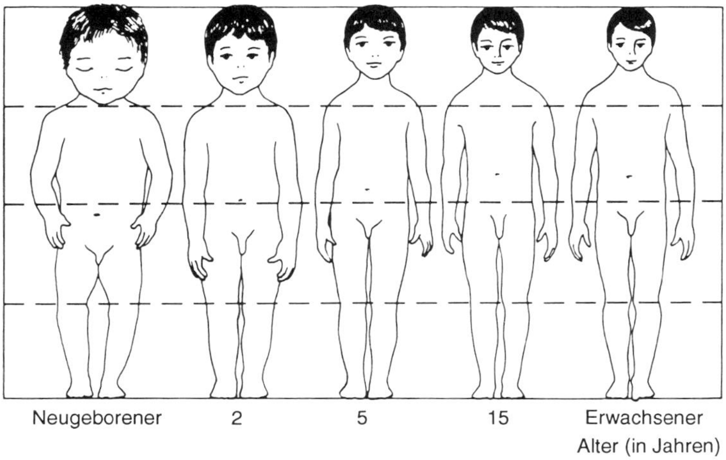

Abb. 3 Größenwachstum von Kopf, Rumpf und Extremitäten während verschiedener Entwicklungsstufen.

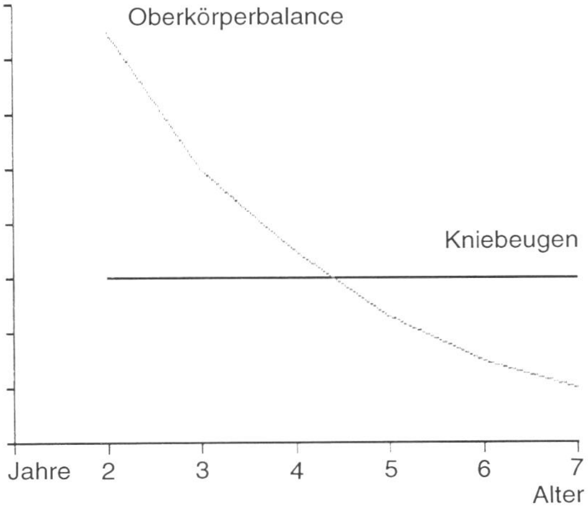

Abb. 4 Hypothetischer muskulärer Kraftaufwand beim Bücken in Abhängigkeit vom Alter.

den, die sich am Boden befinden. Je höher der Körperschwerpunkt, um so mehr Kraftaufwand wird beim Bücken mit geraden Knien für die Körperbalance benötigt. Je tiefer der Schwerpunkt, um so weniger Muskelarbeit muss zur Aufrechterhaltung der Balance beim Bücken aufgewendet werden.

Für die Entwicklung des Bück- und Hebeverhaltens im Alter zwischen zwei und sieben Jahren kann die deutliche Verlagerung des Körperschwerpunktes nach unten bewirken, dass sich der Kraftaufwand zur Stabilisierung der Balance beim Bücken mit geraden Knien vermindert. Wenn wir davon ausgehen, dass die für das Beugen der Knie notwendige Muskelarbeit konstant bleibt, so würde ab einem bestimmten Zeitpunkt dieses Entwicklungsabschnittes das wirbelsäulenunfreundliche Bück- bzw. Hebeverhalten weniger kraftaufwendig als das wirbelsäulenfreundliche Bücken (Abb. 4). Bücken mit geraden Knien würde bequemer als das Beugen der Knie.

Lernprozesse

Dass der Erwerb wirbelsäulenunfreundlichen Bewegungsverhaltens allein eine Folge des differenzierten Wachstums von Rumpf und Gliedmaßen sein könnte, erscheint aus mehreren Gründen unwahrscheinlich.

Zum einen finden in dieser Entwicklungsphase ungezählte Lernprozesse kognitiver, emotionaler und motorischer Art statt; viele dieser Lernprozesse betreffen auch das Bewegungsverhalten, sowohl die Grob- wie die Feinmotorik. Zum anderen belehrt uns der Blick in andere Kulturen, dass Bück- und Hebebewegungen auch bis ins Erwachsenenalter hinein durchaus wirbelsäulenfreundlich bleiben können. Insbesondere in Entwicklungsländern treffen wir die für das frühe Kindergartenalter charakteristische bodennahe Hock- und Kauerhaltung mit stark gebeugten Knien und geradem Rücken auch bei Erwachsenen an. Die Abb. 5 zeigt erwachsene Indianer im Amazonasdelta.

Diese Beobachtungen sprechen dafür, dass in den Kulturen, für die bodennahe Formen

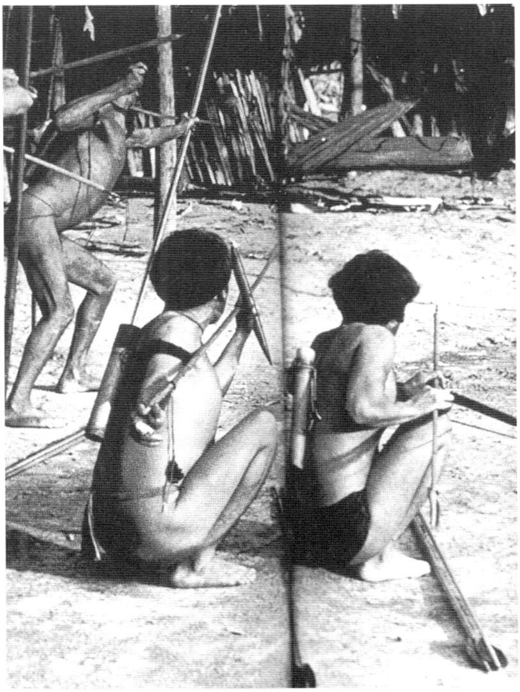

Abb. 5 Kauerhaltung erwachsener Indianer am Amazonas.

der Körperhaltung und des Bewegungsverhaltens typisch sind, die Prozesse ausbleiben, die in den industrialisierten Ländern das wirbelsäulenschädigende Verhalten bereits im Vorschulalter fördern. Entsprechende Lern- und Erfahrungsprozesse können dem Paradigma des Modell-Lernens (*Bandura*, 1965) folgen: Die Beobachtung von Erwachsenen, Erzieherinnen oder älteren Kindern, die sich bereits wirbelsäulenschädigend verhalten, kann bei Vorschulkindern zur kognitiven Speicherung und zur Imitation dieser Bewegungsmuster führen. Hinzu kommt, dass im Kindergartenalter die Gewöhnung der Kinder an den Gebrauch kleiner Stühle und Tische beginnt und damit die Häufigkeit bodennaher Aktivitäten reduziert wird.

Die Entwicklung wirbelsäulenschädigender Verhaltensmuster kann also sowohl durch Reifungs- und Wachstumsprozesse (z.B. Verlagerung des Körperschwerpunktes) als auch durch Lern- und Erfahrungsprozesse (z.B. Beobachtungslernen) bedingt sein. Zwei Untersuchungen wurden durchgeführt, um Informationen über die relative Bedeutung dieser beiden Entwicklungsursachen zu erhalten. In der ersten Untersuchung (Studie 1) wird geprüft, inwieweit sich wirbelsäulengerechtes Bewegungsverhalten von Vorschulkindern durch anatomische Maße bzw. durch das Lebensalter vorhersagen lässt. Studie 2 untersucht die Auswirkungen der Beobachtung von Modellen auf das Bewegungsverhalten von Vorschulkindern.

12.3 Untersuchungen

Studie 1: Entwicklung des Bewegungsverhaltens in Abhängigkeit von Körpergröße und Alter

Das Ziel dieser Studie besteht in der systematischen Überprüfung des durch freie Beobachtungen entstandenen Eindruckes, dass sich das Bewegungsverhalten der Kinder im Entwicklungszeitraum zwischen drei und sechs Jahren zunehmend weniger wirbelsäulenfreundlich gestaltet. Die Zahl der Lernprozesse, die Kinder durchlaufen haben, ist eine Funktion ihres Lebensalters. Sollten primär Lernprozesse für die Veränderung des wirbelsäulenfreundlichen Verhaltens verantwortlich sein, müsste die Vorhersage des Bewegungsverhaltens durch das Alter besser möglich sein als durch die anatomischen Maße. Sollten vor allem biomechanische Prozesse die Veränderung der Bewegungsabläufe bewirken, müsste die Vorhersage durch anatomische Maße besser gelingen als durch das Alter. Allerdings stehen Alter und anatomische Maße in dieser Wachstumsphase in einem recht hohen Zusammenhang, sodass eine separate Prüfung des Einflusses beider Faktoren nur eingeschränkt möglich ist.

Durchführung

In zwei Duisburger Kindergärten wurden bei N = 135 Kindern im Alter zwischen drei und sechs Jahren neben dem Lebensalter in Monaten die folgenden anatomischen Maße erhoben:

- Körpergewicht
- Körpergröße im Stehen und im Sitzen
- Länge von Ober- und Unterschenkel

Anschließend durchliefen alle Kinder einen kurzen Parcours, in dessen Verlauf sie sich zunächst auf den Boden setzen mussten, um dort ein einfaches Puzzle-Spiel zu lösen, dann wieder aufstehen, einen kleinen Medizinball aufheben und zu einem Stuhl tragen mussten. Der Ablauf wurde für alle Kinder mit einer Videokamera aufgezeichnet; das Bewegungsverhalten in jeder Station des Parcours wurde später von zwei unabhängigen, geschulten Beobachtern mit Hilfe eines Rating-Verfahrens bewertet. So wurde für das Bücken zum Ball und das Heben des Balles je ein Punkt für das Beugen der Knie und das Geradehalten des Rückens vergeben. Nach einem Beobachtungstraining betrug die Übereinstimmung der Beobachter 92%. Das Rating-Verfahren kann als zuverlässig bezeichnet werden.

Ergebnisse

Überzufällige Zusammenhänge zum Bewegungsverhalten konnten nur für die Variablen Körpergröße und Alter nachgewiesen werden. Die Korrelation zwischen dem Lebensalter in Monaten und der Körpergröße (Stehgröße) beträgt r = .74; das bedeutet eine gemeinsame Varianz von Größe und Alter von etwa 55%. Die beiden Variablen sind also nicht so hoch konfundiert, dass ihre getrennte Berücksichtigung als Prädiktoren des Bewegungsverhaltens unmöglich wäre.

Von den erfassten Bestandteilen des Bewegungsverhaltens stehen vor allem das Bücken und das Heben im Zusammenhang mit den Prädiktoren Alter und Größe.

Abb. 6 und 7 zeigen das Ausmaß wirbelsäulengerechten Verhaltens beim Bücken

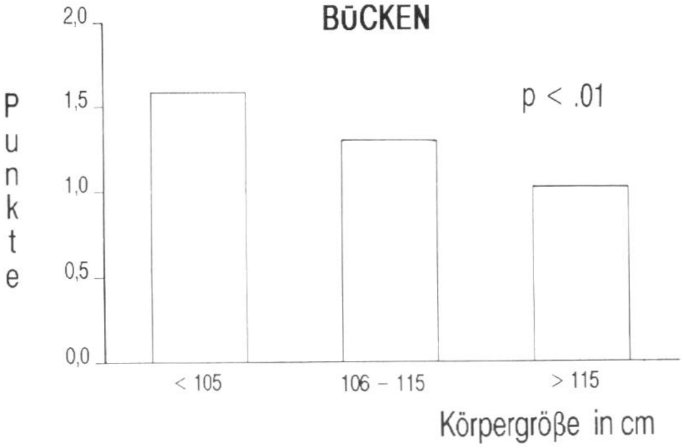

Abb. 6 Ausmaß wirbelsäulengerechten Verhaltens beim Bücken.

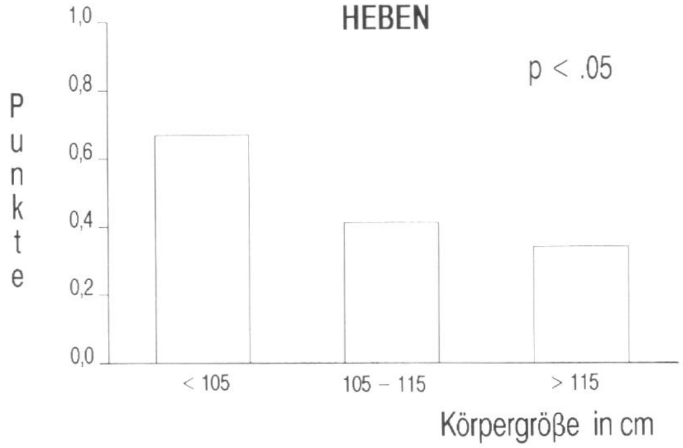

Abb. 7 Ausmaß wirbelsäulengerechten Verhaltens beim Heben.

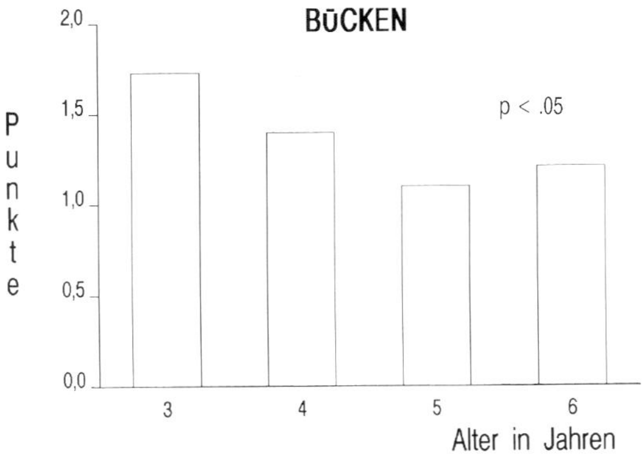

Abb. 8 Bückverhalten in Abhängigkeit vom Alter.

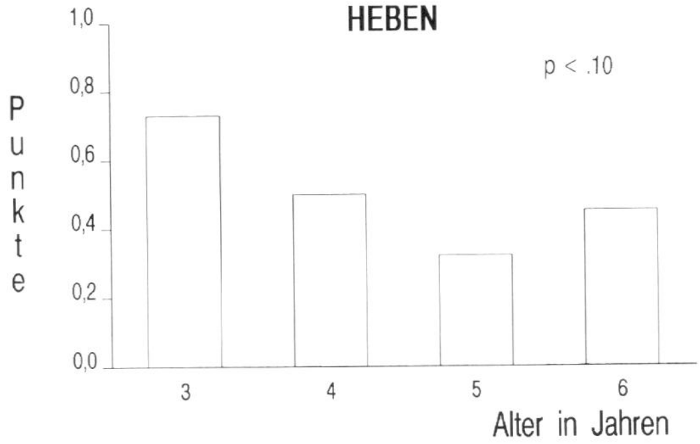

Abb. 9 Hebeverhalten in Abhängigkeit vom Alter.

bzw. Heben in Abhängigkeit von der Körpergröße.

Mit zunehmender Körpergröße verschlechtert sich sowohl das Bückverhalten ($p < .01$) wie auch das Hebeverhalten ($p < .05$) der Kinder.

Abb. 8 und 9 veranschaulichen die Veränderungen dieser Bewegungsformen in Abhängigkeit vom Alter.

Mit zunehmendem Alter werden die Bückbewegungen ($p < .05$) und Hebevorgänge ($p < .10$) weniger wirbelsäulenfreundlich. Die leichte Verbesserung bei den Sechsjährigen ist für beide Verhaltensweisen nicht überzufällig gegenüber dem Mittelwert der Fünfjährigen. Ein Vergleich der Standardabweichungen (Tab. 1) verdeutlicht eine Zunahme der Variabilität des Bückverhaltens mit dem

Tab. 1 Variation des Bückverhaltens in Abhängigkeit vom Alter.

Alter (Jahre)	Bückverhalten (Standardabweichung)
3	.47
4	.67
5	.71
6	.78

Alter; die Varianz des Bückverhaltens ist für die Sechsjährigen signifikant größer ($p < .05$) als für die Dreijährigen.

Diskussion

Die durch die freie Beobachtung angeregte Vermutung, dass ältere Vorschulkinder sich beim Bücken und Heben eher wirbelsäulenschädigend verhalten als jüngere, wird durch diese Resultate bestätigt. Die Verschlechterung des Bewegungsverhaltens kovariiert sowohl mit dem Lebensalter als auch mit der Körpergröße. Da beide Prädiktoren eine etwa gleich gute Vorhersage erlauben, kann auf der Grundlage dieser Daten nicht auf die relative Bedeutung von Lern- bzw. Reifungsprozessen bei der Genese wirbelsäulenschädigenden Verhaltens geschlossen werden. Die mit dem Lebensalter zunehmende Varianz des Bückverhaltens ist möglicherweise ein Hinweis auf die Wirkung unterschiedlicher Lernprozesse.

Studie 2: Veränderung des Bewegungsverhaltens durch Beobachtungslernen

Für den Erwerb neuer Verhaltensweisen im Vorschulalter spielen Prozesse des Beobachtungslernens (Imitationslernens) eine wichtige Rolle. Kinder nehmen das weniger wirbelsäulenfreundliche Bewegungsverhalten der Eltern, der größeren Geschwister, der Kindergärtnerinnen und anderer älterer Bezugspersonen wahr. In der zweiten Studie soll geprüft werden, ob Vorschulkinder solche Bewegungsmuster im Gedächtnis speichern und gegebenenfalls motorisch reproduzieren können.

Durchführung

An der Untersuchung nahmen N = 116 Kinder aus Duisburger Kindergärten im Alter von vier bis sechs Jahren teil. Zu Beginn der Untersuchung wurde den Kindern eine von zwei Versionen eines fünfminütigen Videofilmes gezeigt. Der Film schildert das Verhalten einer Person, die auf einer symbolhaft skizzierten Insel einen „Schatz“ sucht und findet. Dazu muss sie zunächst eine Reihe von Felsen, die durch Pappkartons dargestellt werden, zur Seite räumen, um dann unter einer Palme die eigentliche Schatzkiste (eine kleine Truhe) zu heben. In der positiven Version des Filmes zeigt die Modellperson alle Bück- und Hebebewegungen mit deutlich gebeugten Knien und geradem Rücken. In der negativen Version werden diese Bewegungen mit geraden Knien und gekrümmtem Rücken vorgeführt. Das Verhalten des Modells wird zusätzlich von einem Sprecher kommentiert.

Nach dem Betrachten des Filmes werden die Kinder einzeln in die Turnhalle geführt, in der exakt die gleiche „Schatzinsel“ aufgebaut wurde, die im Film zu sehen war. Die Kinder erhalten die Instruktion, dass jetzt sie den Schatz finden und heben sollen. Dazu müssen sie ebenfalls drei „Felsen“ heben und zur Seite räumen und finden dann unter der Palme die Truhe. Unmittelbar danach werden die Kinder in einem strukturierten Interview gefragt, ob sie Besonderheiten des Bewegungsverhaltens des Videomodells bemerkt haben. Auf diese Weise wird geprüft, ob eine aufmerksame Wahrnehmung und Speicherung des Modellverhaltens stattgefunden hat. Das Verhalten der Kinder wird mit einer Videokamera aufgezeichnet und später wie in Studie 1 von zwei unabhängigen Beobachtern mit Hilfe eines Ratingverfahrens ausgewertet. Vor Beginn der Untersuchung wurden Bück- und Hebeverhalten der Kinder an einem Karton registriert.

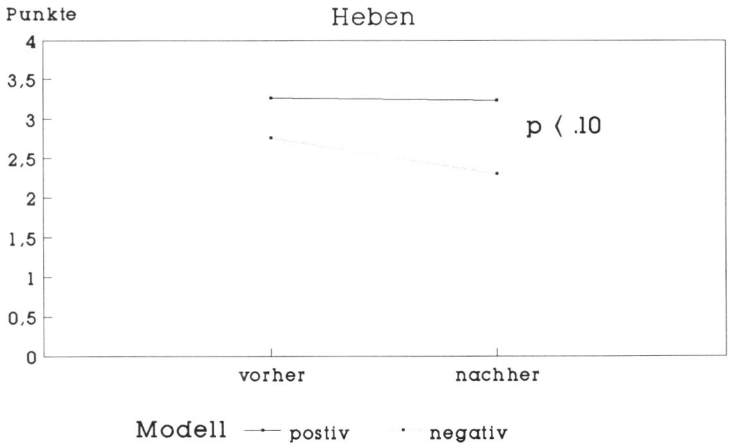

Abb. 10 Hebeverhalten vor und nach Beobachtung des Modells (Gesamtstichprobe).

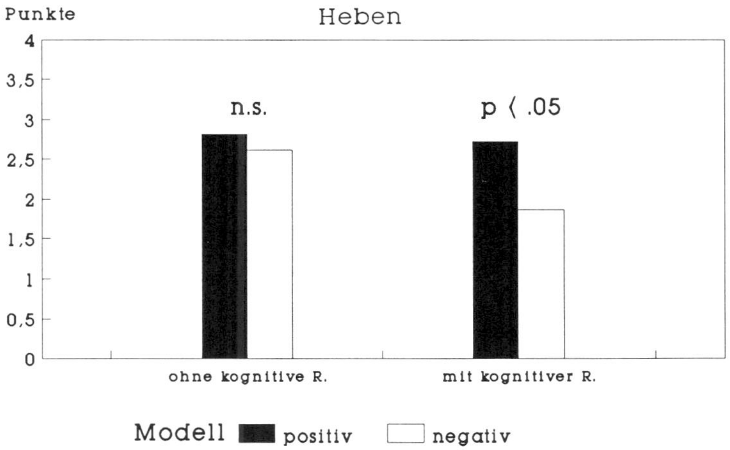

Abb. 11 Hebeverhalten der Kinder mit erfasster kognitiver Reaktion.

Ergebnisse

Abb. 10 zeigt das Hebeverhalten der Kinder vor und nach dem Betrachten des Filmes in Abhängigkeit vom Modellverhalten. Für die Kinder, die das wirbelsäulenfreundliche Modellverhalten beobachtet haben, zeichnet sich keine Veränderung der Hebebewegung ab; Kinder, die das negative Modellverhalten gesehen haben, heben tendenziell ($p < .10$) weniger wirbelsäulenfreundlich. Deutlicher werden die Unterschiede zwischen den beiden Filmversionen, wenn nur die Kinder berücksichtigt werden (Abb. 11), die in der abschließenden Befragung zum Ausdruck brachten, dass sie das Bewegungsverhalten des Modells aufmerksam registriert und gespeichert haben. Für diese Stichprobe ($N = 52$) ist der Mittelwertsunterschied für das Hebeverhalten auf dem 5%-Niveau signifikant.

Diskussion

Unter Berücksichtigung der bislang vorliegenden Ansätze und Ergebnisse ergeben sich folgende Überlegungen zur Erklärung der Genese wirbelsäulenschädigender Bewegungsmuster im Vorschulalter:

- Kinder bis zu einem Alter von drei bis vier Jahren sind infolge des relativ hoch liegenden Körperschwerpunktes gezwungen, sich beim Bücken und Heben wirbelsäulenfreundlich zu bewegen.
- Durch die mit zunehmendem Alter und wachsender Körpergröße einhergehende Verlagerung des Körperschwerpunktes nach unten ergibt sich die Möglichkeit unterschiedlicher Bewegungsabläufe, die auch durch die gesteigerte Varianz des Bückverhaltens bestätigt wird.
- Die so ermöglichte Bewegungsvariabilität gibt Spielraum für die Ausformung des Bewegungsverhaltens durch Lernprozesse. Das Ergebnis dieser Lernvorgänge wird zu einem wesentlichen Teil vom kulturellen Umfeld abhängen, in dem die Kinder erzogen werden. Das Aufwachsen in einem Entwicklungsland mit zahlreichen bodenorientierten Aktivitäten wird eher wirbelsäulengerechtes Bewegungsverhalten bewirken als die Erziehung in einer „sedantaristischen" Kultur, die bereits in den Kindergärten eine Gewöhnung an die stuhl- und tischbezogene Lebensweise fördert.
- Beim Erwerb der Bewegungsmuster spielen Prozesse des Beobachtungslernens eine wichtige Rolle. Dabei erscheinen negative Modelle des Bewegungsverhaltens stärker verhaltenssteuernd als positive. Dies mag damit zusammenhängen, dass mit zunehmendem Alter auf Grund der Verringerung des notwendigen Kraftaufwandes für die Körperbalance das wirbelsäulenschädigende Bück- und Hebeverhalten „bequemer" wird.

Die große Bedeutung von Lernprozessen für wirbelsäulenfreundliche bzw. -schädigende Bewegungsmuster im Vorschulalter unterstreicht die Notwendigkeit von Maßnahmen der primären Prävention bereits für diese Altersstufe. Dabei muss der besonderen Wirkung negativer Modellverhaltensformen Rechnung getragen werden.

13 Rückenschule im Kindergarten

A.B. Czolbe

13.1 Zur Notwendigkeit primärer Prävention

Rückenschulprogramme werden bislang vor allem im Rahmen der sekundären Prävention für erwachsene Patienten mit degenerativen Veränderungen der Wirbelsäule durchgeführt. Die Teilnehmer der Rückenschule haben in der Regel über viele Jahre falsch gesessen, sich wenig bewegt und sich rückenschädigend gebückt, sodass rückenschädigende Verhaltensweisen in einem hohen Maß stabilisiert sind, und zur Veränderung des eingeschliffenen rückenschädigenden Haltungs- und Bewegungsverhaltens der Einsatz verhaltenstherapeutischer Maßnahmen erforderlich ist (vgl. Kap. 3).

Kindergartenkinder bewegen sich dagegen noch überwiegend rückenschonend; d.h. sie gehen beim Bücken in die Knie und sitzen mit aufrechter Wirbelsäule auf dem Stuhl (vgl. Kap. 12).

Schon im Grundschulalter sind wirbelsäulenschädigende Verhaltensformen zu beobachten. Untersuchungen haben ergeben, dass mindestens 30% der Schulkinder bereits manifeste Haltungsschwächen aufweisen (*Berquet*, 1988).

Angesichts der Schwierigkeiten bei Erwachsenen, lange überlernte falsche Haltungs- und Bewegungsmuster abzubauen und der erschreckend hohen Inzidenz- und prävalenz von Haltungsschäden bei Schulkindern, ist es notwendig, Trainingsprogramme rückenschonender Haltungs- und Bewegungsformen zur primären Prävention von degenerativen Wirbelsäulenerkrankungen möglichst frühzeitig durchzuführen.

Zur primären Prävention von degenerativen Wirbelsäulenerkrankungen ist das Programm *Rückenschule im Kindergarten* konzipiert und an mehreren Kindergärten erprobt worden.

In der *Rückenschule im Kindergarten* werden die Bausteine der traditionellen Rückenschule kindgerecht und in spielerischer Form durchgeführt. Rückenschonendes Haltungs- und Bewegungsverhalten soll in den normalen Tagesablauf der Kinder integriert und damit die Grundlage für langfristig stabile wirbelsäulengerechte Verhaltensmuster geschaffen werden.

Die erste Regel der Rückenschule: Du sollst dich bewegen! ... muss man Kindern nicht beibringen, da sie in der Regel über einen ausgeprägten Bewegungsdrang verfügen. In der *Rückenschule im Kindergarten* ist es daher von besonderer Bedeutung, den Kindern den Spaß an der Bewegung zu erhalten und Bedingungen zu schaffen, die ihnen viel Bewegung erlauben. In einem zweiten Schritt werden die Kinder für die verschiedenen Haltungs- und Bewegungsmöglichkeiten ihres Körpers sensibilisiert („beim Sitzen kann die Wirbelsäule krumm und gerade sein"). Erst wenn die Kinder über ausreichende Körpererfahrungen verfügen, beginnt die eigentliche Rückenschule mit der Vermittlung von Rückenschulregeln, dem Training rückenschonenden Bewegungsverhaltens und der Durchführung von Übungen zur Kräftigung der Rumpfmuskulatur.

Im Folgenden werden die Inhalte und Vermittlungsform der *Rückenschule im Kindergarten* skizziert.

Die Intervention und die Evaluation ist detailliert bei *Mielke* (1990) beschrieben.

13.2 Rückenschule für Kinder

Aus dem bewährten Rückenschulprogramm für Erwachsene werden für die Kindergartenkinder relevante Bestandteile ausgewählt und kindgerecht gestaltet.

Das Rückenschulprogramm im Kindergarten umfasst vier Einheiten à 45 Minuten im Abstand von zwei Tagen.

Dazu sind jeweils maximal zehn Kinder einer Gruppe im Alter zwischen fünf und sechs Jahren ausgewählt worden. Jüngere Kinder können sich meist noch nicht so lange auf die Programminhalte konzentrieren.

Die Abfolge der vier Rückenschultage ist in etwa gleich: Nach dem Theoriebaustein folgt jeweils die praktische Übung und die spielerische Umsetzung des rückenschonenden Bewegungsverhaltens. Anschließend werden Übungen zum Aufwärmen und Austoben und eine kindgerechte Wirbelsäulengymnastik durchgeführt. Am Ende der Rückenschulstunde lassen die Kinder das Gelernte in entspannter Atmosphäre noch einmal Revue passieren.

Im Folgenden werden die einzelnen Bausteine der *Rückenschule im Kindergarten* erläutert:

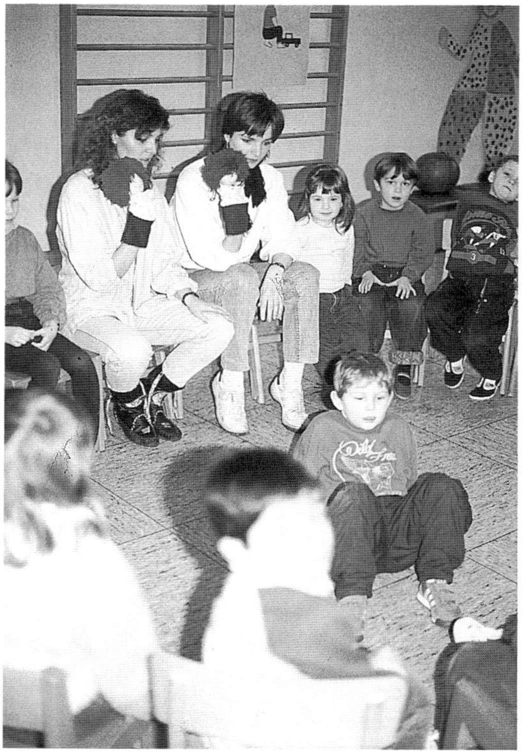

Abb. 1 Willi Wirbel und Kuno Krumm im Puppenspiel.

Theorie

Kindergartenkinder sind beim Lernen im besonderen Maße auf Anschauungsmaterialien angewiesen. Die Rückenschulinhalte werden möglichst spielerisch, mit vielen praktischen Übungen und anhand von Bildern zum Ausmalen, Plakaten, einem Merkspruch und einem Singspiel vermittelt.

Die Vermittlung der kognitiven Inhalte wird in Form eines Puppenspiels durchgeführt (Abb. 1): Zu Beginn jeder Rückenschulstunde sitzen die Kinder im Stuhlkreis und erfahren von den beiden Handpuppen „Willi Wirbel" und „Kuno Krumm" etwas über die Inhalte des Rückenschulprogramms: „Willi Wirbel", als Protagonist wirbelsäulenschonenden Verhaltens, erklärt seinem Freund „Kuno Krumm" und den Kindergartenkindern die Lage und Funktion der Wirbelsäule und Regeln zum rückenschonenden Haltungs- und Bewegungsverhalten beim Sitzen, Bücken, Heben und Tragen. Willi Wirbel macht den Kindern darüber hinaus die Notwendigkeit regelmäßiger Bewegung (herum*wirbeln*!) für die Wirbelsäule deutlich.

Am ersten Tag lernen die Kinder „Anatomie der Wirbelsäule". Die Lage der Wirbelsäule in ihrem Körper erkennen die Kinder, indem sie beim Sitznachbarn die Dornfortsätze der Wirbelsäule tasten und Veränderungen einer *geraden* und einer *krummen* Wirbelsäule erspüren. Sie erfahren, dass die Wirbelsäule in unterschiedlichen Körperhaltungen, wie z.B. beim Sitzen, Liegen, Stehen und Gehen jeweils gerade und krumm sein kann und lernen, dass eine gerade Wirbelsäule und viel Bewegung wichtig ist, um gesund zu bleiben.

Am zweiten Tag der Rückenschule lernen die Kinder Regeln zum richtigen Sitzen kennen (vgl. Kap. 5). Es wird zwischen drei Sitzhaltungen unterschieden: Die passive Sitzhaltung beim Sitzen auf dem Stuhl (z.B. beim Zuhören im Stuhlkreis), die aktive Sitzhaltung beim Sitzen am Tisch (z.B. beim Malen) und das Sitzen auf dem Boden. Alle Haltungsformen erfordern einen geraden Rücken. Die Kinder testen unterschiedliche Sitzhaltungen aus und entscheiden, ob sie sitzen wie „Willi Wirbel" oder wie „Kuno Krumm".

Am dritten Tag wird das rückenschonende Verhalten beim Bücken und Heben besprochen (Abb. 2). Bücken und Heben ist bei den Kindergartenkindern besonders häufig beim Aufräumen von Spielgegenständen vom Boden zu beobachten.

Die Regel zum richtigen Bücken und Heben heißt:

Halte den Rücken gerade und gehe in die Hocke!

Der Vermittlung der Rückenschulregeln durch „Willi" und „Kuno" im Puppenspiel folgt unmittelbar die praktische Ausführung der neu erlernten Verhaltensweise; die Kinder heben abwechselnd unterschiedlich schwere Gegenstände vom Boden auf und die übrigen Kinder im Stuhlkreis entscheiden, ob das Verhalten rückenschonend ausgeführt worden ist.

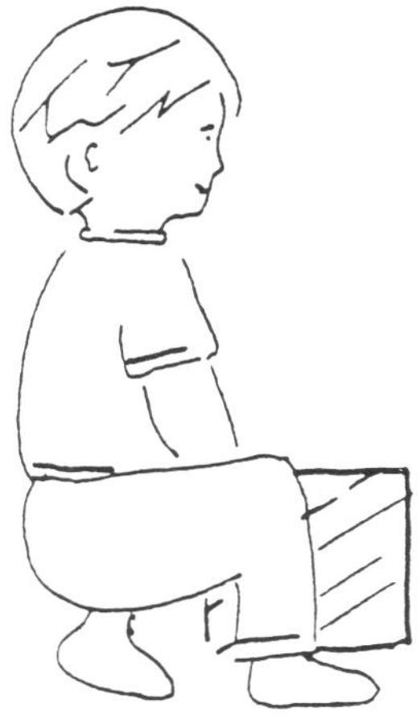

Abb. 2 Willi Wirbel beim richtigen Bücken.

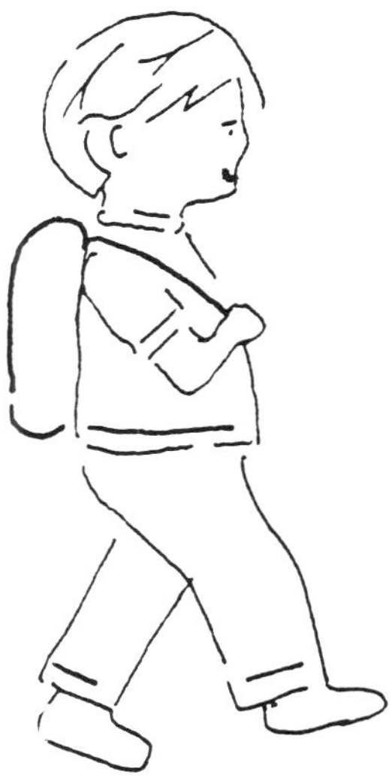

Abb. 3 Willi Wirbel beim richtigen Tragen.

Am letzten Tag des Rückenschulprogramms im Kindergarten lernen die Kinder, richtig zu tragen (Abb. 3). „Willi Wirbel" und „Kuno Krumm" führen unterschiedliche Arten etwas zu tragen, z.B. in einer Hand, auf dem Rücken, vor dem Bauch, auf dem Kopf, vor, und die Kinder entscheiden begründet, ob die Wirbelsäule bei den unterschiedlichen Tragetechniken gerade oder krumm ist. Die Kinder üben das richtige Tragen beim Tragen von Stühlen und Rucksäcken.

Beim Tragen sind die Prinzipien: *Verteilte Lasten* und *Trage körpernah* von Bedeutung. Den Kindergartenkindern kann zum Tragen des Frühstücks bzw. der Turnkleidung ein Rucksack empfohlen werden, der auf beiden Schultern getragen wird. Unbedingt vermieden werden sollten Taschen oder Beutel, die einseitig in der Hand getragen bzw. über eine Schulter gehängt werden.

Spiele

Zur Festigung des neu erlernten Bewegungsverhaltens beim Sitzen, Bücken und Tragen werden Gruppenspiele durchgeführt. Dazu eignen sich besonders Spiele, die den Kindern schon bekannt sind und um die jeweiligen

Rückenschulregeln ergänzt werden. Beispiele sind *„Die Reise nach Jerusalem"* zum Üben des richtigen Sitzens und die „Kartoffelernte" für das richtige Bücken.

„Die Reise nach Jerusalem"
Es werden in einem großen Kreis Stühle aufgestellt, und zwar ein Stuhl weniger als Kinder mitspielen. Im Rhythmus einer Trommel bzw. Musik laufen die Kinder um die Stühle herum. Sobald die Trommel aufhört zu schlagen, setzen sich alle Kinder *rückenschonend* auf einen Stuhl. Wer meint, so zu sitzen, wie „Willi Wirbel" hebt die Hand. Die Übungsleiterin und das Kind, das keinen Stuhl abbekommen hat, beurteilen das Sitzverhalten der übrigen Kinder. Erst wenn alle Kinder rückenschonend sitzen, wird ein weiterer Stuhl weggenommen und die Kinder beginnen wieder, im Rhythmus der Trommel um den Stuhlkreis herumzulaufen.

„Kartoffelernte"
Die Kinder stellen sich in einer Reihe hintereinander auf. Etwa zwei Meter vor dem Kind liegen mindestens doppelt so viele Kartoffeln wie Kinder mitspielen; zwei Meter hinter den Kartoffeln steht ein Körbchen.

Das erste Kind in der Reihe bekommt einen Löffel, geht zu den Kartoffeln vor und hebt *rückenschonend,* d.h. mit geradem Rücken und gebeugten Knien, eine Kartoffel auf. Es balanciert die Kartoffel zum Körbchen und legt sie *rückenschonend* hinein. Danach läuft es zurück in die Reihe und gibt den Löffel an das nächste Kind weiter.

Die Kinder, die die „Kartoffeln geerntet" haben, beurteilen zusammen mit der Übungsleiterin das Bewegungsverhalten der nachfolgenden Kinder. Wenn sich ein Kind falsch gebückt hat, muss es sich wieder hinten anstellen und die Übung ein zweites Mal durchführen.

Das Spiel ist beendet, wenn alle Kartoffeln geerntet sind, d.h., wenn jedes Kind zweimal den Parcours durchlaufen hat.

Wirbelsäulengymnastik

Neben dem Puppenspiel mit „Willi Wirbel" und „Kuno Krumm" und der spielerischen Einübung des rückenschonenden Bewegungsverhaltens wird dem starken Bewegungsdrang der Kinder Rechnung getragen und die *Regel Nr. 1* der Rückenschule beherzigt: *Du sollst dich bewegen.* Die Kinder machen eine Übung zum Austoben und Aufwärmen, wie z.B. die Folgende:

Stampfen und Schleichen
Die Kinder laufen kreuz und quer durch die Turnhalle. Im Rhythmus der Trommel wird die Laufart variiert: Beim lauten Trommelschlag stampfen die Kinder feste mit den Füßen auf („wie die Elefanten"); beim leisen Trommelschlag schleichen sie („wie eine Katze") leise durch die Halle.

Anschließend werden einige Übungen der funktionellen Gymnastik zur Kräftigung der Rumpfmuskulatur und zur Dehnung und Mobilisation der Wirbelsäule durchgeführt. Dabei werden die Kinder aufgefordert zu beobachten, welche Veränderungen sich bei dem neu entdeckten Körperteil *Wirbelsäule* in unterschiedlichen Körperpositionen ergeben. Kindern in diesem Alter machen diese Übungen besonderen Spaß, wenn sie dabei Tiere in ihrem Verhalten imitieren und während der Gymnastik die Tierlaute nachahmen können.

Die folgende Übung dient der Kräftigung der Bauchmuskulatur:

„Die Mäuschen schauen aus dem Mauseloch"
Die Kinder liegen auf Gymnastikmatten auf dem Rücken; die Beine sind angestellt und die Lendenwirbelsäule liegt auf dem Boden.

Die Kinder stellen sich vor, dass ihre Hände zwei kleine Mäuse seien. Die „Mäuse" wandern an den Oberschenkeln hoch bis zu den Knien und schauen aus dem „Mauseloch". Dabei wird der Oberkörper vom Boden abgehoben (die Lendenwirbelsäule liegt weiterhin auf der Matte) und die gerade Bauchmuskulatur für mindestens sieben Sekunden angespannt.

Wenn ein Kind ruft: „Vorsicht, die Katze kommt!"; flitzen die „Mäuse" wieder an den Oberschenkeln hinab in die sichere „Höhle" auf dem Bauch (dabei darf ruhig lautstark gepiepst werden!). Der Oberkörper wird wieder auf den Boden gelegt und die „Mäuse" dürfen sich ausruhen.

Die Übungsleiter gehen während der Gymnastik herum und korrigieren ggf. die Haltung der Kinder.

Es ist ratsam, zunächst mit wenigen Übungen anzufangen, um die Kinder nicht zu überfordern. Diejenigen Übungen, die den Kindern Spaß machen, können jede Übungsstunde wiederholt und ggf. variiert werden. Für die Turnstunden nach der Rückenschule empfiehlt es sich, einen Übungskatalog zur funktionellen Gymnastik mit rückenschonenden Übungen für die Kindergärtnerin zusammenzustellen. Anleitungen mit rückenschonenden gymnastischen Übungen sind bei *Ullrich* (1991), *Knebel* (1990), *Kempf* (1990) und *Fleiß* (1991) zu finden. Immer noch weit verbreitete *ungeeignete* Übungen, wie z.B. die Rumpfbeuge nach vorn im Sitzen, Stehen oder Liegen, sollten aus dem Gymnastikprogramm verbannt werden.

Entspannung

Am Ende jeder Rückenschulstunde nehmen die Kinder eine bequeme Ruheposition im Liegen auf dem Rücken ein. Mit ruhiger, langsamer Stimme gibt die Übungsleiterin folgende Instruktionen (Beispiel für die erste Stunde):

„Wir legen uns alle ganz ruhig hin. Wir sind nach der Anstrengung richtig müde geworden und machen jetzt die Augen mal zu. Jetzt werden wir ganz ruhig und liegen ganz entspannt auf der Matte ... ganz ruhig und ganz entspannt. Wir fühlen, wie die Arme (die Beine, der Kopf, der ganze Körper ...) müde und schwer werden. Die Arme (bzw. die Beine etc.) liegen ganz ruhig und entspannt auf der Matte ... ganz ruhig und ganz entspannt.

Heute ist aber auch viel passiert. Wir haben heute zwei neue Freunde bekommen, den Willi Wirbel und den Kuno Krumm. Die beiden haben uns etwas über unsere Wirbelsäule erzählt und uns erklärt, dass es wichtig ist, die Wirbelsäule immer ganz gerade zu halten. Gleich gehen wir wieder in die Gruppen zurück, dann können wir den Kleinen mal die Wirbelsäule zeigen. Wollen wir das tun? Dann recken und strecken wir uns mal und machen uns ganz lang. Jetzt machen wir die Augen wieder auf und sind wieder ganz munter."

Programmende

Damit die Kinder die Regeln zum richtigen Haltungs- und Bewegungsverhalten nicht vergessen, erhalten sie ein Bilderbuch mit Abbildungen von Willi Wirbel in verschiedenen Körperhaltungen zum Ausmalen.

Zum Schluss sagen die Kinder gemeinsam den Merkspruch auf:

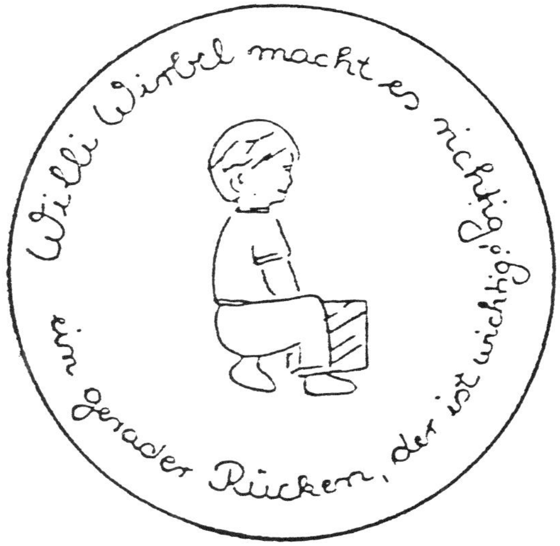

Abb. 4 Merkspruch

13.3 Konsequenzen

Für das Erlernen des richtigen Haltungs- und Bewegungsverhaltens ist das *Lernen am Modell* für die Kinder eine zentrale Lernform (s.a. Kap. 12). Deshalb sollte sich die *Rückenschule im Kindergarten* nicht nur an die Kinder, sondern auch an die Eltern und die Erzieherinnen richten. Die Eltern können am besten in einem Elternabend über die Inhalte der Rückenschule informiert und motiviert werden, den Kindern ein gutes Vorbild zu sein. Für die Erzieherinnen, die nicht zuletzt auf Grund rückenschädigenden Haltungs- und Bewegungsverhaltens – z.B. indem sie sich zu den Kindern herunterbeugen und auf kleinen Stühlen sitzen – häufig über Rückenschmerzen klagen, bietet sich eine intensive Rückenschulung im Rahmen einer Fortbildungsveranstaltung an.

Neben der *aktiven Rückenschule*, d.h. dem Verhaltenstraining der Kinder, ist auch die *passive Rückenschule*, die der rückenfreundlichen Gestaltung der Umgebung entspricht, von großer Bedeutung. Es ergeben sich folgende Aufgaben:

Überprüfung der Sitzmöbel

Bei der Vermittlung der Regeln zum *richtigen Sitzen auf dem Stuhl* zeigt es sich, dass die für den Kindergarten konzipierten Stühle sich für die meisten Kinder als zu hoch erweisen: sie können sich nicht gleichzeitig anlehnen und die Füße auf den Boden stellen. Insbesondere bei kleinen Kindern, für die keine passenden Stühle vorhanden sind, sollte man lange Sitzperioden auf dem Stuhl vermeiden. Ob das Sitzen auf „Pezzi-Bällen" eine sinnvolle Alternative zum Sitzen auf dem Stuhl im Kindergarten darstellt, muss in einer weiteren Untersuchung geprüft werden.

Vorbereitung auf die Schule

Eine weitere Aufgabe der *passiven Rückenschule* liegt in der Beratung der Eltern, deren Kinder kurz vor der Einschulung stehen. Tipps beim Kauf der Schultasche gibt *Arnold* (1985) und Kriterien zu der Einrichtung des häuslichen Arbeitsplatzes des Kindes sind bei *Berquet* (1988) beschrieben.

Rückenschonender Turnunterricht

Die meisten Kindergärten verfügen über eine Turnhalle, in der die Kinder in der Regel einmal wöchentlich Turnunterricht erhalten. Da die Erzieherinnen in ihrer Ausbildung wenig über rückenschonende Gymnastik erfahren, sind rückenschädigende Übungen, wie z.B. die Rumpfbeuge vorwärts, weit verbreitet. Die Erarbeitung von Prinzipien rückenschonender Gymnastik sollte daher ein fester Baustein in der Aus- und Fortbildung der Erzieherinnen sein.

Auswahl des Spielzeugs

Auch in der Auswahl des Spielzeuges sind Rückenschul-Aspekte von Bedeutung: Nicht empfehlenswert ist beispielsweise der rückenschädigendes Bewegungsverhalten provozierende „Hula-Hopp-Reifen". Bevorzugt werden sollte vor allem Spielzeug, das die Koordination und das Balancevermögen der Kinder schult, wie z.B. der Therapiekreisel oder das Pedalo.

„Du sollst dich bewegen"

Im didaktischen Konzept der Erzieherinnen muss darauf geachtet werden, dass der in diesem Alter noch natürliche Bewegungsdrang der Kinder so wenig wie möglich eingeschränkt wird. Haltungskonstanz, insbesondere auf nicht geeigneten Sitzmöbeln, sollte möglichst vermieden werden.

Darüber hinaus ist anzustreben, dass sowohl die Innen- als auch die Außeneinrichtungen des Kindergartens genügend Platz zum Austoben geben und attraktive Bewegungsanreize bieten.

Die Rückenschule sollte zur wirksamen Primärprävention von degenerativen Wirbelsäulenerkrankungen ein fester Bestandteil der Gesundheitserziehung im Kindergarten werden. Unbedingte Voraussetzung dazu ist die gezielte Aus- bzw. Fortbildung der Erzieherinnen zum Thema *Rückenschule*.

In der Rückenschule im Kindergarten lernen die Kinder Bewegungsmuster, die spätestens beim Eintritt in die Schule von großer Bedeutung sind, wie z.B. das richtige Sitzen auf dem Stuhl. Die Rückenschulinhalte sollten deshalb in der Schule, möglichst schon in der ersten Klasse, wieder aufgegriffen und ergänzt werden. Vorschläge zur Umsetzung der Rückenschulinhalte in das Curriculum der ersten Klasse der Grundschule sind bei *Nentwig* und *Czolbe* (1990) und für weiterführende Schulen im folgenden Kapitel nachzulesen.

13.4 Durchführung und Ergebnisse der Evaluation

Ob die Kinder, die an der Rückenschule teilgenommen haben, sich nach Abschluss des Programms tatsächlich rückenfreundlicher bewegen als eine vergleichbare Gruppe Kinder ohne Rückenschulung, ist mit einer kontrollierten Studie geprüft worden.

Die Untersuchungsstichprobe umfasst 54 Kinder im Alter von fünf bis sechs Jahren. In der Interventionsgruppe befinden sich 26 Kinder, davon elf Mädchen und 15 Jungen; in der Kontrollgruppe 28 Kinder, davon zehn Mädchen und 18 Jungen.

Zu Beginn der Untersuchung führen alle beteiligten Kinder eine „Verhaltensprobe“ durch. Danach erfolgt nur bei der Interventionsgruppe die Rückenschule; die Kontrollgruppe erhält keinerlei Anweisungen. Nach Abschluss der Rückenschule wird die Verhaltensprobe bei allen Kindern wiederholt.

Bei der Verhaltensprobe werden die Kinder beobachtet, welches Verhalten sie beim „Bücken“, beim „Heben eines leichten Gegenstandes“ (Stoffpuppe; ca. 400 g), beim „Heben eines schweren Gegenstandes“ (Medizinball; ca. 2 kg) und beim „Tragen eines schweren Gegenstandes“ zeigten. Die Verhaltensprobe hat im Kindergarten – trotz des genau definierten Ablaufes – spielerischen Charakter.

Während der Verhaltensprobe werden die Kinder videografiert. Das videografierte Bewegungsverhalten wird von zwei unabhängigen, trainierten Beobachtern am Bildschirm beobachtet. Die Beobachtungsdaten werden auf vorbereiteten Protokollbögen notiert und ausgewertet. Dabei werden für einzelne rückenschonende Bewegungselemente Punkte vergeben. Insgesamt können maximal sieben Punkte erzielt werden.

Vor Beginn der Intervention ergeben sich keine signifikanten Unterschiede zwischen den beiden Untersuchungsgruppen. Die Interventionsgruppe erhält im Durchschnitt 3,0 Punkte und die Kontrollgruppe 3,3 Punkte.

Nach Abschluss der Intervention unterscheidet sich die Interventionsgruppe mit 4,8 Punkten hochsignifikant von der Kontrollgruppe mit 2,7 Punkten.

Wie die Ergebnisse zeigen, ist das Ziel der Rückenschule erreicht worden: Die „Rückenschülerinnen“ und „Rückenschüler“ bewegen sich nach Abschluss des Programms deutlich rückenschonender als die vergleichbare Kontrollgruppe ohne Rückenschulintervention.

In weiteren Untersuchungen sollte geprüft werden, ob diese Ergebnisse auch langfristig stabil sind.

Um die Rückenschule langfristig im Rahmen der Gesundheitserziehung im Kindergarten zu etablieren, sollte die Intervention von den Erzieherinnen und Erziehern durchgeführt werden. Dazu muss vorerst geprüft werden, ob die Erzieherinnen und Erzieher nach einer entsprechenden Schulung vergleichbare Ergebnisse erzielen wie die externen Rückenschul-Experten, von denen diese Interventionen durchgeführt worden sind.

14 Rückenschule in der Schule

A.B. Czolbe und C.G. Nentwig

14.1 Typische Störungen der Wirbelsäule bei Jugendlichen

Im *pubertären Wachstumsschub* (etwa 12.–15. Lebensjahr) ist das Wachstum des Skeletts und damit der Wirbelsäule besonders ausgeprägt und die Wirbelsäule anfällig für Störungen. Bei Kindern und Jugendlichen lässt sich in dieser Entwicklungsphase ein deutliches Missverhältnis zwischen gesteigertem Längenwachstum und der dazu erforderlichen Muskelentwicklung feststellen.

Man unterscheidet zwischen *Haltungsschwäche* und *Haltungsschaden*. Bei der Haltungsschwäche kann die vorliegende „schlechte Haltung" aktiv korrigiert werden; beim Haltungsschaden ist dieser Ausgleich nicht mehr möglich. Untersuchungen haben ergeben, dass mindestens 30% der Schulkinder bereits manifeste Haltungsschwächen aufweisen (*Berquet*, 1988).

Zu den typischen Wachstumsstörungen zählen die juvenile Kyphose (Morbus Scheuermann), die Skoliose und die Spondylolisthesis.

Bei der juvenilen Kyphose kommt es zu einem starken Rundrücken. Bei muskelschwachen, asthenischen Kindern und Jugendlichen ist die Prognose ungünstiger als bei muskelkräftigen, da sie weniger Möglichkeiten haben, die gestörte Statik der Wirbelsäule zu kompensieren. Mit Abschluss des Wachstums hört die Progredienz auf, die bis dahin entstandene Fehlhaltung ist fixiert.

Unter der Skoliose versteht man eine fixierte seitliche Verbiegung der Wirbelsäule, die häufig mit einer Rotation der Wirbel zueinander einhergeht. In etwa 90% der Fälle ist die Ätiologie unbekannt – man spricht hier von „idiopathischen Skoliosen". Die idiopathische Skoliose tritt besonders häufig bei Mädchen während der Pubertät auf und macht während des Wachstums eine rasche progrediente Verschlechterung durch.

Davon abzugrenzen ist die statische Schiefhaltung, die durch Beinlängendifferenz bzw. Beckenschiefstand bedingt ist und durch Schuheinlagen ausgeglichen werden kann, und die gewohnheitsmäßige Schiefhaltung der Wirbelsäule, z. B. durch das einseitige Tragen einer schweren Schultasche.

Auf Grund eines meist angeborenen Defektes des Wirbelbogens (Spondylolyse) kann es zu einem Abgleiten einzelner Wirbel meist im Bereich der Lendenwirbelsäule kommen (Spondylolisthesis). Das Wirbelgleiten tritt während des Wachstumsschubes auf. Die Prognose ist vor allem abhängig vom Trainingszustand der Rumpfmuskulatur.

Zur Prophylaxe der Wachstumsstörungen wird empfohlen, das Haltungsbewusstsein bei den Kindern zu wecken und die Rückenmuskulatur zu stärken. Zu diesem Zweck ist das *Schulsonderturnen* in den Schulen eingerichtet worden. Darüber hinaus wird seit mehreren Jahrzehnten von der „Deutschen Gesellschaft für Orthopädie und Traumatologie" eine tägliche Turnstunde zur Unterbrechung der langen Sitzperioden in der Schule gefordert (*Krämer*, 1986).

Wachstumsstörungen gehören zu den wichtigen Ursachen von Beschwerden und degenerativen Veränderungen an der Wirbelsäule. Haltungsfehler, die mit einer Wirbelsäulenverbiegung und anhaltender asymmetrischer Einstellung des Zwischenwirbelabschnitts einhergehen, haben in der Regel vorzeitige Verschleißerscheinungen im Bewegungssegment zur Folge (*Krämer*, 1987).

Durch die speziellen Bedingungen in der Schule wird der Entstehung von Wirbelsäulenerkrankungen Vorschub geleistet: Die Schüler werden von der ersten Klasse an zum Stillsitzen auf relativ ungünstigem Sitzmobiliar erzogen, d.h., der natürliche Bewegungsdrang der Kinder wird systematisch unterbunden.

Darüber hinaus lädt, insbesondere in den weiterführenden Schulen, die *Betonarchitektur* der Innenräume und Schulhöfe nicht gerade zum Spielen und Bewegen ein.

Der stundenlange Sitzzwang der Schüler hat nicht nur Haltungsschwächen zur Folge, sondern führt häufig, z.B. durch eine flache Atmung beim Sitzen mit Rundrücken, zu Konzentrationsstörungen und erhöhter Unruhe.

Mit der Rückenschule in der Schule werden zwei Ziele verfolgt:

1. Den Schülern werden Tipps und Regeln zum rückenschonenden Haltungs- und Bewegungsverhalten im Alltag vermittelt (*aktive Rückenschule*).
2. Es wird versucht, langfristig die rückenschädigenden Umgebungsbedingungen zu verändern (*passive Rückenschule*).

Darüber hinaus sollte der Schularzt in der Zeit vor und während des Wachsschubes, die Kinder und Jugendlichen bezüglich Haltungsschwächen und Wachstumsstörungen untersuchen, um mögliche Schädigungen möglichst frühzeitig zu behandeln.

Durch die Gestaltung einer rückenschonenden Umgebung und der Erziehung der Jugendlichen *vor* dem Wachstumsschub zu rückenschonendem Haltungs- und Bewegungsverhalten soll langfristig die Inzidenz und Prävalenz von Wirbelsäulenschäden gesenkt werden.

14.2 Gesundheitserziehung in der Schule

Ziel der schulischen Gesundheitserziehung ist nicht nur die Verhütung von einzelnen Krankheiten im Sinne einer „negativen Gesundheitserziehung", sondern die Anleitung der Schüler zu einer gesunden Lebensweise. Didaktische Konzepte, die auf Belehrung, moralische Appelle, Abschreckung, Verbote und auf Bestrafung setzen, erweisen sich in der Regel als wenig effektiv. Die Gesundheitserziehung sollte vielmehr an konkreten Erfahrungen, Erlebnissen, Interessen und Bedürfnissen der Schüler anknüpfen und ihnen Handlungsmöglichkeiten zur gesundheitsbewussten Auseinandersetzung mit ihrer Umwelt aufzeigen. Im Konzept der *emanzipatorischen Gesundheitserziehung* können gesundheitsfördernde und gesundheitsschädigende Verhaltensweisen und Umweltbedingungen herausgearbeitet werden und Lösungsmöglichkeiten zusammen mit den Schülern entwickelt und erprobt werden. Das entspricht auch dem Motto der *Weltgesundheitsorganisation: „Make the healthy way the easist choice!" (zit. n. Rosenbrock*, 1989). Vorschläge zur Umsetzung dieses Konzeptes sind unter dem Stichwort „Gesunde Schule" bei *Gropengiesser* und *Gropengiesser* (1985) zu finden.

Gesundheitserziehung in der Schule ist ein Erziehungs- und Unterrichtsprinzip; d.h. nicht an bestimmte Fächer oder Altersstufen gebunden und prinzipiell Aufgabe aller Lehrer in allen Schulstufen und -formen. Wie Lehrplananalysen zeigen, ist die Gesundheitserziehung zumindest formal Baustein des Sachkunde-Unterrichts in der Grundschule bzw. des Biologie-Unterrichts in der Sekundarstufe I (*Staeck*, 1982; *Arnold* et al., 1986). Nach den Empfehlungen der *Kultusministerkonferenz der Länder* (1979) soll Gesundheitserziehung in allen geeigneten Unterrichtsfächern so früh wie möglich stattfinden.

In der von der *Bundeszentrale für gesundheitliche Aufklärung* herausgegebenen Schriftenreihe „Gesundheitserziehung und Schule" werden Unterrichtsmaterialien erstellt, die von den Schulen kostenlos bezogen werden können. Im Jahre 1986 sind Unterrichtsmaterialien für die 5. bis 10. Klasse der Sekundarstufe I zum Thema: „Entstehung und Vorbeugung von Haltungsschäden, Bluthochdruck, Hautkrebs" herausgegeben worden.

In diesen Vorschlägen zur Unterrichtsgestaltung wird der kognitive Aspekt, d.h. die Information der Schüler über Haltungsschäden, stark betont. Die Erziehung zu gesundheitsbewusstem, rückenfreundlichem Verhalten während des Schulalltags unterbleibt jedoch. Dieser Aspekt steht im Mittelpunkt des Rückenschulprogrammes.

14.3 Empfehlungen zur Programmgestaltung

Im Folgenden werden Empfehlungen zur Programmgestaltung einer Rückenschule für die sechste Klasse (Gymnasium) im Biologieunterricht gegeben. Für die Auswahl der sechsten Klasse sprechen neben den orthopädischen Aspekten (vgl. Kap. 14.1) vor allem Überlegungen bezüglich des Unterrichtscurriculums: In Nordrhein-Westfalen ist in der sechsten Klasse das Fach *Menschenkunde* mit der Lerneinheit *Bewegungsapparat* Gegenstand des Biologieunterrichts. Hier lassen sich die Inhalte der Rückenschule gut integrieren. Weitere sinnvolle Möglichkeiten zur Umsetzung der Inhalte ergeben sich im Fach Sport. Bausteine der Rückenschule im Sportunterricht sind beispielsweise Übungen der funktionellen Gymnastik zur Dehnung und Kräftigung der Haltemuskulatur und Spiele zur Umsetzung des gelernten rückenschonenden Bewegungsverhaltens. Anregungen bietet das *Funktionsprogramm Wirbelsäule* von *Fleiß* (1991).

Schüler der sechsten Klasse verfügen im Vergleich zu Grundschülern über ein höheres Abstraktionsniveau. Sie lernen durch Einsicht und verstehen den Zusammenhang zwischen ihrem Haltungs- und Bewegungsverhalten und den Folgen für ihre Wirbelsäule. Das Ziel der Rückenschule ist, die Schüler zu rückenschonendem Alltagsverhalten zu motivieren.

Das Rückenschulprogramm für die sechste Klasse umfasst sechs Unterrichtsstunden.

Die Inhalte werden im Folgenden skizziert (Tab. 1).

Die Wirbelsäule und die Haltung des Menschen

Anhand eines Skeletts, verschiedener Folien und Arbeitsblätter erarbeiten die Schüler den Aufbau und die Funktion der Wirbelsäule und erkennen den Zusammenhang von Körperhaltung und Bandscheibenbelastungsdruck. Es werden vier Haltungstypen (nach *Staffel*, 1989) unterschieden und bezüglich ihrer Wirbelsäulenform und der Beckenstellung analysiert. Die Schüler führen jeweils zu zweit den Haltungstest nach *Matthiass* (1966) durch und diskutieren die Bedeutung der Muskulatur bei einer rückenschonenden Körperhaltung. Anschließend werden praktische Übungen zur Körpererfahrung und zur Haltungsschulung durchgeführt, wie z.B. Tasten der Dornfortsätze beim Nachbarn, Körperaufrichtung und Beckenkippung im Stand. Es werden Faktoren, die Einfluss auf die Körperhaltung des Menschen haben, diskutiert, wie z.B. die Form der Wirbelsäule, der Trainingszustand der Muskulatur und die Stimmung (Freude, Frust, Langeweile). Unterschiedliche Stimmungen werden von den Schülern pantomimisch dargestellt und bezüglich der Haltung beschrieben. Dabei werden Analogien zur Sprache hergestellt. Beispiele sind: „geknickt sein", „kein Rückgrat haben", „Kopf hoch", und „sich hängen lassen".

Die Schüler lernen verbreitete Wirbelsäulenerkrankungen (z.B. Hexenschuss, Bandscheibenvorfall) kennen und diskutieren auf Grund ihres Wissens Möglichkeiten der Prävention. Als wichtiges Element wird rückenschonendes Haltungs- und Bewegungsverhalten apostrophiert. In den folgenden Unterrichtsstunden ist die rückenschonende Gestaltung des Schüleralltages Gegenstand.

Richtiges Sitzen in der Schule

Für das richtige Sitzen in der Schule sind drei Aspekte von besonderer Bedeutung:

1. Vermeidung von Haltungskonstanz,
2. Auswahl und Anpassung der Schulmöbel,
3. Richtige Sitzhaltung in der Schule.

Tab. 1 Überblick über die Unterrichtseinheit

	Tag 1	Tag 2	Tag 3	Tag 4	Tag 5	Tag 6
Theorie und Rückenschulregeln	– Aufbau und Funktion der Wirbelsäule – Haltungstypen (nach *Staffel*) – Bedeutung der Muskulatur – Einflussfaktoren auf die Körperhaltung – Regeln zum Stehen	– Besprechung der Hausaufgaben – Stoffwechsel der Bandscheiben (Sitzen) – Pathologie – Möglichkeiten der Prävention	– Besprechung der Hausaufgaben – Kriterien für richtige Sitzmöbel – Regeln zum Sitzen	– Besprechung der Hausaufgaben – Stoffwechsel der Bandscheiben (Heben) – Regeln zum Bücken und Heben	– Besprechung der Hausaufgaben – Regeln zum Tragen – Regeln zur rückenschonenden Gymnastik	– Besprechung der Hausaufgaben – Regeln zur rückenschonenden Gymnastik
	Wirbelsäulengymnastik	**Wirbelsäulengymnastik**	**Wirbelsäulengymnastik**	**Wirbelsäulengymnastik**	**Wirbelsäulengymnastik**	**Wirbelsäulengymnastik**
Praktische Übungen	– Dornfortsätze tasten – Haltungstest (nach *Matthiass*) – Pantomime	– richtige Sitzhaltung	– Ausmessen der Körpergröße – Auswahl und Anpassung der Sitzmöbel	– Staffellauf	– „Ranzen-TÜV" – Planung von „Mobil und fit – mach mit!"	– Generalprobe: „Mobil und fit – mach mit!"
	Hausaufgabe: Bestandteile der Wirbelsäule (Arbeitsblatt)	**Hausaufgabe:** Beschreibung des Zusammenhangs von Körperhaltung und Bandscheibenbelastungsdruck (Graphik)	**Hausaufgabe:** Selbstbeobachtung zum richtigen Sitzen	**Hausaufgabe:** Selbstbeobachtung zum richtigen Bücken und Heben		

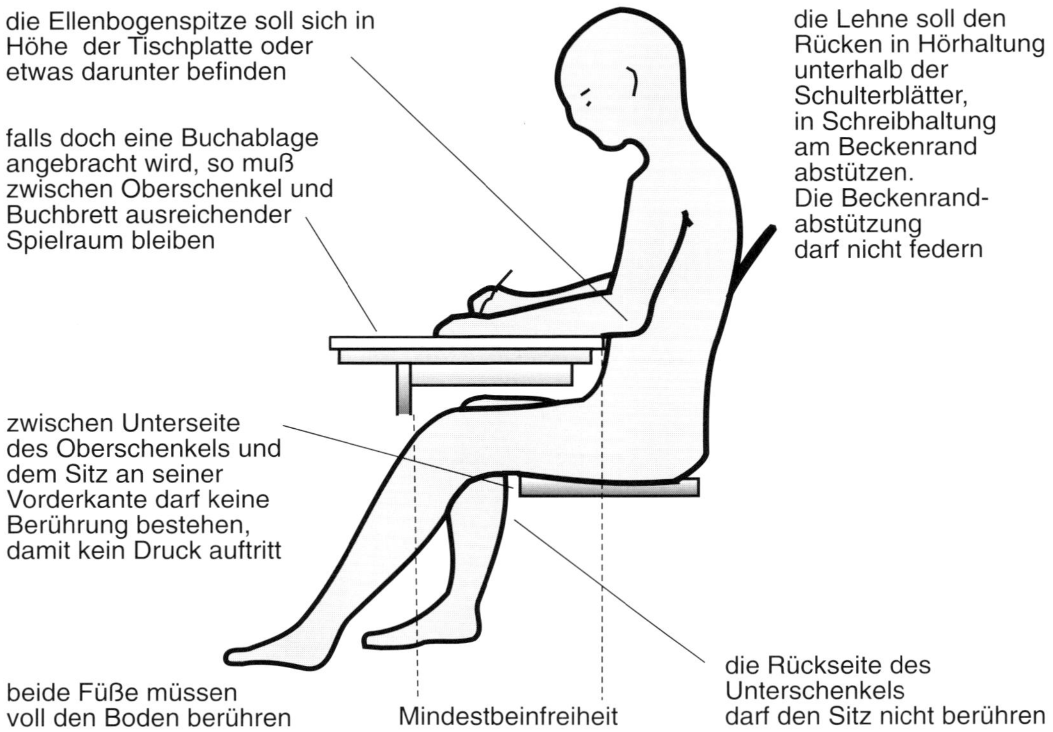

Abb. 1 Mindestanforderungen zur Gestaltung von Schulmöbeln. (Nach: *Berquet, K.H.:* Sitz- und Haltungsschäden. Auswahl und Anpassung der Schulmöbel. Thieme, Stuttgart 1988).

Vermeidung von Haltungskonstanz

Kontinuierliche Sitzperioden, wie in der Schule, in der Freizeit vor dem Fernseher bzw. Computer und während des Schulweges im Auto bzw. Schulbus, sind schon bei vielen jüngeren Schülern die Regel. Auch bei relativ rückenschonender Haltung beim Sitzen kommt es auf Grund der häufig stundenlangen Haltungskonstanz zum Stillstand des Stoffwechselaustausches an den Bandscheibengrenzen und somit zur vorzeitigen Degeneration des Bandscheibengewebes. Die wichtigste Regel beim Sitzen in der Schule lautet deshalb: *Du sollst dich bewegen!*

Auswahl und Anpassung der Schulmöbel

Die Auswahl und Anpassung der Schulmöbel ist seit mehreren Jahren durch die DIN ISO 5970: „Stühle und Tische für Bildungseinrichtungen; Funktionsmaße" geregelt. Es sollten folgende Maßgaben berücksichtigt werden (Abb. 2):

Es kann, entsprechend der Körpergröße der Schüler, zwischen insgesamt fünf Tisch- und Stuhlgrößen ausgewählt werden.

Die Untersuchungen von *Berquet* (1989) zeigen, dass die Schüler zum überwiegenden Teil an Tischen und auf Stühlen sitzen, die nicht ihrer Körpergröße angepasst sind.

In der *Rückenschule in der Schule* wird Sorge dafür getragen, dass jeder Schüler einen Stuhl und einen Tisch nach seinen Körpermaßen erhält. Dazu messen die Schüler gegenseitig

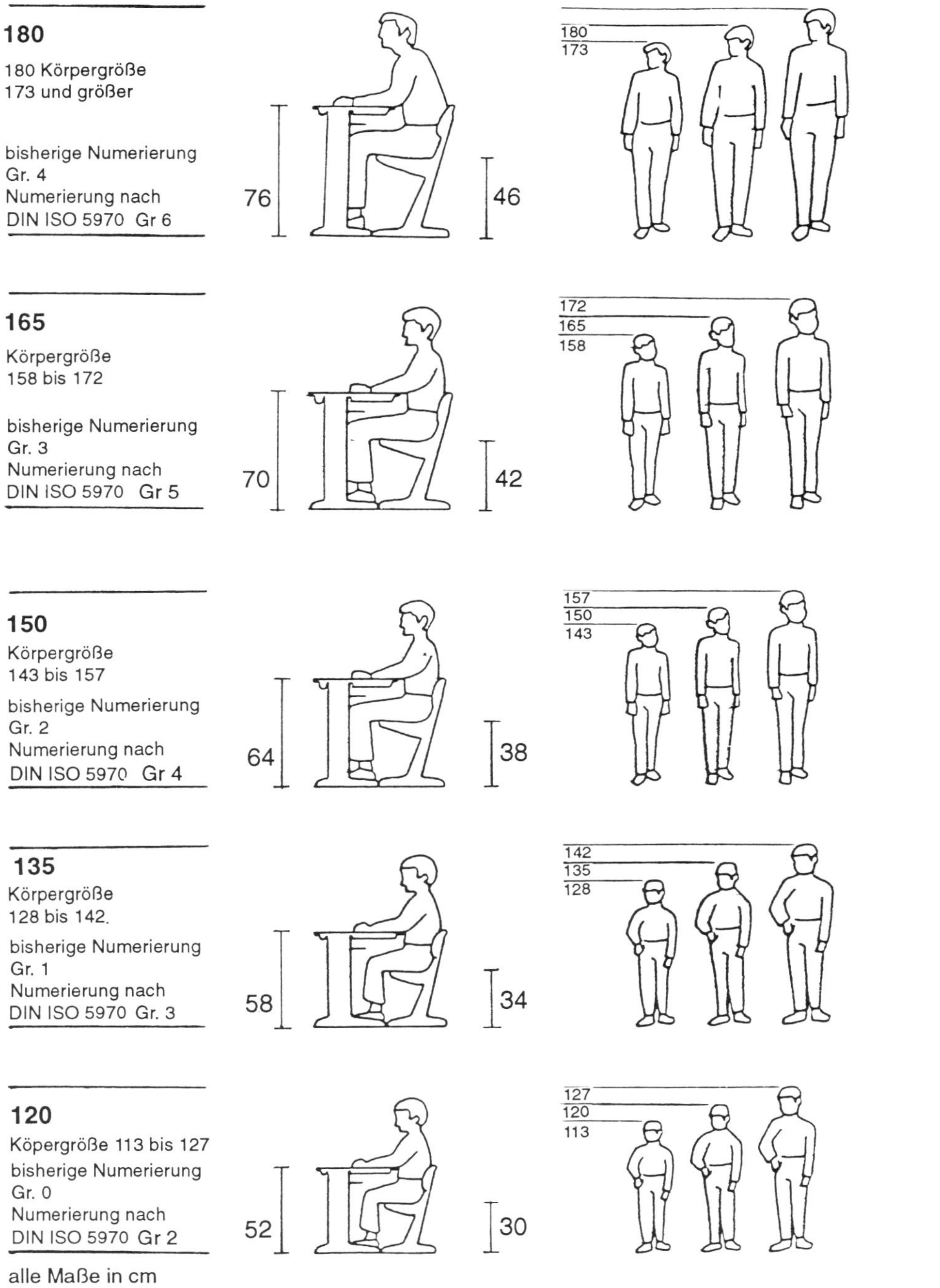

Abb. 2 Anpassung der Schulmöbel entsprechend der Körpergröße der Schüler gemäß DIN ISO 5970. (Nach: *Berquet, K.H.:* Sitz- und Haltungsschäden. Auswahl und Anpassung der Schulmöbel. Thieme, Stuttgart 1988).

Körpergröße und die Höhe ihres Tisches und Stuhles aus und tragen diese Werte in eine Tabelle ein. Anhand von Abb. 2 ermitteln sie die für sie angepasste Gestühlgröße. Dabei ist ein etwas zu niedriger Stuhl besser als ein zu hoher. Sollte das Mobiliar der richtigen Größe nicht im Klassenraum vorhanden sein, bittet eine „Schülerdelegation" den Hausmeister um die entsprechende Ausstattung des Klassenraumes mit passenden Schulmöbeln.

Nach § 20 des Schulverwaltungsgesetzes in Nordrhein-Westfalen hat der Lehrer zu beachten, dass die Schüler auf ihrer Körpergröße entsprechend angepassten Stühlen und Tischen sitzen. Wie stichprobenartige Befragungen an mehreren Schulen ergeben, sind die meisten Lehrer nicht ausreichend über ihre Verpflichtungen informiert. Da die Schüler in den weiterführenden Schulen häufig den Unterrichtsraum wechseln, kann der Lehrer diesem Anspruch kaum gerecht werden. Darüber hinaus ist eine Anpassung der Schulmöbel auf Grund fest installierter Tische in den naturwissenschaftlichen Fachräumen nicht möglich.

Spitzy war schon in den zwanziger Jahren der Auffassung, die beste Schulbank sei diejenige, in der der Schüler nicht sitzt! (*Spitzy*, 1926).

Wie z.B. die Podiumsdiskussion auf dem Süddeutschen Orthopädenkongress im Jahre 1990 zeigte, stehen die Schulmöbel nach wie vor im Brennpunkt der Kritik (*Reinhardt*, 1991).

Richtige Sitzhaltung in der Schule

Neben der Auswahl und Anpassung der Schulmöbel (*passive Rückenschule*) ist die rückenschonende Sitzhaltung der Schüler (*aktive Rückenschule*) von großer Bedeutung (*Schoberth*, 1989; s. Kap. 1). Die Schüler erarbeiten die Grundregeln zum *dynamischen Sitzen*. Für die Schule sind zwei Sitzhaltungen von besonderer Wichtigkeit: die *Zuhörhaltung* und die *Schreibhaltung*.

Für beide Sitzhaltungen gilt: *Halte den Rücken gerade*.

In der *Zuhörhaltung* werden die Schüler instruiert, mit dem Gesäß nach hinten zu rutschen und den Rücken an die Stuhllehne anzulehnen. Dabei empfinden es die Schüler als angenehm, wenn sie die Füße z.B. auf ein Fußbänkchen (oder mit Packpapier umwickelte alte Telefonbücher) hochstellen können. Darüber hinaus werden die Schüler ermuntert, sich bei längeren Sitzperioden in der Zuhörhaltung auch einmal „verkehrt herum" auf den Stuhl zu setzen.

In der *Schreibhaltung* sollen die Schüler entweder mit ihrem Stuhl möglichst weit an den Tisch heranrücken und sich an der Lehne anlehnen (Vorsicht: starke Kyphose im HWS-Bereich!) oder aber den Oberkörper in der Hüfte beugen und ihn mit dem nicht dominanten Unterarm abstützen.

Die Regeln zum richtigen Sitzen werden zusammen mit den Schülern erarbeitet und auf einem Regelbogen notiert.

Es werden einfache Übungen zur Haltungsschulung im Sitzen, beispielsweise zur Körperaufrichtung und zur Beckenkippung, durchgeführt und die Bedeutung der Muskulatur für eine rückenschonende Sitzhaltung erläutert.

Für das richtige Sitzen in der Schule bekommen die Schüler die Aufgabe, anhand eines Beobachtungsbogens zuerst ihren Sitznachbarn und dann sich selbst bezüglich der korrekten Sitzhaltung hin zu beobachten.

Seit Jahrzehnten wird sowohl von den Orthopäden als auch von den Augenärzten eine Schrägstellung der Tischplatte um 10–16 Grad gefordert (*Berquet*, 1988; *Krämer*, 1986; *Höfling*, 1986). Auf diese Weise wird das Sitzen, vor allem in der „Schreibhaltung", mit geradem Rücken erheblich erleichtert und die starke Kyphosierung der Halswirbelsäule vermieden.

Ein weiteres Problem beim Sitzen in der Schule ist die heute übliche Anordnung der Tische in der Hufeisenform. Die Schüler werden dadurch gezwungen, z.B. beim Zuhören oder beim Abschreiben von der Tafel, die Wirbelsäule über einen längeren Zeitraum zu verdrehen und somit eine extrem bandscheibenbelastende Haltung einzunehmen.

Die Anordnung der Tische sollte eingehend mit dem Lehrer besprochen werden und sorgfältig zwischen pädagogischen und orthopädischen Anforderungen abgewogen werden. In der *Zuhörhaltung* wird den Schülern empfohlen, den Stuhl zum Lehrer hin zu drehen und somit eine Drehung innerhalb der Wirbelsäule zu vermeiden.

Richtige Haltung beim Bücken und Heben

Die Schüler beobachten sich gegenseitig anhand eines Beobachtungsbogens beim Aufheben von Stiften vom Boden. Ausgehend von den Beobachtungsdaten und ihrem Wissen zur Anatomie und Physiologie der Wirbelsäule werden Konsequenzen unterschiedlicher Hebetechniken besprochen und Regeln zum richtigen Bücken und Heben entwickelt.

1. *Halte den Rücken gerade ...*
2. *Gehe beim Bücken in die Knie ...*

Zur Integration des Gelernten in das Verhaltensrepertoire der Schüler wird ein Staffellauf mit vielen Aufgaben zum Bücken und Heben durchgeführt.

Als Hausaufgabe schreiben die Schüler alle von ihnen durchgeführten Bück- und Hebevorgänge auf und stellen Überlegungen zur rückenschonenden Durchführung der Bewegungen an.

Richtiges Tragen

Die Schüler stellen Überlegungen an, wie sie ihre Schulutensilien möglichst rückenschonend transportieren können. Sie formulieren folgende Tipps:

1. *„Packesel – nein danke!"*
   „Reduziere das Gewicht!"
2. *„Trage körpernah und verteile die Last!"*
   „Besser Schulranzen oder Rucksack als Aktentasche!"

Da mit dem Eintritt in die Pubertät seit Generationen der Schulranzen als „kindisch" abgelehnt wird und auch der Rucksack häufig nur über eine Schulter gehängt wird und somit auch nicht unbedingt eine rückenschonende Alternative darstellt, wird der Schwerpunkt auf die Reduktion des Ranzengewichtes gelegt. Dazu wird ein *Ranzen-TÜV* durchgeführt (*Arnold*, 1985). Die Schüler ermitteln zunächst ihr Körpergewicht und anschließend das Gewicht des Ranzens. Das Gewicht des Ranzens sollte 10% des Körpergewichts nicht überschreiten. Bei zu schweren Ranzen (leider die Regel!), werden in Zusammenarbeit mit dem Lehrer Überlegungen zum „Abspecken" der Schultasche angestellt. Eine Möglichkeit wäre, die Schulbücher der Schüler grundsätzlich zu Hause aufzubewahren und für die Arbeit in der Schule einen zusätzlichen Klassensatz an Schulbüchern bereitzuhalten.

„Mobil und fit – mach mit!"

Wichtige Verursachungsfaktoren von Haltungsschwächen bei Jugendlichen sind die Haltungskonstanz durch lange Sitzperioden und der damit zusammenhängende schlechte Trainingszustand der Muskulatur. Die Regel 1 der Rückenschule lautet deshalb vor allem in der Schule: *Du sollst dich bewegen.* Wichtiges Ziel der *Rückenschule in der Schule* ist es, den „Dauersitzer Schüler" zu mehr Bewegung und Aktivität zu motivieren. Möglichkeiten dazu ergeben sich in den großen und kleinen Pausen und während des Unterrichts.

Während des Rückenschulunterrichts lernen die Schüler Lockerungs-, Entspannungs- und Dehnübungen kennen und führen diese, zunächst unter Anleitung und später unter wechselnder Regie selbstständig, während des Unterrichts und in den kleinen Pausen durch. Beispiele für rückenschonende gymnastische Übungen sind bei *Kempf* (1990), *Fleiß* (1991) und bei *Ullrich* (1991) beschrieben. Besonderen Spaß macht die Rückengymnastik mit Musik! Weit verbreitete rückenschädigende Gymnastikübungen wie etwa die Rumpfbeuge nach vorn im Sitzen oder Stehen werden besprochen und negative Konsequenzen für die Wirbelsäule herausgestellt.

In der letzten Rückenschulstunde bereiten die „Rückenschüler" eine *aktive Pause* vor, in der sie für ihre Mitschüler der übrigen Klassen ein rückenschonendes Gymnastikprogramm unter dem Motto „Mobil und fit –

mach mit!" konzipieren und in der großen Pause durchführen.

Darüber hinaus könnten, eventuell in einer Projektwoche, Überlegungen zur Umgestaltung des Pausenhofes angestellt werden. Vorschläge zu einem attraktiven und zur Bewegung einladenden Pausenhof sind bei *Kiesche* (1990) beschrieben.

14.4 Rückenschule in einer „gesunden Schule"!

Gesundheitserziehung ist prinzipiell nur in einer „gesunden Schule" möglich, d.h. in einer Schule, die die Schüler nicht zum stundenlangen Sitzen zwingt, attraktive Bewegungsanreize bietet und die Schüler nicht zu „Packeseln" macht und ihnen „den Rücken stärkt", um als Erwachsene – auch im übertragenen Sinne – aufrecht durchs Leben gehen zu können.

Im Rückenschulunterricht werden systematisch Überlegungen angestellt, wie die konkrete Lebenswelt der Schüler möglichst rückenschonend gestaltet werden kann und wie die Schüler zum rückenschonenden Alltagsverhalten motiviert werden können. Rückenschonung bedeutet *aktive Körperhaltung* und so viel Bewegung wie möglich. Rückenschule in der Schule muss folglich zweigleisig fahren:

1. *verhaltenspräventiv;* d.h. Prävention durch rückenschonendes Haltungs- und Bewegungsverhalten im Alltag
2. *verhältnispräventiv,* d.h. durch die rückenschonende Gestaltung der Umwelt, damit eine gesunde Entwicklung der Schüler „trotz Schule" gewährleistet ist.

Dabei wird ganz bewusst auf Einschüchterung und der Drohung mit Rückenschmerzen und Krankheit bei Nichtbeachtung der Regeln verzichtet. Es wird vielmehr versucht, die Selbstverantwortlichkeit der Schüler für ihre Gesundheit zu fördern und ihnen Spaß an einer guten Haltung und an der Bewegung zu vermitteln.

14.5 Durchführung und Ergebnisse der Evaluation

Im Rahmen einer Untersuchungsreihe mit quasi-experimentellem Design an knapp 300 Probanden werden – neben der hier beschriebenen Unterrichtseinheit für die 6. Klasse – Rückenschulprogramme für die Klasse 1, die Klasse 10 und die Klasse 12 entwickelt und erprobt.

Für jede Schulstufe werden jeweils 3 Klassen ausgewählt und per Zufall folgenden drei Untersuchungsbedingungen zugeteilt:

Versuchsgruppe 1:	Rückenschulintervention durch den Klassen- bzw. Fachlehrer.
Versuchsgruppe 2:	Rückenschulintervention durch den Rückenschulexperten.
Kontrollgruppe:	keine Rückenschulintervention.

Messinstrumente sind ein „Quiz" und eine „Verhaltensprobe". Das „Quiz" ist ein Papier-Bleistift-Test und misst das Wissen über wirbelsäulenrelevantes Verhalten. Es wird überprüft, inwieweit die Schülerinnen und Schüler in insgesamt neun Abbildungen zwischen wirbelsäulenfreundlichem und wirbelsäulenbelastendem Verhalten unterscheiden können.

Mit der „Verhaltensprobe" wird das Bewegungsverhalten für sechs für den Rücken kritischen Verhaltensweisen (Hinsetzen, Sitzen, Aufstehen, Heben, Tragen, Drehen) gemessen.

Dabei werden die Schüler jeweils einzeln von zwei unabhängigen, trainierten Beobachtern bei der Durchführung eines Bewegungsparcours beobachtet. Die Beobachtungsdaten werden in Beobachtungsbögen protokolliert und ausgewertet.

Die Daten werden bei den Probanden der beiden Versuchsgruppen und der Kontrollgruppe jeweils vor und unmittelbar nach der Intervention erhoben; ein Follow-up erfolgt jeweils sechs bzw. zwölf Monate nach Abschluss der Intervention.

Mit dieser Untersuchungsreihe sollen vor allem die folgenden fünf Fragen beantwortet werden:

1. Verhalten sich Schülerinnen und Schüler, die am Rückenschulprogramm teilgenommen haben, rückenfreundlicher als eine vergleichbare Stichprobe ohne Rückenschulung?
2. Sind diese Ergebnisse auch langfristig, d.h. nach sechs bzw. zwölf Monaten abrufbar?
3. Lassen sich geschlechtsspezifische Unterschiede im wirbelsäulenrelevanten Verhalten beobachten?
4. Sollten die Rückenschulinhalte von externen Experten oder vom Klassen- bzw. Fachlehrer vermittelt werden?
5. In welcher Schulstufe profitieren die Schülerinnen und Schüler am intensivsten von dem Rückenschulprogramm?

Die Ergebnisse der Untersuchungen zeigen, dass die Interventionen, unabhängig von der Vermittlungsform (Lehrer oder Experte), in allen Schulstufen effektiv sind.

Die beiden Versuchsgruppen steigern ihre Leistungen in allen drei Nachhermessungen im Vergleich zur Vorhermessung und sind der Kontrollgruppe unmittelbar nach der Intervention sowohl im Quiz als auch in der Verhaltensprobe überlegen. Diese Ergebnisse sind auch nach sechs bzw. zwölf Monaten noch abrufbar. Allerdings steigern auch die jeweiligen Kontrollgruppen ihre Leistungen, sodass die Effekte in den Follow-up-Messungen weniger deutlich sind als in der ersten Nachhermessung. Dieses wird auf den Übungseffekt und die Kommunikation der untrainierten mit den trainierten Schülern zurückgeführt (vgl. Frage 1 und Frage 2).

Vor der Intervention zeigen sich in keiner Altersstufe geschlechtsspezifische Unterschiede (Frage 3).

Hinsichtlich der Vermittlungsform lassen sich in keiner Schulstufe Unterschiede bei den beiden Versuchsgruppen feststellen (Frage 4). Der Lehrer und der Rückenschulexperte sind demnach beide zur Durchführung der Rückenschule geeignet. Voraussetzung ist bei beiden Modellen jeweils eine entsprechende Schulung. Dies ist für die Lehrer kurz- und mittelfristig im Rahmen der Lehrer*fortbildung* durchführbar. Langfristig sollten Rückenschulinhalte ein fester Baustein der Lehrer*ausbildung* sein, insbesondere für die Ausbildung zum Grundschul-, Sport- und Biologielehrer. Der Rückenschulexperte kann entweder ein speziell fortgebildeter Arzt, Krankengymnast oder selbstständiger Sportpädagoge mit didaktischen Kenntnissen sein. Wie eine Befragung mittels eines Fragebogens der Schüler der Klassen 6 und 10 ergibt, befürworten die Schüler mit großer Mehrheit einen vom Experten durchgeführten Rückenschulunterricht, da sie sich vom Experten eine höhere Sachkompetenz und Abwechslung zum Schulalltag versprechen. Damit die Rückenschule aber nicht auf eine einmalige „Show-Veranstaltung" reduziert wird, muss der Lehrer das Programm begleiten und mit den Schülern fortführen. Dies ist besonders bei der Durchführung von regelmäßigen Bewegungspausen, der Kontrolle des Ranzengewichts und der Sitzmöbel und der Erinnerung an die Verhaltensregeln wichtig.

Da in allen Schulstufen gute Ergebnisse hinsichtlich der Veränderung des wirbelsäulenrelevanten Verhaltens erzielt werden, kann die Frage 5 nicht allein auf Grund der Untersuchungsergebnisse beantwortet werden. Gemäß den Empfehlungen der *Kultusministerkonferenz der Länder* (1979), sollten die Rückenschulinhalte so früh wie möglich in den Schulalltag integriert werden. Es wird daher empfohlen, die Rückenschule ab der ersten Klasse durchzuführen. In der ersten Klasse müssen die Schüler über einen längeren Zeitraum sitzen und eine Schultasche tragen. In der Rückenschule können die Kinder unterstützt werden, wirbelsäulenschonende Gewohnheiten, vor allem beim Sitzen und Tragen, von Schulbeginn an im Verhaltensrepertoire zu etablieren. Empfehlungen zur Programmgestaltung in der ersten Klasse sind bei *Nentwig* & *Czolbe* (1990) beschrieben.

Für die Integration von Rückenschulbausteinen in den weiterführenden Schulunterricht wird ein Zirkelcurriculum empfohlen, in dem Inhalte der Rückenschule möglichst oft in verschiedenen Schulstufen thematisiert und entsprechend dem jeweiligen kognitiven Niveau der Schüler didaktisch und methodisch aufbereitet werden. Wie hier beschrieben, können die Rückenschulinhalte in der sechsten Klasse im Rahmen des Biologieunterrichts wiederaufgegriffen werden. Bevor die Schüler die Schule verlassen, sollten in der zehnten bzw. in der zwölften Klasse die Rückenschulinhalte erneut thematisiert werden. Der Schwerpunkt in diesem Alter sollte auf den Themen „Rückenschule und Sport" und „Rückenschule und Beruf" liegen.

Eine detaillierte Beschreibung der einzelnen Rückenschulprogramme und die exakten Ergebnisse der Evaluationsstudien sind bei *Czolbe* (1994) dargestellt.

15 Osteoporose und Rückenschule im Alter

E. Nitzschke

15.1 Definition der Osteoporose

Im Laufe des Lebens eines jeden Menschen besteht ein gesetzmäßiger Verlauf des Mineralsalzgehaltes der Knochen und damit verbunden auch der Festigkeit des betreffenden Knochens.

Während des Wachstums, in der Jugend und im frühen Erwachsenenalter wird Knochenmasse aufgebaut und die Stabilität nimmt stetig zu. Das Maximum der Knochendichte und Knochenkräftigkeit hat der Mensch im dritten Lebensjahrzehnt. Von diesem Zeitpunkt kommt es zu einem stetigen Abbau von Knochenmasse (Abb. 1).

Die Osteoporose ist dadurch gekennzeichnet, dass es zu einem Verlust an Knochenmasse kommt, der über das normale Maß hinausgeht. Ein wesentliches Kennzeichen der Osteoporose dabei ist jedoch, dass der verbliebene Knochen in seiner Zusammensetzung aus Ei-

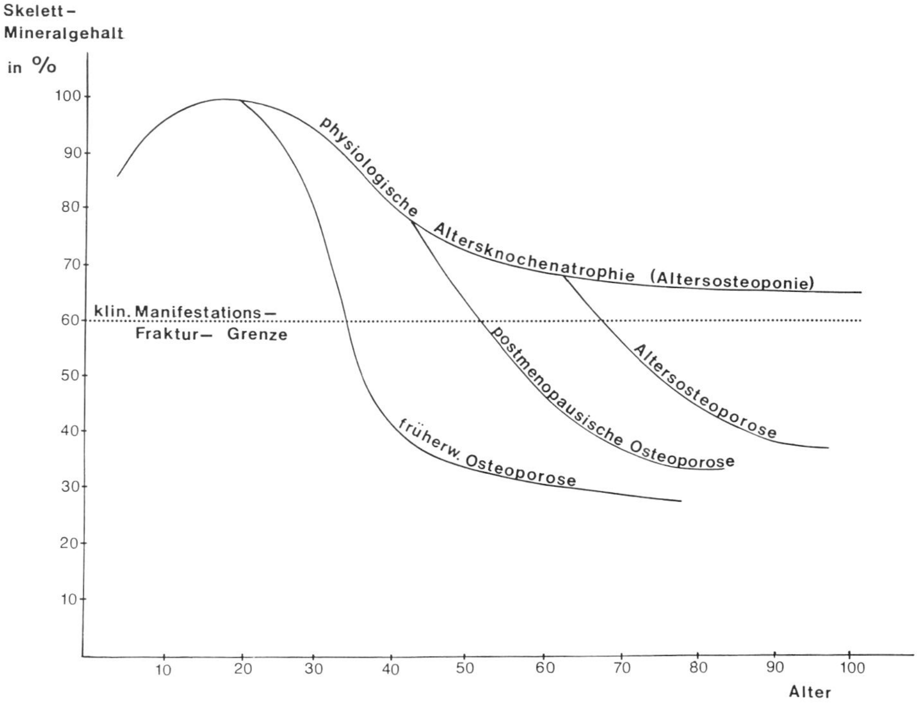

Abb. 1 Skelett-Mineralgehalt in Abhängigkeit von Lebensalter und von verschiedenen Osteoporoseformen. (Aus: *Krämer, J.*: Osteoporose. Diagnostik, Therapie und Prophylaxe. Wissenschaftliche Verlagsgesellschaft. Stuttgart 1991).

weiß und Mineralanteil normal ist. Dies unterscheidet die Osteoporose von anderen häufigen Erkrankungen, wie etwa der Osteomalazie, wo es bei einer normalen Masse an Grundsubstanz zu einem Mineralisationsdefizit gekommen ist. Dieser, über das normale Maß hinausgehende Substanzverlust des Knochens, führt zu einer vermehrten Knochenbrüchigkeit.

Dieser Zusammenhang führt dazu, dass auf der internationalen Konsensuskonferenz in Kopenhagen 1990 die Osteoporose folgendermaßen definiert wurde:

Osteoporose ist eine Erkrankung, welche durch niedrige Knochenmasse, mikroarchitektonische Zerstörung des Knochengewebes und einen darauf resultierenden Anstieg des Frakturrisikos gekennzeichnet ist (*Consensus Development Conference,* 1991).

In dieser Definition der Osteoporose sind die früher geforderten Wirbelfrakturen oder Sinterungen wie auch die klinische Symptomatik nicht enthalten. Das Entfallen von Frakturen oder Sinterungen aus der Definition der Osteoporose ist insbesondere darauf zurückzuführen, dass durch die modernen Methoden der Knochendichtemessung der über das altersübliche Maß hinausgehende Knochenverlust schon frühzeitig gemessen werden kann. Dadurch ergibt sich die Möglichkeit, eine Osteoporose zu erkennen und zu behandeln, bevor es zu der gefürchteten Fraktur gekommen ist.

Grundsätzlich unterscheidet man idiopathische oder primäre Osteoporosen, bei denen die Ursache nicht bekannt ist, und Osteoporosen mit bekannter Ursache, die so genannten sekundären Osteoporosen.

Eine häufig anzutreffende Ursache für die sekundären Osteoporosen ist eine Kortisoneinnahme über längere Zeit. Weitere häufige Ursachen sind Hyperthyreoidismus, Östrogenmangel bei der Frau und Testosteronmangel beim Mann, fehlerhafte Ernährung oder Nahrungsverwertung.

Die Ursachen der idiopathischen Osteoporose hingegen sind nicht klar.

Vom Typ I dieser idiopathischen Osteoporose sind überwiegend Frauen in der Postmenopause betroffen. Eine wesentliche Ursache hierfür ist der Östrogenverlust in der Postmenopause. Bei etwa 1/3 der Frauen kommt es hierdurch zu einem überstürzten Knochenverlust, der über mehrere Jahre anhalten kann.

Während ein jährlicher Knochenmasseverlust von bis zu 3,5% zu diesem Zeitpunkt noch toleriert werden kann, ist ein Knochenverlust über 3,5% im Jahr therapiebedürftig.

Geeignete Verfahren, um diesen Knochenmasseverlust zu bestimmen, sind entweder das DPX der Wirbelsäule oder des Schenkelhalses oder das periphere bzw. zentrale quantitative Computertomogramm.

Der Typ II der Osteoporose betrifft die Altersosteoporose, die bei beiden Geschlechtern in gleicher Weise auftritt. Durch den natürlichen Verlust an Knochenmasse erreicht der Knochen im hohen Alter eine Brüchigkeit, die ihn schon bei geringen Belastungen brechen lässt. Dabei kommt es insbesondere zu Brüchen an Wirbelkörpern, Schenkelhals, Radius oder Rippen.

Die wesentlichen Risikofaktoren für das Auftreten einer idiopathischen Osteoporose ist neben dem Östrogenverlust in der Postmenopause ein unzureichender Aufbau an Knochenmasse in der Jugend. Neben genetischen Faktoren führt zum Aufbau des Knochens eine ausreichende Belastung durch körperliche Aktivität sowie eine ausreichende Kalziumzufuhr. Es ist durch längere Immobilisation, z. B. durch Bettlägerigkeit oder auch durch die Schwerelosigkeit nach Raumflügen, bekannt, dass die Immobilisation und der Belastungsmangel nach etwa 6 Wochen zu einem Knochenmineralsalzverlust führt (*Rüegsegger, Durand* und *Dambacher,* 1990; *Tilton, Degioanni* und *Schneider,* 1980). Weiterhin weiß man, dass eine hohe Belastung des Knochens durch sportliche Betätigung zu einer Verfestigung des Knochens führt. Der hormonelle Faktor ist jedoch bedeutsamer als der mechanische Faktor. Dies weiß man von Amenorrhöen bei Marathonläuferinnen und Läuferinnen. Trotz der mechanischen Belastung kommt es durch den Östrogenmangel bei der Amenorrhö zu einem massiven Spongiosaverlust in der Tibia (*Jones, Priest, Hages, Tichenor* und *Nagel,* 1977).

Die Tatsache, dass kräftige Frauen seltener eine Osteoporose haben als zarte und kleinwüchsige Frauen, ist durch zwei Ursachen erklärbar. Zum einen ist die mechanische Belastung des Skelettes bei den zarten Frauen geringer, zum anderen ist der Gesamtöstrogenspiegel in der Postmenopause niedriger, da Östrogenvorstufen aus der Nebenniere im Fettgewebe in aktives Östrogen umgewandelt werden. Dieser Mechanismus stellt bei den Frauen in der Postmenopause die Hauptquelle für das Östrogen dar. Somit haben kräftigere Frauen einen höheren Östrogenspiegel und damit auch einen höheren Schutz vor dem Auftreten einer Osteoporose.

15.2 Die Wirbelsäule im Alter und bei manifester Osteoporose

Die Probleme an der Wirbelsäule treten erst dann auf, wenn es im Rahmen der Osteoporose zu statischen Veränderungen in Folge von Frakturen oder Wirbelkörpersinterungen gekommen ist. Im Gegensatz zum mittleren Lebensalter bereiten die Bandscheiben im höheren Alter, etwa ab dem 60. Lebensjahr, keine Probleme mehr. In diesem Alter sind die Bandscheiben ausgetrocknet, der Gallertkern zeigt nur noch wenig Verlagerungstendenz. Daher lassen Häufigkeit und Intensität bandscheibenbedingter Erkrankungen wie Lumbago oder Prolapsischialgie mit zunehmendem Alter nach. Lokale oder radikuläre Wirbelsäulensyndrome sind beim älteren Menschen meist auf andere Ursachen zurückzuführen.

Durch degenerative Veränderungen im Laufe des Lebens kommt es zur knöchernen Randwulstbildung an den Wirbelkörpern, der sog. Spondylose. Ist die Bandscheibenhöhe infolge der im mittleren Lebensalter abgelaufenen degenerativen Erkrankungen vermindert, so kommt es zu einer Verkleinerung des Foramen intervertebrale, durch das die Nervenwurzel austritt. Daneben führt die Arthrose der Wirbelgelenke mit der Ausbildung von arthrotischen Randkantenausziehungen zu einer Einengung des Wirbelkanals, insbesondere im lateralen Rezessus.

Dadurch kann es zu einer Irritation der Nervenwurzeln oder auch der Cauda equina kommen. Dies führt entweder zu radikulären Symptomen, pseudoradikulären Symptomen oder auch zu der sog. Claudicatio intermittens spinalis.

Trotz dieser Veränderungen, die bei vielen Menschen auftreten, sind Beschwerden nur selten. Eigene Reihenuntersuchungen haben gezeigt, dass die knöchernen Veränderungen bei Patienten mit und ohne Beschwerden in gleicher Häufigkeit auftreten. Es ist auch bekannt, dass selbst stärkste Verformungen der Wirbelsäule oft völlig symptomlos bleiben, wenn Rückenmark und Nervenwurzeln genügend Zeit haben, sich den anatomischen Gegebenheiten anzupassen. Ein Beweis hierfür sind diejenigen Menschen, die auch mit starken Wirbelsäulenverkrümmungen bei Skoliose weder Rückenschmerzen noch Beschwerden durch Nerveneinklemmungen haben.

Durch die Einengung des Wirbelkanals und des Foramen intervertebrale wird jedoch der Reserveraum für Rückenmark und Nervenwurzel geringer. Daher reichen schon geringe schädigende Einflüsse von außen, die symptomlose Enge im Wirbelkanal und in den Zwischenwirbellöchern zu schmerzhaften Krankheitsbildern werden zu lassen (*Krämer*, 1991).

Derartige Zusatzimpulse, welche die wohl tuende Altersverfestigung der Wirbelsäule durchbrechen können, stellen z.B. Unfälle, ungewohnte körperlicher Belastung oder Fehlhaltungen über längere Zeit dar. Außergewöhnliche Belastungen der Wirbelsäule bei älteren Menschen können im Haushalt, Garten, bei Sport und Gymnastik oder auch Reisen entstehen. Gerade hier liegt ein Ansatz der Rückenschule im Alter.

Bei Fortschreiten der Osteoporose kann es zu Sinterungen und Frakturen der Wirbelkörper kommen. Dadurch ändert sich die Statik der Wirbelsäule und des Körpers vollständig. Es kommt zu einer Überbetonung der vorhandenen ursprünglichen Krümmungen der Wirbelsäule, d.h., es kommt insbesondere zu einer vermehrten Brustkyphose mit einer daraus resultierenden Hyperlordose von Halswirbelsäule und Lendenwirbelsäule. Durch die vermehrte Brustkyphose wandert der Körperschwerpunkt nach ventral. Dies bewirkt, dass das Becken nach vorne kippt und ventrale Rumpfanteile ein relatives Übergewicht erlangen. Die Beckenvorkippung wird durch eine Insuffizienz der Bauchmuskeln verstärkt, die durch Annäherung von Ursprung und Ansatz an Wirksamkeit verlieren. Dadurch kommt es zu einem Vorwölben des Abdomens. Diese Verlagerung des Körperschwerpunktes nach vorne führt zu einer vermehrten mechanischen Belastung von vorderen Anteilen des Skelettsystems. Rippen, Brustbein und Schlüsselbein werden vermehrtem Druck ausgesetzt. Auch die Symphyse kann stärker belastet werden.

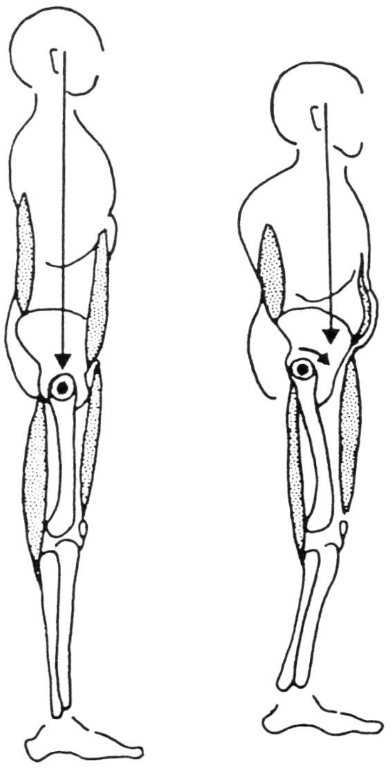

Abb. 2 Statische Veränderungen bei Osteoporose. Durch die vermehrte Brustkyphose wandert der Körperschwerpunkt nach vorn. Die Bauchmuskeln erschlaffen, es kommt zur Beckenvorkippung. Hüftbeuger und Rückenstrecker erlangen ein Übergewicht, die Ischiokruralmuskeln werden überdehnt. (Aus: *Krämer, J.:* Osteoporose. Diagnostik, Therapie und Prophylaxe. Wissenschaftliche Verlagsgesellschaft, Stuttgart 1991).

Durch die Vermehrung der Brustkyphose kommt es zu einer Überdehnung der Rückenstreckmuskulatur im Bereich der Brustwirbelsäule und auch zu einer Überdehnung der Ischiokruralmuskulatur (Abb. 2).

All diese Faktoren können neben akuten Schmerzen durch Wirbelkörpersinterungen zu chronischen Schmerzen bei der Osteoporose führen.

15.3 Aufgabe der Rückenschule im Alter (Tab. 1)

Im Alter, bei der Osteoporose, hat die Rückenschule mannigfaltige Aufgaben. Es besteht nicht mehr die Gefahr, durch eine vermehrte Bandscheibenbelastung Beschwerden hervorzurufen, aber durch die vermehrte Brüchigkeit des Wirbelknochens kann eine falsche Belastung zu einer Sinterung oder Fraktur eines Wirbelkörpers führen.

Kennzeichen der Osteoporose ist es, dass bereits geringe Belastungen im Alltag zu Wirbelfrakturen und Sinterungen führen können. Zusätzlich können Belastungen von außen zu einer Dekompensation im knöchern eingeengten Wirbelkanal und Nervenaustrittsloch führen. Folge dieser Fehlbelastungen können Frakturen, eine Claudicatio spinalis intermittens, ein radikuläres Lumbalsyndrom oder auch durch Hyperlordose bedingte Beschwerden sein, die dem Facettensyndrom des jungen Erwachsenen entsprechen.

Die Aufgabe der Rückenschule ist es nun, dem älteren Patienten zu zeigen, wie er sich im Alltag zu verhalten hat und dabei seinen brüchigen Wirbelsäulenknochen und die wohltuend verfestigte Wirbelsäule schont (Abb. 3 und 4). Dazu dient insbesondere das praktische Einüben der *Rückenschulregeln*

Tab. 1 Aufgabe der Rückenschule im Alter (Postmenopause)

- Aufbau und Erhaltung der Knochensubstanz
- Erhaltung der Wirbelsäulenfestigkeit
- Altersrundrückenprophylaxe
- Bewegungsschulung

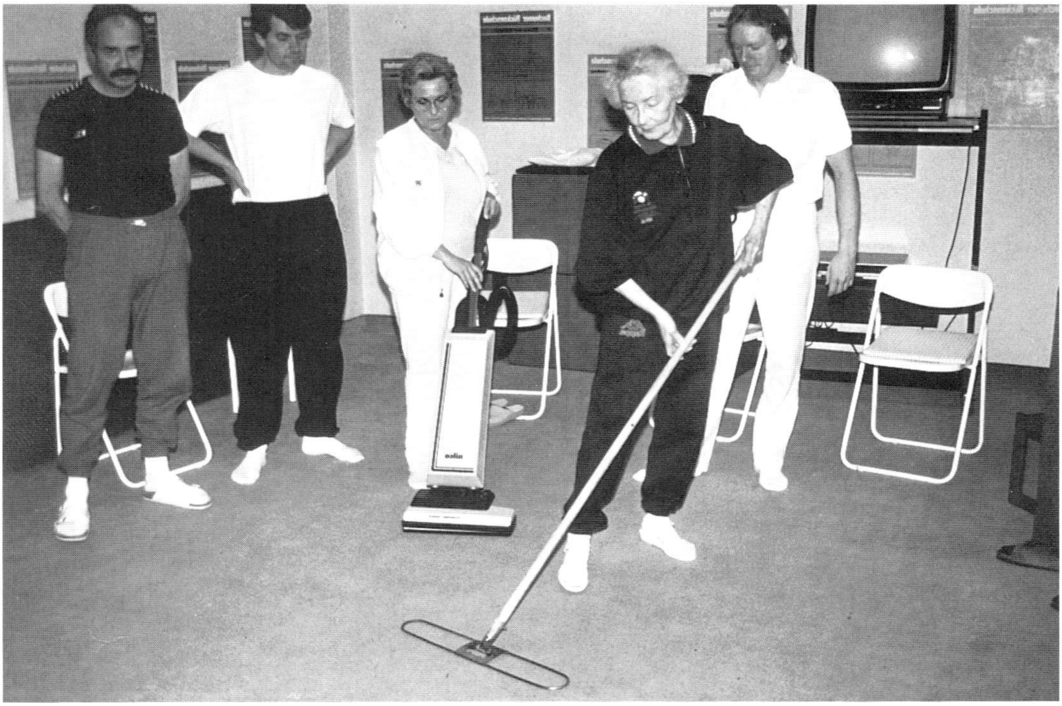

Abb. 3 Rückenschule im Alter. An den Übungen zur täglichen Routine nehmen in der Rückenschule auch ältere Menschen teil. Auch oder gerade sie sollten bei der Haus- und Gartenarbeit auf einen geraden Rücken achten. Bei Rundrückenbelastung kann es zu Kompressionsfrakturen der Wirbelkörper am thorakolumbalen Übergang kommen. Dem sog. Altersrundrücken soll entgegengewirkt werden.

Nr. 2: „Halte den Rücken gerade", Nr. 3: „Gehe beim Bücken in die Hocke" und Nr. 4 und 5: „Hebe keine schweren Gegenstände" und „Verteile Lasten und halte sie dicht am Körper".

Durch Schmerzen und Fehlstatik kommt es zu einer Veränderung der Muskulatur. Insbesondere wird die Bauchmuskulatur schwach durch das Annähern von Ursprung und Ansatz, und die Rücken- und Ischiokruralmuskulatur wird überdehnt. Darauf zielt das spezielle Training für die Wirbelsäulenmuskulatur ab. Die Patienten können auch im hohen Alter noch lernen, mit einfachen Übungen aus der Entlastungshaltung, die Bauch- und Rückenmuskulatur zu kräftigen. Neben den Kräftigungsübungen können auch die älteren Patienten vorsichtig Dehnungsübungen für die Bein-, Rücken- und Nackenmuskulatur erlernen und regelmäßig durchführen.

Wichtig für den alten Menschen ist die Motivation, sich in Bewegung zu halten. Verschiedene Untersuchungen zeigen, dass durch die mechanische Belastung auch Knochen bei älteren Patienten dazu angeregt werden können, an Festigkeit zu gewinnen oder zumindest den Abbauprozess zu verlangsamen. Dieser Effekt tritt jedoch nur an wirklich belasteten Knochenstrukturen auf und hält auch nur so lange an, wie die Belastung anhält. Eine körperliche Betätigung mindestens 2–3-mal in der Woche für eine Stunde ist daher anzustreben. Auch für ältere Menschen sind bandscheibenfreundliche Individualsportarten wie Schwimmen, dabei insbesondere das Rückenschwimmen, Laufen oder Radfahren geeignet (Tab. 2).

Das Schwimmen in der Rückenlage und aus der Entlastungshaltung ist einfach auszufüh-

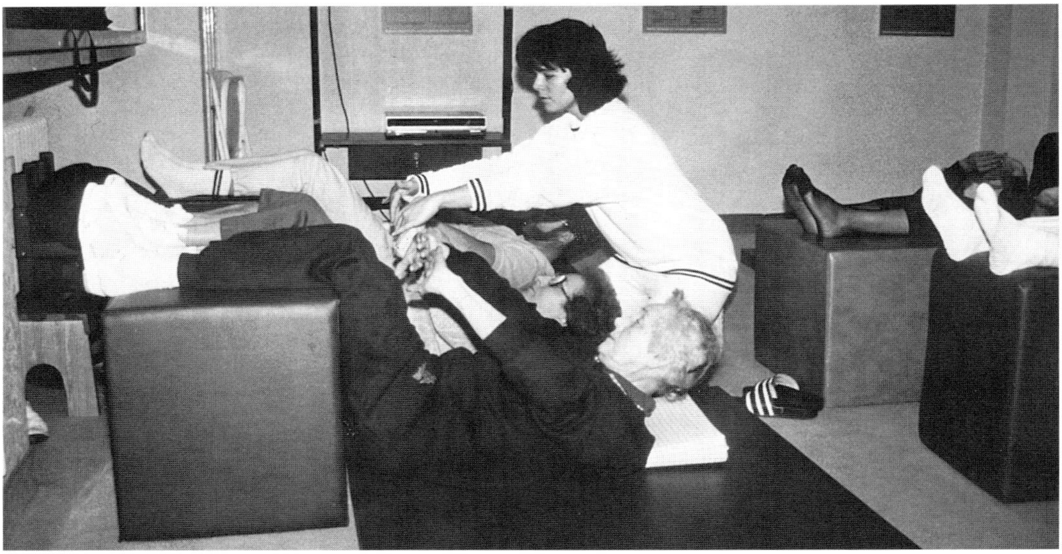

Abb. 4 Übungen aus der Entlastungshaltung mit 90 Grad gebeugten Hüft- und Kniegelenken. Anspannungsübungen der Rumpf- und proximalen Extremitätenmuskeln zunächst unter Anleitung durch eine Krankengymnastik oder später alleine, dienen zur Erhaltung der zunehmenden Wirbelsäulenfestigkeit im Alter. Auf keinen Fall sollten Lockerungsübungen durchgeführt werden.

Tab. 2 Geeigneter Sport im Alter

- Tanzen, Gymnastik
- Laufen
  Bergwandern, Skilanglauf, Joggen, Spazieren
- Rad fahren
  auf Lenker + Sattel achten
- Schwimmen
  Rückenschwimmen
- langjährig ausgeübter Sport
  Ballspiele, Tennis, Golf
  Kegeln, aber rückenschulgerecht

ren. Es kommt dem Bestreben älterer Menschen entgegen, Mund und Schleimhäute nicht mit dem Chlorwasser in Verbindung zu bringen. Beim Rückenschwimmen wird das schädliche Hohlkreuz oder auch die Hyperlordose der Halswirbelsäule vermieden. Sofern die Patienten Angst vor dem Wasser haben oder auch das Rückenschwimmen nicht sicher beherrschen, sind Schwimmhilfen an Rumpf oder Armen angebracht. Gerade in der Phase einer akuten Osteoporose mit frischen Wirbelkörpersinterungen ist das Schwimmen aus der Entlastungshaltung hilfreich, da sich die Patienten bewegen können, ohne die Last des Körpers tragen zu müssen. Guten Schwimmern, die zeitlebens die verschiedenen Schwimmarten korrekt gelernt und geübt haben, kann man auch im Alter erlauben und empfehlen, diese Schwimmarten beizubehalten. Bei ausreichendem Training und korrektem Stil kommt es dann nämlich nicht zu der beschwerdeauslösenden Hyperlordose von HWS und LWS.

Bandscheibenkranken wird Joggen oder Laufen als Individualsportart empfohlen. Entspannend können auch Bergwandern, Skilanglaufen oder forciertes Spazierengehen durchgeführt werden. Auch hier gilt, dass die Belastung den zeitlebens Geübten entsprechen und Überlastungen vermieden werden sollten. Auch das Rad fahren wird als wirbelsäulenfreundlicher Sport empfohlen. Dabei ist zu beachten, dass keine vornübergeneigte Haltung eingenommen wird, sondern der Lenker hoch steht und auch der Sattel so tief, dass man die Pedale treten kann, aber nicht in gekrümmter Haltung auf dem Fahrrad sitzt.

Aber gerade im Alter nimmt die Motivation und der Antrieb des Einzelnen ab. Neben der reinen Empfehlung zur sportlichen Betätigung muss auf jeden Fall versucht werden, die Motivation der älteren Menschen zu fördern. Daher kann die Empfehlung zu Individualsportarten beim älteren Menschen problematisch sein. Wenn man alleine läuft oder joggt, fehlt die Motivation. Auch Standradfahren zu Hause mag zwar vorübergehend eine geeignete körperliche Belastung sein, wird jedoch im Regelfall rasch wieder beendet.

Wichtig ist daher sportliche Betätigung in Gruppen, wo man durch den sozialen Kontakt dazu motiviert wird, die körperliche Belastung durchzuhalten. Es sind daher für die älteren Menschen insbesondere Gymnastikgruppen, evtl. mit Musik, oder auch Tanzveranstaltungen zu empfehlen. Für das Wandern und Laufen sollten auch Gruppen gebildet werden. Ist das nicht möglich, kann bei einem älteren Menschen, der zunehmend vereinsamt, auch ein Hausgenosse, z.B. ein Hund, dazu motivieren, täglich das Haus zu verlassen und einen größeren Spaziergang zu machen.

Aber auch wer sein Leben lang eine nichtwirbelsäulenfreundliche Sportart betrieben hat, sollte diese Aktivität im Alter nicht plötzlich einstellen. Es ist sicherlich besser, einer nicht optimalen Aktivität nachzugehen als gar keiner. Man sollte daher seit Jahren betriebenes Golf- oder Tennisspielen oder auch Kegeln nicht verbieten. Man sollte vielmehr den älteren Menschen zeigen und immer wieder üben, wie sie ihre bekannte Sportart so wenig bandscheibenbelastend wie eben möglich durchführen können.

Die für den Bandscheibenpatienten teilweise befürworteten Dehnungsübungen müssen bei dem älteren Menschen und insbesondere bei dem Osteoporosepatienten vorsichtig angewendet werden. Es muss auf jeden Fall vermieden werden, dass die altersbedingte Verfestigung der Bewegungssegmente nicht durchbrochen wird. Auch dürfen keine Belastungen auf die Wirbelsäule treffen, die die räumliche Enge im Wirbelkanal und im Foramen intervertebrale verstärken und dadurch zur Dekompensation der Spinalkanalstenose führen können. Vielmehr muss die Teilversteifung der Wirbelsäule durch zielgerichtetes Muskeltraining, insbesondere isometrische Anspannungsübungen aus der Entlastungshaltung, gefördert werden. Besonders die *Regel Nr. 1: „Du sollst dich bewegen“* und *Regel Nr. 9 und 10: „Treibe Sport“* und *„Trainiere täglich deine Wirbelsäulenmuskeln“* sollen dazu anregen, die Aktivität des älteren Menschen zu steigern. Er trainiert damit nicht nur seine Muskeln und kräftigt seine Knochen und sein Kreislaufsystem, sondern hebt insgesamt das körperliche Wohlbefinden.

Bei den Osteoporosepatienten sind häufig Stürze in Verbindung mit der erniedrigten Knochenmasse für weitere Frakturen verantwortlich. Ursachen hierfür sind mannigfaltig. Angefangen von Stolperfallen in der Wohnung, wie Telefonschnüre oder Teppichkanten, über Schlaftrunkenheit durch Schlafmittel oder Psychopharmaka bis hin zu kardiovaskulären Erkrankungen mit Blutdruckabfällen und Synkopen. Auch Bewegungsbehinderungen durch Arthrosen können zu Sturzereignissen beitragen. Gymnastik und Bewegung kann dabei helfen, Beweglichkeit und Bewegungsgefühl zu verbessern und somit auch Bewegungsabläufe bei Stürzen positiv zu beeinflussen (Tab. 3).

Tab. 3 Rückenschule. Sturzursachen im Alter

1. Stolperfallen in der Wohnung
2. Schlafmittel, Psychopharmaka, Antihypertonika, Alkohol
3. Internistisch-neurologisch
   Blutdruck-, Pulsschwankung
4. Weitere Behinderungen
   Arthrosen, Zustand nach Apoplex

IV Effektivität der Rückenschule

Die Frage nach der Wirksamkeit von Rückenschulen ist von entscheidender Bedeutung für die gesundheitspolitische Akzeptanz der Programme und deren Weiterentwicklung und Gestaltung. Inzwischen liegt die erste Metaanalyse zur Effektivität von Rückenschulen vor, durchgeführt von *Maier-Riehle & Härter* (1996). Sie beruht auf 18 kontrollierten Studien und berücksichtigt die meisten der in diesem Teil (IV) vorgestellten Untersuchungen. Die Resultate dieser Metaanalyse belegen die zumindest mittelfristige Wirksamkeit von Rückenschulprogrammen in Hinblick auf Kenntnisse und Verhaltensänderungen der Teilnehmer, zeigen jedoch kaum Einfluss auf das Schmerzempfinden.

C.G. Nentwig und *A.B. Czolbe* diskutieren in Kap. 16 die Angemessenheit von Untersuchungsplänen, stellen Evaluationskriterien vor und berichten über bislang vorliegende Resultate der internationalen Evaluationsforschung. Neue, für die Evaluationsforschung interessante Ergebnisse liegen im Bereich der Primärprävention vor (s. Kapitel 14).

In Kap. 17 wird von *C.G. Nentwig* und *C.-H. Ullrich* die erste experimentelle Studie zur Wirksamkeit eines Rückenschulprogrammes im deutschsprachigen Raum vorgestellt. Ihre Ergebnisse belegen eine deutliche Überlegenheit von Teilnehmern des Rückenschulprogrammes gegenüber einer Warte-Kontrollgruppe sowohl in Kenntnissen über die Wirbelsäule und Regelwissen zu wirbelsäulengerechtem Verhalten wie auch in der systematisch beobachteten Ausführung wirbelsäulengerechter Bewegungen und Körperhaltungen.

R.O. Kissling berichtet in Kap. 18 über die Resultate einer groß angelegten kontrollierten Studie zur Prüfung der Wirkungen eines Schweizer Rückenschulprogrammes mit fast 800 Teilnehmern. Die Ergebnisse dokumentieren eine Verminderung der Anzahl der Arztbesuche für Rückenschüler verglichen mit den Teilnehmern der Kontrollgruppe.

16 Methoden und Ergebnisse der Evaluation

C.G. Nentwig und A.B. Czolbe

16.1 Ziele der Evaluation

Die Rückenschule ist ein neues Verfahren zur Prävention, Behandlung und Rehabilitation von degenerativen Erkrankungen der Wirbelsäule. Sehr viel spricht schon aus theoretischen Überlegungen (s. Kap. 1) für die Angemessenheit eines Verhaltenstrainingsprogrammes bei Patienten mit Lumboischialgien, oder gar für eine Überlegenheit gegenüber traditionellen Formen der Intervention wie der reinen Krankengymnastik oder isolierter konservativer orthopädischer Behandlung. Allerdings muss eine neue Methode ihre Wirksamkeit überzeugend dokumentieren, will sie Anspruch auf wissenschaftliche Anerkennung erheben.

Durch Aufbau, Organisation und Durchführung eines Rückenschulprogrammes entstehen Kosten für Material und Personal, deren Aufwendung nur dann gerechtfertigt sein kann, wenn das Programm auch tatsächlich eine verbesserte Versorgung der Patienten bewirkt. Das systematische Erheben von Daten zur Wirksamkeit des Programmes dient zugleich mehreren Zielen:

- Die Daten geben den Rückenschullehrern eine gesicherte Rückmeldung über ihre Effizienz und dienen ihrer persönlichen Kontrolle.
- Der durch Daten belegte Nachweis der Wirksamkeit des Programmes ist ein wichtiges Argument in der Verhandlung mit Kostenträgern
- Die Ergebnisse der Evaluation können zur Fortentwicklung und Verbesserung des Programmes herangezogen werden.

16.2 Untersuchungspläne

Welche Daten müssen in welcher Form erhoben werden, um Informationen über die Wirksamkeit eines Rückenschulprogrammes zu erhalten? Man könnte die ehemaligen Teilnehmer eines Programmes zu einem bestimmten Zeitpunkt nach dessen Beendigung anschreiben und sie fragen, ob sie mit dem Programm zufrieden waren oder ob sie noch über Rückenschmerzen klagen (z.B. *Zachrisson-Forssell*, 1980). Man könnte einen Fragebogen zu Rückenschmerzen in der ersten Stunde der Rückenschule vorlegen und die Teilnehmer diesen Fragebogen mit zeitlichem Abstand nach Ende des Programmes wiederholt ausfüllen lassen (z.B. *Hall* und *Iceton*, 1980).

Beide Verfahren sind allerdings nicht geeignet, tatsächlich Auskunft über die Wirksamkeit einer Rückenschule zu geben. Sie gehören zur Gruppe der „vor-experimentellen" Untersuchungspläne (*Campbell* und *Stanley*, 1966). Der Unterschied zwischen einer Vorher- und einer Nachhermessung – wie im zweiten Beispiel – kann durchaus von anderen Faktoren als vom Rückenschul-Programm verursacht sein. Für degenerative Wirbelsäulenerkrankungen gibt es eine mehr oder weniger große Rate spontaner Remissionen (*Lankhorst, van de Stadt* und *van der Korst*, 1985), die in einem vorexperimentellen Untersuchungsplan scheinbar Behandlungserfolg anzeigen.

Gültige Aussagen über die Wirkungen von Rückenschulprogrammen können nur mit experimentellen Versuchsplänen getroffen werden, mit prospektiven kontrollierten Studien. Für die Durchführung einer solchen Studie ist mindestens eine Kontrollgruppe notwendig; die Zuteilung von Patienten auf die Behandlungs- und Kontrollgruppe muss nach dem Zufall geschehen. Die Effektivität der Intervention wird nicht aus dem Vorher-Nachher-Vergleich, sondern aus dem Unterschied zwischen Behandlungs- und Kontrollgruppe nach Beendigung des Programmes abgeleitet.

Für die Evaluation der Wirksamkeit einer Rückenschule bedeutet das: Per Zufall muss eine Anzahl von Patienten zur Teilnahme am Programm und eine ebenso große Anzahl der Kontrollbedingung (d.h. keine Teilnahme am Programm) zugeordnet werden. Nach Abschluss der Teilnahme an der Rückenschule werden von den Patienten der Kontrollgruppe ebenso wie von den Rückenschulteilnehmern die Evaluationsdaten erhoben. Da auf Grund der Zufallsaufteilung das Ausmaß spontaner Remission in beiden Gruppen gleich hoch ausfallen sollte, müssen die gefundenen Unterschiede zwischen Teilnehmern und Nicht-Teilnehmern auf die Wirkungen des Rückenschulprogrammes zurückzuführen sein.

Für die Realisation der Kontrollbedingung kommen mehrere Verfahren in Frage: Die einfachste Form besteht in der „Warte-Kontrollgruppe“: Hier werden die Probanden der Kontrollgruppe instruiert, dass zur Zeit alle Plätze in der Rückenschule belegt und sie für den nächsten Kurs vorgemerkt seien. Tatsächlich gibt es Hinweise (z.B. *Ullrich* und *Nentwig*, 1988; s. auch Kap. 17), dass schon durch „Warten“ allein eine signifikante Verbesserung der Symptomatik von Patienten mit degenerativen Wirbelsäulenerkrankungen eintritt. Eine andere Möglichkeit ist die „Plazebo-Kontrollgruppe“, die in einer als nicht wirksam geltenden Behandlung besteht. Für die Behandlung von degenerativen Wirbelsäulenerkrankungen kann dies etwa in der Anwendung von Kurzwellen bestehen (*Lankhorst* et al., 1983). Die wohl fairste Form einer Kontrollbedingung ist die Behandlung, die traditionell zur Linderung der Symptomatik eingesetzt wurde. Schließlich soll nicht nur die Überlegenheit gegenüber als eher unwirksam erachteten Verfahren demonstriert werden. So wurden in der Untersuchung von *Moffet* et al. (1986) die Probanden der Kontrollgruppe mit traditioneller Krankengymnastik behandelt.

16.3 Evaluationskriterien

In den bislang vorliegenden Studien zur Evaluation von Rückenschulen wurden Daten für verschiedene Variablen erhoben. Am häufigsten wurden Angaben der Patienten über Rückenschmerzen erfasst; andere untersuchte Variablen sind die Mobilität der Wirbelsäule, die Häufigkeit medizinischer Behandlung, die Zufriedenheit mit dem Programm, Angaben über Beeinträchtigung bzw. Behinderung, Häufigkeit des Arbeitsausfalles, Häufigkeit gymnastischer Übungen, Ausführung wirbelsäulengerechten Verhaltens, Kenntnisse über die Wirbelsäule und angemessene Bewegungsformen.

Das Ziel von Rückenschulen besteht in der Veränderung der Körperhaltungen und des Bewegungsverhaltens der Teilnehmer. Um zu entscheiden, ob das Rückenschulprogramm sein Ziel erreicht hat, müsste in erster Linie die Angemessenheit von Bewegungsformen und Körperhaltungen geprüft werden. Die anderen Variablen sind entweder angenommene Voraussetzungen (z.B. Wirbelsäulen-Kenntnisse) oder vermutete Folgen (z.B. Anzahl der ausgefallenen Arbeitstage) dieser Verhaltensänderung.

Wirbelsäulengerechtes Verhalten

Zwar sind die wirbelsäulenfreundlichen Körperhaltungen und Bewegungsabläufe das primäre Zielverhalten einer Rückenschule, doch sind gerade diese Verhaltensänderungen besonders schwer quantitativ zu erfassen. Der Zugang zu ihnen eröffnet sich vor allem mit der Methode der systematischen Verhaltensbeobachtung, die kaum in der natürlichen Alltagsumgebung der Teilnehmer praktiziert werden kann.

Voraussetzung für die Anwendung dieser Methode ist ein standardisierter Ablauf von

Verhaltensweisen, wie er von *White* (1983) als „Hindernislauf" (obstacle course) oder *Ullrich* und *Nentwig* (1988) als „Verhaltensprobe" entwickelt wurde. Die Probanden müssen in festgelegter Reihenfolge auf einem Parcours (s. Kap. 17) wichtige Bewegungsformen und Körperhaltungen vollziehen (Hinsetzen, Sitzen, Aufstehen, Heben, Tragen, usw.) und werden dabei von geschulten Beobachtern bewertet. Die Brauchbarkeit eines Beobachtungssystems lässt sich aus der Übereinstimmung der Wertung unabhängiger Beobachter beurteilen. Die Übereinstimmung sollte mindestens 85% betragen.

Daten über das Bewegungsverhalten in alltäglicher Umgebung kann am leichtesten der Teilnehmer selbst sammeln. Die systematische Selbstbeobachtung auf speziellen Protokollbögen ist ohnehin aus verhaltenstheoretischen Gründen eine sinnvolle Maßnahme des Rückenschulprogrammes (s. Kap. 3). Allerdings hat diese Form der Datenerhebung den Nachteil subjektiver Wahrnehmungsverzerrung; die Daten der Selbstbeobachtung können nur sehr eingeschränkt zur Bewertung des Programmerfolges herangezogen werden.

Spinale Mobilität

Am Jan-van-Breemen-Institut in Amsterdam wird zur Diagnose von „Low-Back-Pain"-Patienten ein Test der spinalen Mobilität eingesetzt (*Lankhorst, van de Stadt, Vogelaar, van der Korst* und *Prevo,* 1982). Die Flexion, Extension und seitliche Beugung der Lendenwirbelsäule werden in cm erfasst, der Winkel, in dem das gestreckte Bein gehoben werden kann, in Grad.

Allerdings darf keinesfalls eine erhöhte Mobilität als Zeichen erfolgreicher Rückenschulwirkung interpretiert werden. Untersuchungen des Amsterdamer Instituts an Patienten mit Lumboischialgien zeigen, dass im Verlauf von drei bis 36 Monaten eine zunehmende Steifheit der Lendenwirbelsäule mit einer Abnahme der Schmerzen und Beeinträchtigungen einhergeht (*Lankhorst* et al., 1985). Maße der Mobilität haben für die Evaluation den Vorteil einer recht genauen und objektiven Erfassbarkeit.

Kenntnisse, Zufriedenheit

Das gemeinsame Merkmal der Variablen dieser Gruppe ist ihre Erfassung mithilfe so genannter Papier/Bleistift-Verfahren, also verschiedener Formen von Fragebögen.

Das Wissen der Teilnehmer über Teile der Anatomie, Physiologie und Pathologie der Wirbelsäule und das Verständnis für die sich daraus ergebenden Formen angemessenen Bewegungsverhaltens kann in Form von multiple-Choice-Fragebögen erfasst werden. Die Fragebögen haben zwischen 10 und 20 Items und werden meist als „Quiz" bezeichnet (u.a. *Moffett,* 1986). Für die Rückenschule wichtige Kenntnisse können auf diese Weise objektiv erfasst werden; sie sind jedoch nur eine notwendige, nicht hinreichende Voraussetzung für wirbelsäulengerechtes Verhalten.

Die von den Teilnehmern bekundete Zufriedenheit mit dem Rückenschulprogramm ist vermutlich die am wenigsten brauchbare der genannten Evaluations-Variablen. Sie kann von vielen Faktoren anhängig sein, die nicht notwendig mit dem Ziel der Rückenschule in Zusammenhang stehen.

Schmerzen und medizinische Behandlung

Die Reduktion von Rückenschmerzen ist nicht das kurzfristige Ziel der Rückenschule. Vielmehr wird als Folge der Zunahme wirbelsäulenfreundlicher Bewegungen und Haltungen sowie der Kräftigung der Rumpfmuskulatur mittel- bis langfristig eine Reduktion der Schmerzen zu erwarten sein. Dennoch berücksichtigen alle Studien zur Evaluation von Rückenschulen das Schmerzerleben ihrer Teilnehmer. Meist geschieht dies in Form von einfachen fünf- bis zehnstufigen Schätzskalen, auf denen die Probanden ihr Schmerzniveau zwischen den Polen „schmerzfrei" und „unerträgliche Schmerzen" ankreuzen.

Inwieweit die Teilnehmer auf die Behandlung durch den Hausarzt oder Orthopäden zurückgreifen müssen, wird in einigen Studien als Variable zur Einschätzung der Wirksamkeit des Rückenschulprogrammes erfasst. Außerdem wird gefragt, ob sich die Einnahme von Medikamenten gegen Rückenschmerzen nach der Teilnahme am Kurs reduziert hat.

Beeinträchtigung und Arbeitsfähigkeit

Die vom Patienten erlebte Beeinträchtigung durch den Rückenschmerz bei der Ausführung täglicher Aktivitäten wird z.T. als „functional disability score" festgehalten (u.a. *Fairbanks, Couper, Davis* und *O'Brian*, 1980). Dabei werden die schmerzbedingte Behinderung beim Sitzen, Aufstehen, Bücken usw. für die letzte Woche durch den Teilnehmer in Prozent geschätzt oder auf einer zehnstufigen Ratingskala angegeben.

Die Anzahl der auf Grund von Arbeitsunfähigkeit ausgefallenen Arbeitstage ist ein besonders augenfälliges Maß der Wirksamkeit von Rückenschulen. Sie kann durch Befragung der Teilnehmer oder besser aus den Krankenakten entnommen werden.

Tab. 1 gibt in der Spalte „Kriterien" einen Überblick über die am häufigsten erfassten Variablen. Die beschriebenen Variablen unterscheiden sich in ihrer Reliabilität (Zuverlässigkeit und Genauigkeit), in ihrer Validität (Gültigkeit und Angemessenheit) und Ökonomie (d.h. dem notwendigen Aufwand zu ihrer Beschaffung). Subjektive Angaben zu Schmerz und Beeinträchtigung sind ohne großen Aufwand zu erhalten und beschreiben sicher einen wichtigen Teil der Wirkung einer Rückenschule auf den Teilnehmer; sie haben den Nachteil einer verminderten Zuverlässigkeit. Spinale Mobilität und Daten der systematischen Verhaltensbeobachtung sind zuverlässiger, jedoch sehr viel aufwändiger in ihrer Erhebung und stehen möglicherweise nur in indirektem Zusammenhang mit der Veränderung der degenerativen Symptomatik.

Um ein brauchbares Bild der Wirksamkeit einer Rückenschule zu erhalten, sollten deshalb für die Planung von Evaluationsstudien jeweils mehrere Variablen berücksichtigt werden, die unterschiedlichen Aspekten der Reliabilität und Validität gerecht werden können. Aus dem so gewonnenen Mosaik von Informationen kann dann eine Gesamteinschätzung der Wirkung des Programmes erfolgen.

16.4 Resultate bisheriger Rückenschulevaluationen

Bislang durchgeführte Studien zur Wirksamkeit von Rückenschulprogrammen unterscheiden sich in der Untersuchungsplanung, den erfassten Variablen und der Auswahl der Stichprobe. Tab. 1 gibt einen Überblick über acht Studien seit 1977.

Fünf der aufgeführten Untersuchungen (Nr. 1, 3, 4, 5 und 8) sind kontrollierte prospektive Studien mit einem experimentellen Versuchsplan. Zwei Studien haben Stichproben mit akuten Rückenschmerz-Patienten (Nr. 1 und 7); eine Symptomatik wird hier als „akut" bzw. „subakut" bezeichnet, wenn seit ihrer Diagnose nicht mehr als drei Monate vergangen sind, und als „chronisch", wenn die Symptomatik mindestens sechs Monate andauert (*Lankhorst*, 1983). Eine Studie wurde an einer gemischten Stichprobe aus akuten und chronischen Patienten durchgeführt (Nr. 8), die restlichen Studien untersuchten chronische Patienten.

In der klassischen experimentellen Studie von *Berquist-Ullmann* und *Larsson* (Nr. 1) wurden n = 217 Patienten mit akuter Symptomatik per Zufall einer von drei Bedingungen zugewiesen: Teilnahme an der Rückenschule, physiotherapeutische Behandlung, Plazebo-Behandlung mit Kurzwellen. Die mittlere Schmerzdauer betrug für die Teilnehmer der Rückenschule und der Physiotherapie etwa 15 Tage, für die Patienten mit Kurzwellen-Behandlung etwa 29 Tage. Die mittlere Anzahl ausgefallener Arbeitstage liegt für die Rückenschulteilnehmer bei 20, für die beiden anderen Bedingungen bei etwa 27 Tagen. Diese Untersuchung belegt eindrucksvoll die Überlegenheit des Rückenschulprogramms gegenüber beiden Kontrollbedingungen im Hinblick auf die Arbeitsfähigkeit. Die Schmerzreduktion ist durch Teilnahme an der Rückenschule nicht größer als durch traditionelle Physiotherapie.

Tab. 1 Studien zur Evaluation von Rückenschulen

Nr.	Autoren	Schule	Versuchsplan	Stichprobe n =	Kriterien	Ergebnisse
1	*Berquist-Ullman* und *Larsson* (1977)	Schwedische Rückenschule	experimentell 2 Kontrollgruppen	217 akut	Arbeitsausfall Schmerz	Programm besser als Kontrollgruppen
2	*Zachrisson-Forssell* (1980)	Schwedische Rückenschule	Nachbefragung nach 9 Monaten bis 8 Jahren	140 chronisch	Zufriedenheit Schmerz medizinische Behandlung	ca. 80% positiv
3	*Lankhorst* et al. (1983)	Schwedische Rückenschule	experimentell 1 Kontrollgruppe Nachbefragung nach 3, 6 und 12 Monaten	48 chronisch	Schmerz Funktion Mobilität	kein Unterschied zur Kontrollgruppe
4	*Moffett* et al. (1985)	Schwedische Rückenschule	experimentell 1 Kontrollgruppe Nachbefragung nach 16 Wochen	92 chronisch	Schmerz Funktion Kenntnisse	Programm besser als Kontrollgruppe nur nach 16 Wochen
5	*Aberg* (1982)	Advanced Back Pain Rehabilitation	experimentell 1 Kontrollgruppe Nachbefragung nach 4 und 8 Monaten	350 chronisch	Arbeitsausfall Schmerz Muskelübungen	Programm besser als Kontrollgruppe nur für Muskelübungen
6	*Hall* und *Iceton* (1980)	Canadian Back Education Units	Befragung zu Beginn und nach 6 Monaten	2200 chronisch	Zufriedenheit Schmerz Muskelübungen	80–90% positiv
7	*Mattmiller* (1980)	California Back School	Befragung nach 1, 3 und 6 Monaten, sowie nach 1 und 2 Jahren	300 meist akut	Arbeitsausfall Schmerz medizinische Behandlung	ca. 90% positiv
8	*Ullrich* und *Nentwig* (1988) (s. a. Kap. 16)	Mettmanner Rückenschule	experimentell 2 Kontrollgruppen Nachbefragung nach 6 und 12 Monaten	120 akut und chronisch	Kenntnisse Bewegungsverhalten Schmerz medizinische Behandlung	Programm besser als Kontrollgruppen
9	*Berwick* et al. (1989)	eine 4-stündige Sitzung	experimentell 2 Versuchs- und 1 Kontrollgruppe Nachbefragung nach 3, 6, 12 und 18 Monaten	222 meist akut	Schmerz Funktion	keine Unterschiede zwischen Programm und Kontrollgruppe
10	*Hurri* (1989)	Schwedische Rückenschule	experimentell 1 Kontrollgruppe Nachbefragung nach 12 Monaten	188 chronisch	Schmerz Mobilität Arbeitsausfall	Programm besser als Kontrollgruppe, jedoch nicht für Arbeitsausfall

Die nicht experimentellen Untersuchungen (Nr. 2, 6 und 7) finden für akute wie für chronische Patienten zu 80 bis 90% Verbesserungen in Hinblick auf Rückenschmerzen, Notwendigkeit weiterer medizinischer Behandlung und Arbeitsfähigkeit.

Die übrigen Untersuchungen mit experimentellem Versuchsplan geben kein einheitliches Bild. Sie wurden mit einer Ausnahme an Stichproben mit chronischen Patienten durchgeführt. *Lankhorst* et al. (Nr. 3) finden keinen Unterschied in Schmerz, Beeinträchtigung und spinaler Mobilität zwischen Rückenschulprogramm und Kurzwellenbehandlung. Die Studie von *Aberg* (Nr. 5) weist einen Unterschied zwischen Rückenschule und Kontrollbedingung nur für die Häufigkeit ausgeführter gymnastischer Übungen zur Stärkung der Rumpfmuskulatur, nicht für Schmerzen und Arbeitsfähigkeit nach. In der Untersuchung von *Moffett* et al. (Nr. 4) erweist sich die Teilnahme an der Rückenschule nicht am Ende des Programmes, wohl aber 16 Wochen später der reinen Krankengymnastik überlegen. Rückenschulteilnehmer berichten zu diesem Zeitpunkt über weniger Schmerzen und geringere Beeinträchtigungen. Die Untersuchung von *Ullrich* und *Nentwig* (Nr. 8) vergleicht akute und chronische Patienten, die an der Rückenschule teilnehmen mit Patienten, die auf die Teilnahme warten und einer Kontrollgruppe ohne Rückenschmerzen. Es zeigt sich eine Überlegenheit der Rückenschule für Kenntnisse über die Wirbelsäule, die Ausführung wirbelsäulengerechten Verhaltens. In den 6- und 12-monatigen Nacherhebungen berichteten Rückenschulteilnehmer über verminderten Konsum von Schmerzmedikamenten und reduzierter Häufigkeit von Arztbesuchen wegen Rückenbeschwerden. Die von *Berwick* et al. (Nr. 9) berichtete mangelnde Wirksamkeit auch bei akuten Patienten mag durchaus auf die geringe Vergleichbarkeit des untersuchten Rückenschulprogrammes zurückzuführen sein. Die gut kontrollierte Studie von *Hurri* (Nr. 10) unterstreicht vor allem die Wirkungen des Programmes auf die subjektive Einschätzung der Beschwerden durch die Patienten.

16.5 Konsequenzen für weitere Evaluationsstudien

Die Nützlichkeit und Wirksamkeit von Rückenschulen zur Reduktion von akuten Symptomen ist deutlich belegt. Die etwas uneinheitlichen Befunde für chronische Patienten haben zu dem Vorschlag veranlasst, Rückenschulprogramme so früh wie möglich anzusetzen oder gar auf akute Patienten zu beschränken (*Lankhorst* et al. 1983; *Nachemson*, 1988). Auf der anderen Seite sprechen zumindest teilweise positive Resultate auch kontrollierter Studien mit chronischen Stichproben für die Indikation der Rückenschule bei Patienten mit chronischen Rückenbeschwerden.

Zur Klärung dieser Frage erscheinen weitere Untersuchungsreihen sinnvoll und notwendig. Hier ist zu prüfen, ob spezifische Maßnahmen – wie etwa die Integration verhaltensmodifikatorischer Verfahren – eine Steigerung der Wirkungen von Rückenschulen gerade bei chronischen Patienten bewirken kann. Statt der pauschalen Prüfung des Gesamtprogrammes sollten zunehmend die Wirkungen einzelner Programmbausteine (z. B. Muskulatur-aufschulender Übungen oder Muskelentspannungsprogramme) untersucht und hinsichtlich ihrer Bedeutung für das Rückenschulprogramm bewertet werden.

17 Wirksamkeit eines Verhaltenstrainings für Wirbelsäulenpatienten: eine prospektive kontrollierte Studie

C.G. Nentwig und C.-H. Ullrich

17.1 Programm des Verhaltenstrainings

Die Mettmanner Rückenschule ist ein ambulantes Verhaltenstraining für Wirbelsäulenpatienten. Die Kurse finden in Gruppen von je 10 Teilnehmern statt. In vier zweistündigen Sitzungen in wöchentlichem Abstand werden die Teilnehmer von einem Orthopäden und einem Psychologen über Anatomie, Physiologie und Pathologie der Wirbelsäule unterrichtet. Regeln für wirbelsäulengerechtes Verhalten werden vermittelt und u.a. bei Exkursionen praktisch geübt. Neben Muskelübungen und Entspannungstraining hat das Programm einige verhaltenstherapeutische Bausteine, wie kognitives Training, Selbstbeobachtung und Selbstkontrolle.

In einer kontrollierten prospektiven Studie sollten die Wirkungen dieses Programmes auf die Kenntnisse und das Verhalten seiner Teilnehmer geprüft werden.

17.2 Methode der Evaluation

Messinstrumente

Zur Erfassung der Wirkungen des Programmes wurde sowohl ein Kenntnistest (Quiz) als auch ein Verfahren der systematischen Verhaltensbeobachtung (Verhaltensprobe) eingesetzt.

Das Quiz besteht aus 10 Items mit Mehrfach-Wahl-Antworten, die theoretische Kenntnisse und Wissen über Regeln zu wirbelsäulengerechtem Verhalten erfragen (s. Anhang).

In der Verhaltensprobe muss der Teilnehmer eine Abfolge von für die Wirbelsäule wichtigen alltäglichen Aktivitäten durchführen und wird dabei von zwei trainierten Beobachtern beurteilt. Diese Aktivitäten sind: Hinsetzen auf einen Stuhl, Sitzen, Aufstehen, Heben eines leeren Sprudelkastens, Tragen des Kastens und Absetzen des Kastens nach einer Drehbewegung (Abb. 1).

Für jede Aufgabe der Verhaltensprobe vergeben die Beobachter nach einem genau festgelegten Schlüssel Punkte:

Verhalten	Punkte	Kriterium
Hinsetzen	1	Rücken gerade und abgestützt
Sitzen	1	Arme abgestützt
	1	Rücken abgestützt
	1	Rücken gerade
Aufstehen	1	wie Hinsetzen
Heben	2	in die Knie gehen
	2	Rücken gerade
Tragen	2	körpernahes Halten
Drehen	2	Drehen mit den Beinen statt im Rumpf

Die Beobachter wurden so lange trainiert, bis bei unabhängiger Protokollierung ein Übereinstimmungskoeffizient von über 90% erreicht wurde.

Versuchsplan

Für die Prüfung der Wirksamkeit des Programmes wurde ein Kontrollgruppen-Ver-

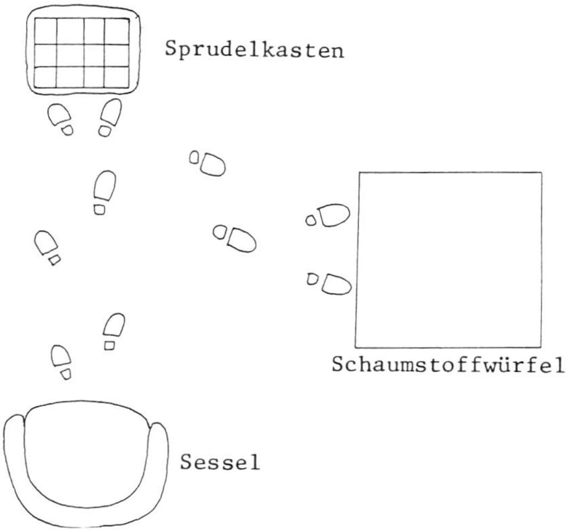

Abb. 1 Ablauf der Verhaltensprobe

suchsplan mit einer Wartekontrollgruppe gewählt. Messungen erfolgen für beide Gruppen zum Zeitpunkt t_1, d.h. nach Abschluss des Programmes für die Versuchs- und vor Beginn des Programmes für die Wartegruppe. Zur weiteren Kontrolle wurde eine Stichprobe von Personen ohne Rückenbeschwerden in die Untersuchung einbezogen.

Durchführung

Die Stichprobe bestand aus n = 90 Personen mit degenerativen Wirbelsäulenerkrankungen aus der Warteliste der Mettmanner Rückenschule. Sie umfasste 48 Männer und 42 Frauen im Alter von 21 bis 61 Jahren; das Durchschnittsalter betrug 42 Jahre.

Die Mitglieder der Stichprobe wurden per Zufall auf eine von zwei Bedingungen aufgeteilt: die Teilnehmer der ersten Bedingung wurden den unmittelbar beginnenden Rückenschulkursen zugeordnet. Die Personen der zweiten Bedingung erhielten die Information, dass derzeit alle Kurse belegt seien, für sie jedoch bereits ein Platz für den nächsten Kurs, der zwei Monate später beginne, reserviert sei. Von den Personen der Teilnehmergruppe konnten für n = 32 alle Daten erhoben werden; für die Wartekontrollgruppe betrug n = 42.

Alle Teilnehmer (Versuchs- und Wartebedingungen) wurden jeweils sechs und 12 Monate nach Beendigung ihres Programmes schriftlich befragt. Der Fragebogen enthielt Fragen zur Häufigkeit der Beachtung wichtiger Rückenschulregeln in der letzten Woche, zur Häufigkeit der Durchführung von gymnastischen und Entspannungsübungen, zur Häufigkeit von Rückenschmerzen, deswegen erforderlichen Arztbesuchen und Medikamentenkonsum.

Für die zusätzliche externe Kontrollgruppe wurden n = 48 Studenten verschiedener Fachrichtungen mit Ausnahme der Medizin an der Universität Duisburg ausgewählt, die noch nie wegen Rückenbeschwerden in ärztlicher Behandlung waren. Ihnen wurde das Quiz vorgelegt und sie wurden in der Verhaltensprobe beobachtet.

Zeitpunkt	Teilnehmergruppe	Wartekontrollgruppe	externe Kontrollgruppe
t_1	Teilnahme am Programm	„Warten"	– –
t_2	Quiz Verhaltensprobe	Quiz Verhaltensprobe	Quiz Verhaltensprobe
t_3	– –	Teilnahme am Programm	– –
nach 6 und 12 Monaten	Nacherhebung	Nacherhebung	– –

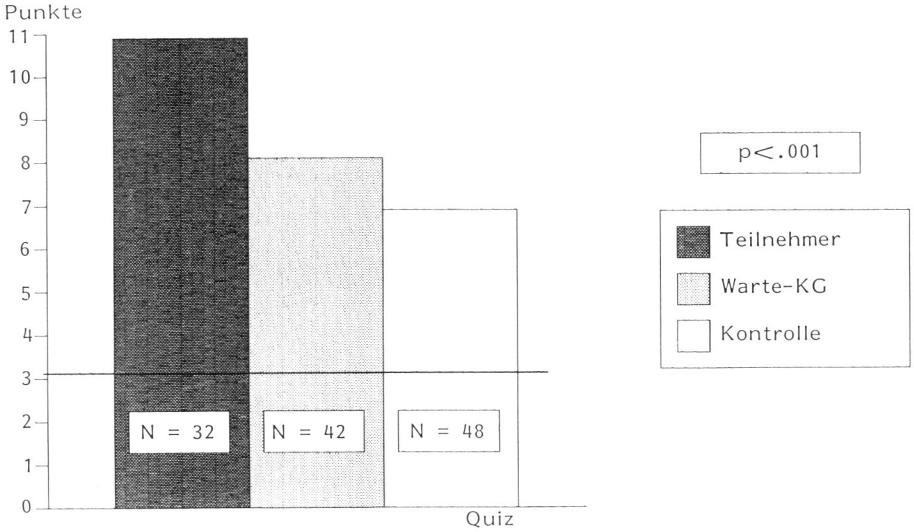

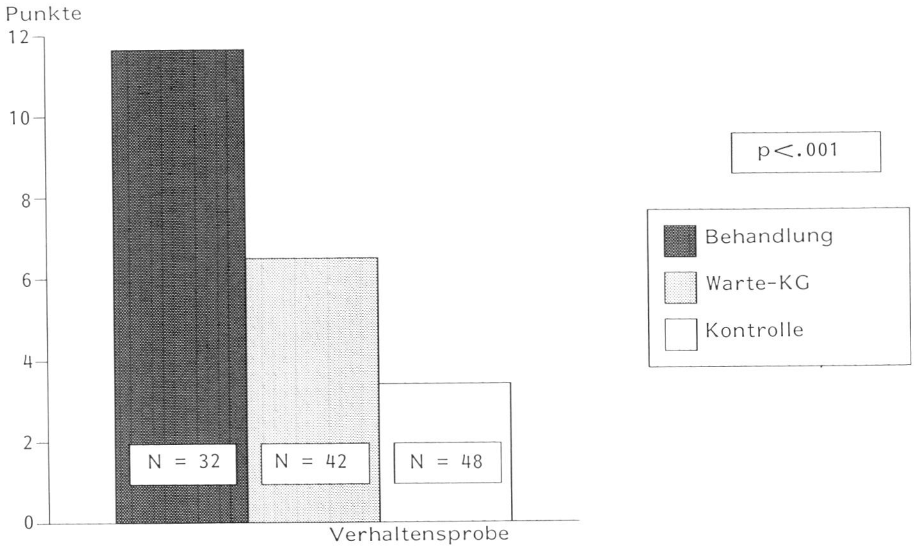

Abb. 2 und 3 Sowohl in ihren Kenntnissen als auch im Bewegungsverhalten unterscheiden sich Teilnehmer der Rückenschule signifikant von den beiden Kontrollbedingungen.

17.3 Ergebnisse

Die unmittelbare Wirksamkeit des Programmes ergibt sich aus den Differenzen zwischen den Gruppen zum Zeitpunkt t_2. Abb. 2 (Quiz) zeigt die mittleren Punktwerte für die drei Gruppen im Kenntnistest. Die Unterschiede sind hochsignifikant (Kruskal-Wallis-Test). Die waagerechte Linie bei 3,2 Punkten zeigt die allein durch Zufall bei den Multiple-Choice-Fragen zu erwartende Anzahl richtiger Antworten.

Die Teilnehmergruppe hat die besten Kenntnisse, die Wartekontrollgruppe ist um ca. einen Punkt besser als die externe Kontrollgruppe.

Die Ergebnisse der Verhaltensbeobachtung zeigen diesen Trend noch sehr viel deutlicher (Abb. 3). Die Teilnehmergruppe erreicht eine mittlere Punktzahl nahe dem möglichen Maximum von 12 Punkten. Die Wartekontrollgruppe schneidet im Durchschnitt über 2 Punkte besser ab als die Gruppe der Studenten. Auch hier sind die Differenzen statistisch hochsignifikant ($p < .001$).

Eine Betrachtung der Ergebnisse für die einzelnen Aktivitäten der Verhaltensprobe verdeutlicht, dass die Unterschiede zwischen den drei Bedingungen besonders drastisch für Heben, Tragen und Drehen ausfallen, also gerade für die Tätigkeiten, die für die Wirbelsäule sehr gefährlich sein können (Abb. 4).

Diese Resultate veranschaulichen sehr eindrucksvoll, dass sich Rückenschulteilnehmer nach Beendigung des Programmes deutlich in Verhalten und Kenntnissen von Nicht-Teilnehmern unterscheiden.

Die Überlegenheit von Personen der Warte-Gruppe gegenüber Studenten ohne Rückenbeschwerden dokumentiert, dass Personen, die auf eine Intervention „warten", tatsächlich mehr unternehmen als nur passiv die Zeit verstreichen zu lassen. Sie suchen aktiv Informationen, hier etwa durch Lektüre von Ratgebern für Wirbelsäulenpatienten oder durch Befragung ihres Arztes.

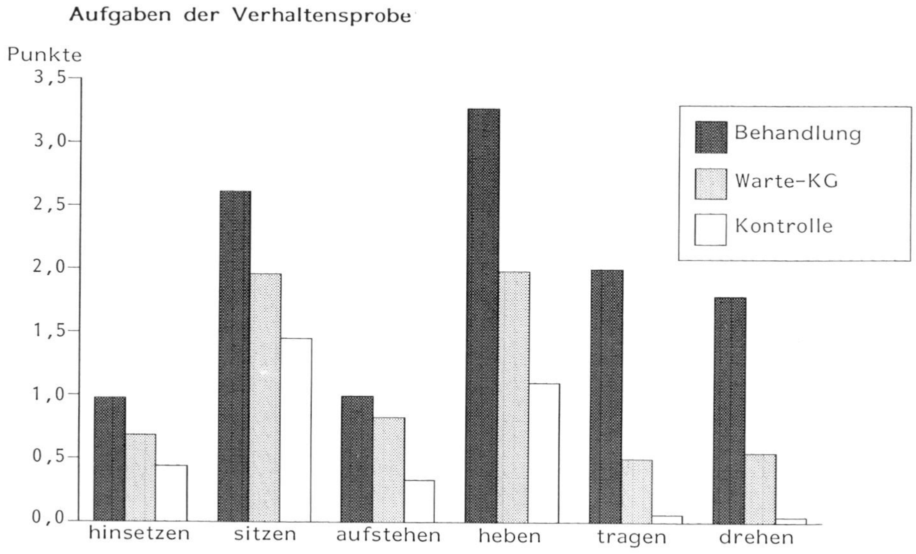

Abb. 4 Die Analyse der einzelnen Aufgaben der Verhaltensprobe zeigt besonders deutliche Unterschiede zwischen den drei Bedingungen für Heben, Tragen und Drehen.

Die Wartekontrollgruppe erlaubt daher (anders als eine Kontrollgruppe aus Personen ohne Beschwerden) eine besonders faire Einschätzung der Wirksamkeit eines Programmes. Ein Rückenschulprogramm ist nur dann gerechtfertigt, wenn es – wie in dieser Studie dokumentiert – Ergebnisse erbringt, die denen einer „Wartezeit" überlegen sind.

Die Rücklaufquote beider schriftlicher Nachbefragungen konnte mithilfe telefonischer Erinnerungsanrufe bei den Teilnehmern auf über 70% gesteigert werden. Zu beiden Nachbefragungszeitpunkten liegen die mittleren Antworthäufigkeiten für die Beachtung der Regeln für richtiges Heben und Tragen während der letzten Woche zwischen „häufig" und „immer". Sowohl sechs wie auch zwölf Monate nach Beendigung des Programmes geben über drei Viertel der Befragten an, dass sie seither weniger Medikamente gegen Rückenschmerzen benötigen und seltener wegen Rückenschmerzen den Arzt aufsuchen müssten.

Im Gegensatz zu den auch deutlich auf der Verhaltensebene nachweisbaren unmittelbaren Wirkungen des Rückenschulprogrammes basieren diese Nacherhebungen bislang nur auf Fragebogendaten. Sie haben also nicht eine vergleichbare Aussagekraft, sind jedoch auch bei rein deskriptiver Betrachtung ein ermutigendes Resultat für die langfristige Wirksamkeit eines Rückenschulprogrammes.

17.4 Multiple-Choice-Quiz der Mettmanner Rückenschule

Mettmanner Rückenschule

Name .... Vorname ....

1. In welchen Teilen der Wirbelsäule kommt es am häufigsten zu Beschwerden?
   Bitte ankreuzen: A) Halswirbelsäule
   B) Brustwirbelsäule
   C) Lendenwirbelsäule

2. Der Stoffwechsel der Bandscheiben wird gefördert durch
   A) Steigerung der Durchblutung
   B) häufigen Wechsel von Be- und Entlastung
   C) langes Schlafen

3. Welche der beiden Sitzhaltungen auf dem Fußboden ist eher wirbelsäulengerecht?

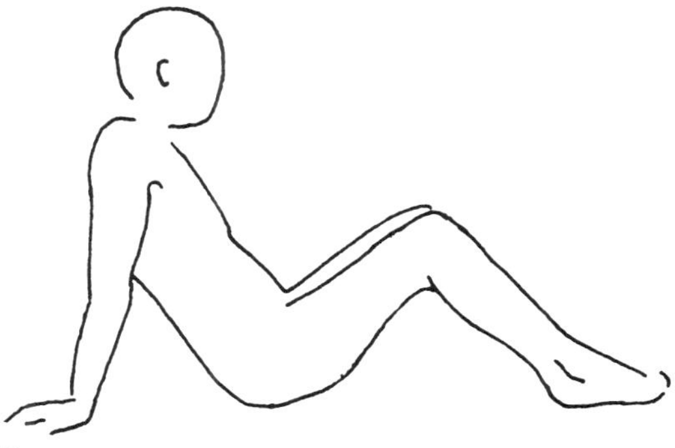

a

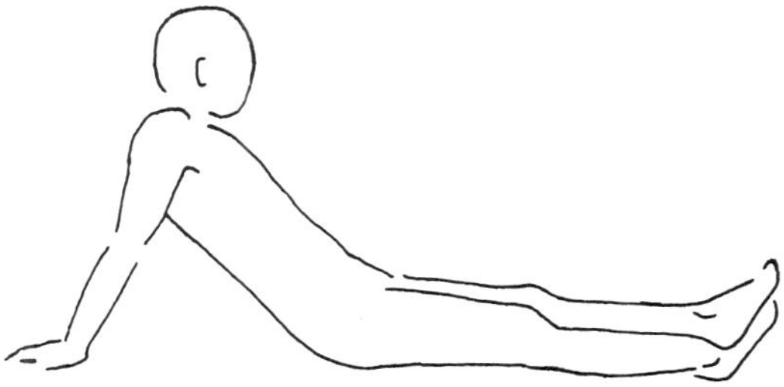

b

4. Nennen Sie in Stichworten 3 Regeln für richtiges Sitzen!
   (A) ....
   (B) ....
   (C) ....

5. Das Vorbeugen des Oberkörpers hat folgenden Einfluss auf den Druck der unteren Bandscheiben:

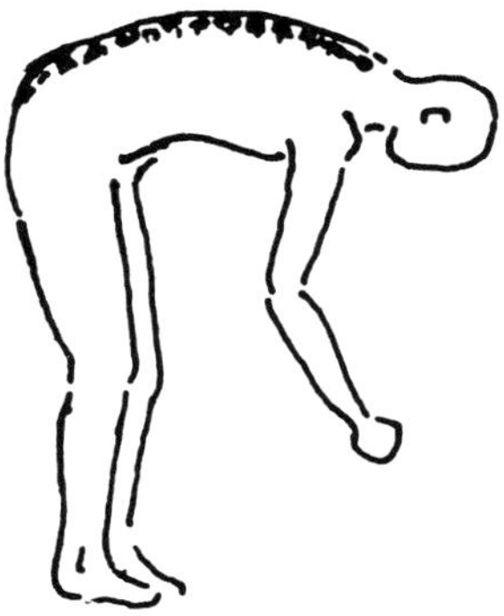

(A) Der Druck steigt.
(B) Der Druck fällt.
(C) Der Druck ändert sich nicht.

6. Diese Lage

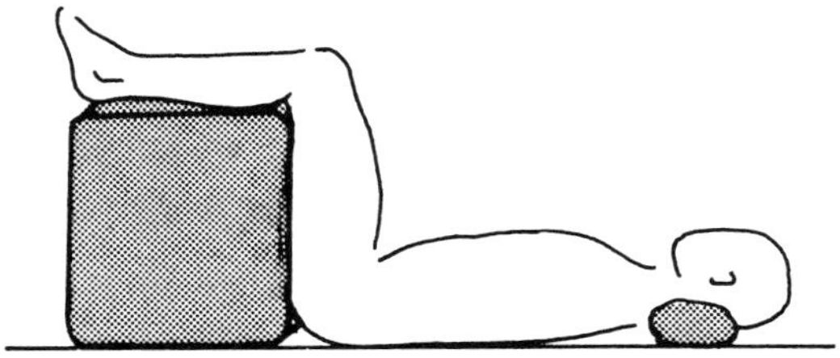

(A) ist richtig bei starken Kreuzschmerzen.
(B) ist ungünstig für die Wirbelsäule
(C) hat keinen Einfluss auf die Wirbelsäule

7. Welche Form des Schwimmens ist eher wirbelsäulengerecht?

A) Brustschwimmen

B) Rückenschwimmen

8. Welcher Radfahrer hat eine wirbelsäulengerechte Haltung?

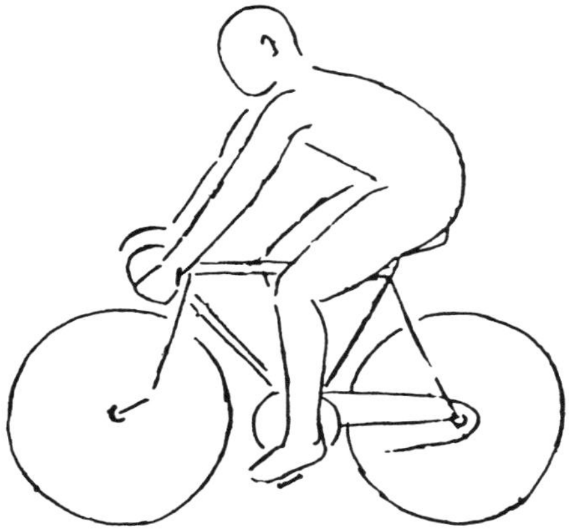

a

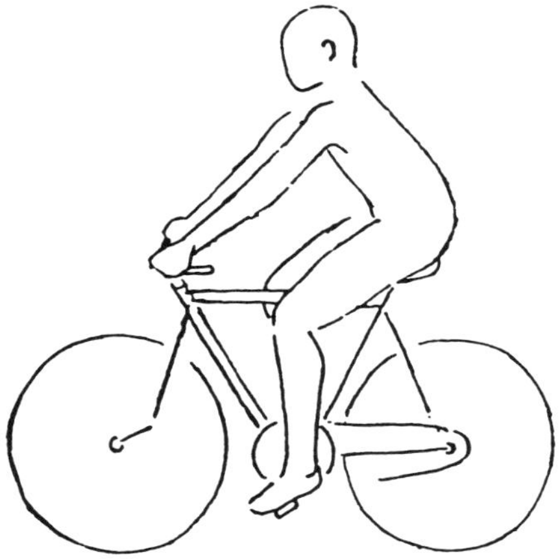

b

9. Welche ist die richtige Haltung beim Staubsaugen?

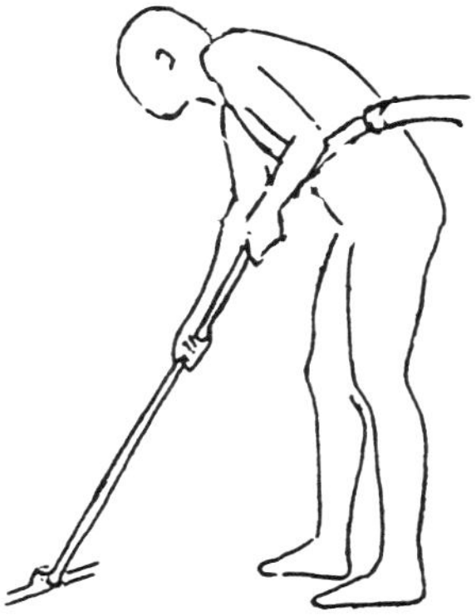

a

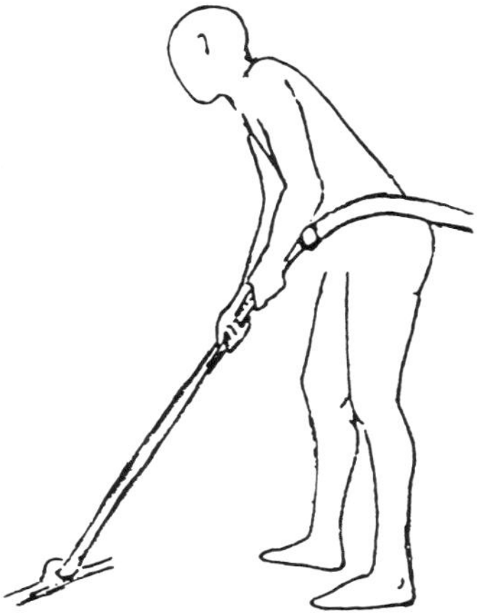

b

10. Die richtige Haltung beim Laufen ist

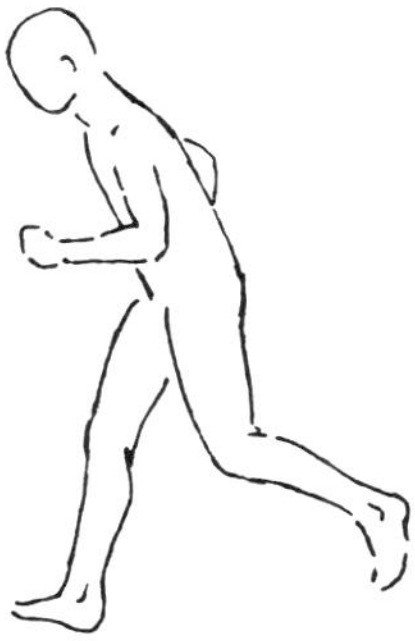

a

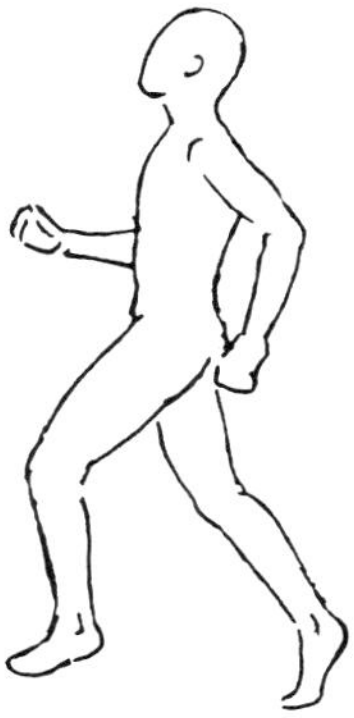

b

c Beide Haltungen sind falsch.

18 Kontrollierte prospektive Evaluation einer Rückenschule in der Schweizer Bevölkerung

*R.O. Kissling**

18.1 Einleitung

Rückenschulen mit sowohl theoretischen als auch praktischen Programmen wurden vor ca. 30 Jahren als Alternative oder Ergänzung zur üblichen medizinischen Behandlung der Rückenschmerzen eingesetzt und wurden seither meistens bezüglich sekundärer Prävention evaluiert.

Primär präventive Programme wurden ebenfalls entwickelt, mit dem Ziel, das Auftreten von Rückenschmerzen zu reduzieren. Als primäre Prävention sind Studien mit Kontrollgruppen und Daten über Arbeitsunfähigkeiten rar, trotzdem konnte durch prospektive Studien in Industriebetrieben aufgezeigt werden, dass die Inzidenz von Rückenschmerzen (*Wood*, 1987), Berentungen (*Fitzler* et al., 1983) und Absentismus (*Versloot* et al., 1992) reduziert werden kann.

In der Schweiz erkranken im Verlaufe des Lebens ca. 60–90% der Bevölkerung ein- oder mehrmals an Kreuzschmerzen. Ein bevorzugter Befall eines Geschlechtes ist statistisch nicht feststellbar. Bei den Invaliditätsrenten in der Schweiz stehen Kreuzschmerzen als Ursache nach den psychischen Erkrankungen schon an zweiter Stelle (*Bundesamt für Sozialversicherungen*, 1987).

Berücksichtigt man zusätzlich noch die direkten und indirekten Folgekosten, kann dem Ruf nach besserer Prophylaxe nachgefühlt werden:

(Schweiz 1982):
ca. 775 Mio. SFR direkte Kosten
ca. 2 Mrd. SFR indirekte Kosten

Hervorhebenswert ist besonders ein Zusammenhang: Bei Rückenpatienten sind lediglich 5% der Betroffenen länger als 3 Monate krank, diese verursachen dann aber 85% der Krankheitskosten (*Pedroni*, 1986).

Primäre Prävention zielt auf die gesunden Individuen. In der sekundären Prävention arbeiten die Programme vor allem darauf hin, den Patienten zu einem aktiven Partner bei der Behandlung seiner Rückenbeschwerden heranzubilden.

Die Teilnahme an einer solchen Rückenschule, wie sie hier vorgestellt wird, ist freiwillig. Es stellt sich die Frage, warum gerade die hier evaluierte Population teilnimmt, wenn die Kurse für die ganze Bevölkerung angepriesen, und die Kurse außerhalb der Arbeitszeit angesetzt sind.

Unser Rückenschulprogramm bei Rückenschmerzen zielt besonders auf zwei wichtige Aspekte:

- Die Prävalenz und Intensität der Rückenschmerzen zu vermindern und
- die Konsequenzen daraus zu ziehen, das heißt, den Rücken belastendes Fehlverhalten zu verändern.

18.2 Methoden

Die Rückenschule der Schweiz. Rheumaliga (Backademy©) wurde in der Tagespresse breit für die ganze Schweiz angekündigt. Sie besteht in 8 wöchentlichen Lektionen von 90

* Die Überlegungen in diesem Beitrag basieren auf: *Weber, M., Cedrashi, C., Roux, E., Kissling, R., von Känel, S., Dalvit, G.:* A prospective controlled study of low back school in the general population. British Journal of Rheumatology 35 (1996) 178–183.

Minuten, in der Form von Abendkursen. Die Teilnehmer und Teilnehmerinnen werden in Gruppen von 7–12 eingeteilt, der Kurs kostet ca. SFR 150.–. Der Unterricht wird von Physiotherapeuten, die vorgängig entsprechend ausgebildet wurden, gegeben.

Zuvor hatte ein multidisziplinäres Team ein zweihundert Seiten starkes Handbuch als didaktische Basis für die Unterrichtenden geschaffen. Dieses Handbuch bestand sowohl aus theoretischen wie auch aus praktischen Abschnitten über Epidemiologie, Anatomie, Biomechanik, diagnostische Möglichkeiten, Entstehung der Schmerzen, psychologische Aspekte, Umgang mit Stress, Ergonomie, Abklärung des Arbeitsplatzes, Muskelphysiologie, Kraft, Fitness, sportliche Aktivität und Selbstmanagement.

Die Unterrichtenden wurden angewiesen, möglichst $^2/_3$ der zur Verfügung stehenden Zeit für praktische Übungen und für Simulationen von potenziell rückenbelastenden Situationen zu Hause und bei der Arbeit zu benutzen. Im Weiteren wurden weiterführende Trainingsmöglichkeiten als Anschlussprogramme empfohlen.

Das Ziel der Kurse ist, den Teilnehmern und Teilnehmerinnen Informationen zu vermitteln und gleichzeitig die individuelle Haltungsproblematik positiv zu beeinflussen. Bei den Gewohnheiten wurde die Wichtigkeit der körperlichen Aktivität und der notwendigen Entspannung herausgestrichen. Durch die kleinen Gruppen war eine persönliche Instruktion gewährleistet (Tabelle 1).

Tab. 1 Angaben zum Kurs

Dauer:	8 Lektionen à 90 Min. (ca. $^1/_3$ Theorie, $^2/_3$ Praxis)
Kosten:	SFR 150.– bis 180.–
Teilnehmer/Gruppe:	7–12 Personen
Lerninhalte:	– Epidemiologie, Anatomie, Physiologie, Schmerzentstehung – Haltung – Ergonomie – Entspannung – Kraft/Ausdauer – Selbsthilfe – Weiterführende Programme

Alle Personen, die sich für die Rückenschule der Schweiz. Rheumaliga (Backademy©) während einer 15-wöchigen Periode anmeldeten (n = 772), wurden in die Studie aufgenommen (*Weber* et al., 1996).

Sie mussten zu Beginn des Kurses und 8 Monate später (ca. 6 Monate nach dem Kursende) je einen Fragebogen ausfüllen. Der Fragebogen untersuchte Prävalenz und Intensität der Rückenschmerzen und die Konsequenzen dieser Beschwerden in Bezug auf Arztbesuche, Medikamenteneinnahme und Arbeitsunfähigkeit in den letzten 6 Monaten. Gleichzeitig wurden die soziodemographischen Daten erfasst. Die Fragestellung war multiple-choice-artig mit Ausnahme der Schmerzintensität, wo eine visuelle Analogskala verwendet wurde. Im 2. Fragebogen wurden 2 Fragen, bezüglich eventueller Verhaltensveränderungen eingesetzt.

Um technische Auswertungsprobleme zu vermeiden, wurden Programm und Evaluation getrennt. Die Teilnehmer und Teilnehmerinnen wurden gebeten, die Fragebogen direkt an die Schweiz. Rheumaliga zurückzusenden (nicht an die Kursleiter).

Dieser Gruppe wurde eine bezüglich Alter, Geschlecht, beruflicher Situation und Nationalität vergleichbare Kontrollgruppe gegenübergesetzt (n = 593) (Tab. 2).

Von den 772 Teilnehmern und Teilnehmerinnen und den 593 Personen der Kontrollgruppe beantworteten 494 (64%) und 371 (63%) beide Fragebogen.

Diese Rücklaufrate wurde als befriedigend beurteilt.

Statistisch wurde zur Darstellung der Unterschiede zwischen Kursteilnehmern und der Kontrollgruppe der Pearson's χ^2-Test benutzt, für die Berechnung der Unterschiede zwischen der 1. und 2. Befragung innerhalb der Gruppen wurde der Mc Nemar's χ^2-Test angewendet (*Deyo,* 1986).

18.3 Resultate

Die an der Rückenschule teilnehmenden Personen (Tabelle 3) waren überwiegend weiblichen Geschlechts (78,3%), Schweizer Bürger

Tab. 2 Studienanlage (prospektiv, kontrolliert, blind)

Teilnehmer (n = 494)	Fragebogen 1	8 Monate ⟷	Fragebogen 2
Kontrolle (n = 371)	Fragebogen 1		Fragebogen 2

Tab. 3 Soziodemographische Charakteristiken der Teilnehmer- und der Kontrollgruppe

		Teilnehmergruppe	Kontrollgruppe	Dropouts Teilnehmer/ Kontrolle
Geschlecht	männlich weiblich	107 (21,7%) 387 (78,3%)	64 (17,3%) 307 (82,7%)	keine
Alter (in Jahren)	< 39 40–49 > 50	121 (24,5%) 169 (34,2%) 194 (39,3%)	107 (28,8%) 114 (30,7%) 150 (40,4%)	10 (2,0%)/0
Nationalität	Schweizer Nordeuropäer Südeuropäer	466 (94,3%) 16 (3,5%) 6 (1,2%)	355 (95,7%) 10 (2,7%) 2 (0,5%)	6 (1,2%)/4 (1,1%)
Derzeitige Tätigkeit	Hausfrauen höhere Ausbildung niederere Ausbildung gemischt (pensioniert, berentet etc.)	165 (33,4%) 203 (41,1%) 84 (17,0%) 31 (6,3%)	146 (39,4%) 119 (32,1%) 70 (18,9%) 23 (6,2%)	11 (2,2%)/13 (3,5%)

Tab. 4 Erstbefragung

	Hatten Sie schon Rückenschmerzen?	Haben Sie jetzt Rückenschmerzen?
Teilnehmergruppe	ja: 94,1%	ja: 56,6%
Kontrollgruppe	ja: 87,9%	ja: 48,8%
Gruppenvergleich	– Bei Teilnehmern höhere Prävalenz ($p < 0,05$) – Intensivität höher bei Kontrollgruppe ($p < 0,01$)	

(94,3%), über 40 Jahre alt (73,5%) und hatten eine mittlere bis höhere Ausbildung (41,1%). Die meisten Frauen (72%), welche als Beruf Hausfrau angaben, hatten zusätzlich eine andere berufliche Ausbildung. Die Kontrollgruppe unterschied sich nicht signifikant in diesen Variablen von der Testgruppe.

Die große Mehrheit der Teilnehmer hatte schon einmal Rückenschmerzen (94,1%), 56,6% berichteten über Rückenschmerzen zur Zeit des Kursbeginns (Tabelle 4).

Bei der Zweitbefragung ging die Prävalenz der Rückenschmerzen in der Teilnehmergruppe signifikant von 56,6% zu Beginn auf

Tab. 5 Zweitbefragung

	Haben Sie jetzt Rückenschmerzen?
Teilnehmergruppe	ja: 40,7% Intensität: Innerhalb der Gruppe n.s. verändert (p = 0,1780)
Kontrollgruppe	ja: 37,7% Intensität: Innerhalb der Gruppe n.s. verändert (p = 0,9099)
Gruppenvergleich	– Prävalenz nicht mehr signifikant (p = 0,38) – Intensität bei Kontrollgruppe noch höher (p = 0,001)

Tab. 6 Arztbesuche

	Erstbefragung	Zweitbefragung
Teilnehmergruppe	keine: 242 < 6/6 Mt: 159 > 6/6 Mt: 47	keine: 297 < 6/6 Mt: 66 > 6/6 Mt: 17
Kontrollgruppe	keine: 194 < 6/6 Mt: 93 > 6/6 Mt: 30	keine: 176 < 6/6 Mt: 51 > 6/6 Mt: 30
Gruppenvergleich	**Bei Erstbefragung:** keine Unterschiede **Bei Zweitbefragung:** Abnahme in Teilnehmergruppe signifikant (p < 0,001)	

Tab. 7 Medikamenteneinnahme

	Erstbefragung	Zweitbefragung
Teilnehmergruppe	keine: 288 (63,2%) selten: 77 (16,9%) häufig: 91 (20,0%)	keine: 285 (74,2%) selten: 45 (11,7%) häufig: 54 (14,1%)
Kontrollgruppe	keine: 195 (60,9%) selten: 40 (12,5%) häufig: 85 (26,6%)	keine: 168 (63,6%) selten: 34 (12,9%) häufig: 62 (23,5%)
Gruppenvergleich	in beiden Befragungen höhere Medikamenteneinnahme in Kontrollgruppe (p < 0,05 / p < 0,01) Abnahme in beiden Gruppen, signifikanter in Teilnehmergruppe (p < 0,001 / p < 0,01)	

Tab. 8 Arbeitsunfähigkeit

	Erstbefragung	Zweitbefragung
Teilnehmergruppe	keine: 86,7%	keine: 95,7%
Kontrollgruppe	keine: 88,5%	keine: 93,6%
Gruppenvergleich	In beiden Gruppen signifikant weniger AUF bei Zweitbefragung	

40,7% 6 Monate nach Kursende zurück. Diese Schmerzabnahme war auch in der Kontrollgruppe zu verzeichnen. Die Prävalenz war bei der 2. Befragung nicht mehr signifikant (Tabelle 5).

Die Anzahl der Arztbesuche (Tabelle 6) zeigte zu Beginn keine signifikanten Unterschiede zwischen den Gruppen. Bei der Zweitbefragung konnte eine signifikant deutlichere Abnahme der Arztbesuche in der Kursgruppe verglichen mit der Abnahme in der Kontrollgruppe festgestellt werden.

Die Medikamenteneinnahme (Tabelle 7) war höher in der Kontrollgruppe, dies in beiden Fragebogen. Eine deutlich signifikantere Abnahme der Medikamenteneinnahme in der Teilnehmergruppe bei der 2. Befragung war feststellbar, allerdings kam es auch in der Kontrollgruppe zu einer signifikanten Abnahme der Medikamenteneinnahme.

Bezüglich Arbeitsunfähigkeiten (Tabelle 8) gab die Mehrzahl der Teilnehmer zu Beginn des Fragebogens an, nicht arbeitsunfähig zu sein. Bei der 2. Umfrage wurden in beiden Gruppen signifikant weniger Arbeitsunfähigkeiten festgestellt.

Zusätzlich wurde noch analysiert, wie sich die 5 Hauptparameter vom 1. zum 2. Fragebogen entwickelten, dies in beiden Gruppen, unter Benutzung eines unkonditionalen Modells. Ein signifikanter Unterschied wurde für die Teilnehmergruppe festgehalten, was die Anzahl der Arztbesuche betraf ($P < 0{,}001$). Für die anderen 4 Parameter waren keine signifikanten Gruppenunterschiede mehr feststellbar.

Bei der Zweitbefragung gaben 76% der Teilnehmergruppe an, sie hätten verschiedene Gewohnheiten in ihrem Leben zur Verbesserung ihres Rückenbefindens verändert (z. B. Treppen steigen anstatt Lift fahren, Gewichtverteilung etc.).

95% der Teilnehmer waren mit dem Kurs zufrieden.

18.4 Diskussion

Es wurde eine Abnahme der Rückenschmerzprävalenz und -intensität nach dem Absolvieren der Rückenschule der Schweiz. Rheumaliga (Backademy©) erwartet, dies im Vergleich zur nicht instruierten Kontrollgruppe. Eine Erwartung, die nur durch die Abnahme der Arztbesuche bestätigt werden konnte. Diese Abnahme der Arztbesuche ist vergleichbar mit den Resultaten, die durch telefonische Kontakte bei Arthrose-Patienten erzielt werden konnten (*Weinberger* et al., 1993).

Für die anderen Parameter war in beiden Gruppen eine nicht signifikant unterschiedliche Besserung zu verzeichnen. Die Schmerzprävalenz nahm signifikant in beiden Gruppen ab; bei der Kontrollgruppe kann dieses Resultat mit der günstigen Spontanheilungsrate von Rückenschmerzen in Verbindung gebracht werden, wie dies in der Literatur beschrieben ist (*Deyo*, 1986; *Waddell*, 1987; *Frymoyer*, 1988).

Grundsätzlich waren die Resultate in der Kursteilnehmergruppe besser, die Unterschiede erreichten jedoch nicht ganz statistische Signifikanz.

Da viele unserer Daten durch die Teilnehmer selbst erhoben wurden, ist es praktisch unmöglich, zu evaluieren, welche Kosten Rückenschmerzen verursachen. In diesem Zusammenhang kann postuliert werden, dass Sparmöglichkeiten durch weniger Arztbesuche und verminderten Medikamentenkonsum bei besserer Information und Instruktion bestehen, ohne dass genaue Beträge angegeben werden können. Frühere primär präventive Studien zeigten ebenfalls diesen Trend zur Kostensenkung bei der Behandlung von Rückenschmerzen; auch bei diesen Studien war dies mit einer Abnahme der medizinischen Leistungen und der Reduktion von Arbeitsunfähigkeiten verbunden (*Versloot* et al., 1992; *Brown* et al., 1992; *Fischer* et al., 1995).

Die Zufriedenheit der Teilnehmer mit dem hier vorgestellten Programm war sehr hoch; 3/4 der Teilnehmergruppe berichteten, dass viele Gewohnheiten, die so genannte Rückenhygiene betreffend, geändert worden seien. Diese Veränderungen im täglichen Leben haben wahrscheinlich auch das individuelle psychologische Wohlbefinden positiv beeinflusst. Insgesamt zeigten die Resultate dieser Untersuchung, dass die Teilnahme an einer

Rückenschule für die Allgemeinbevölkerung zwar das Problem der Rückenschmerzen nicht löst, aber eindeutig die positive Eigeninitiative in einer motivierten Untergruppe der Bevölkerung unterstützt.

Das Backademy©-Programm der Schweiz. Rheumaliga eignet sich also für die Prävention bei Personen mit leichteren Rückenbeschwerden. Mit dieser Rückenschulung kann einer breiteren Bevölkerung sicher größere Lebensqualität angeboten werden, gleichzeitig kann von Kosteneinsparungen ausgegangen werden.

V Organisation und Durchführung

Der Teil V soll einen Überblick über unterschiedliche Modelle der Organisation und Durchführung von Rückenschulprogrammen geben und damit Anregungen für die Gründung und Gestaltung neuer Rückenschulen geben.

A.B. Czolbe beschreibt in Kap. 19 Organisationsablauf, inhaltliche Gestaltung und Personal der drei klassischen Basismodelle: die schwedische, die kalifornische und kanadische Rückenschule. *C.-H. Ullrich* erläutert in Kap. 20 die Situation in der Bundesrepublik und gibt Hinweise zu Aufbau und Organisation von Rückenschulen in Deutschland.

Das Gesetz zur Beitragsentlastung der Gesetzlichen Krankenversicherung hat mit Beginn des Jahres 1997 für viele Rückenschulen eine drastische Veränderung der Finanzierungssituation bewirkt. Der alte § 20 des Sozialgesetzbuches hatte den Gesetzlichen Krankenversicherungen die Leistungen im Bereich der Gesundheitsförderung und Krankheitsverhütung ermöglicht. Mit der Streichung dieses Passus fällt die Kostenerstattung für die Teilnahme an Rückenschulprogrammen durch die Krankenkassen weg. Um so wichtiger werden die Überlegungen zu den wirtschaftlichen und juristischen Fragen der Organisation einer Rückenschule. Der Wirtschaftswissenschaftler *H. Struif* und der Jurist *L. Krüger* haben ihre Ausführungen in Kapitel 21 und 22 auf der Grundlage der neuen Gesetzgebung gestaltet.

Die besondere Berücksichtigung von didaktischen und lernpsychologischen Maßnahmen stellt *S. Höfling* in Kap. 23 mit der Schilderung des „Münchener Manuals“ vor. Die Stadien des Lernprozesses von der Problem-Sensibilisierung bis zur aktiven Mitarbeit und Selbstverantwortung des Teilnehmers werden erläutert.

Der „Leitfaden für den Aufbau einer Rückenschule“ in Kap. 24 soll in sehr kurz gefasster Form Hinweise zu organisatorischen Vorbereitungen und inhaltlicher Gestaltung zusammenfassen.

19 Rückenschulen in anderen Ländern

A.B. Czolbe

Im Folgenden sollen die drei Basismodelle der Rückenschulen, die *Svenska Ryggskola,* die *Canadian Back Education Units* und die *California Back School* beschrieben und Gemeinsamkeiten und Unterschiede dieser drei Ansätze herausgestellt werden.

1969 entstand die erste Rückenschule am Danderyd Krankenhaus in der Nähe von Stockholm, Schweden – die *Svenska Ryggskola* unter der Leitung der Physiotherapeutin *Marianne Zachrisson-Forssell* (1980, 1981). Auf Grund der Erfolge mit diesem Konzept, welches von *Berquist-Ullmann* und *Larsson* (1977) evaluiert wurde (vgl. Kap. 16), sind innerhalb weniger Jahre überall in Skandinavien Rückenschulen gegründet worden (*Hall,* 1980). Auch außerhalb Skandinaviens hat das schwedische Konzept Verbreitung gefunden: in Irland am Ulster Hospital in Belfast (*Williams,* 1977); in den Niederlanden am Jan-van-Breemen-Institut in Amsterdam (*Lankhorst* et al., 1983, 1985) und in Oxford, England (*Moffett* et al., 1986).

1974 wurde am Women's College Hospital in Toronto, Kanada, erstmals einer Gruppe von zwölf Patienten in zwei Sitzungen innerhalb eines Monats medizinisches Basiswissen über ihre Wirbelsäule und ihre Erkrankung vermittelt (*Hall,* 1980). Dieser Kursus diente ursprünglich vor allem der Entlastung der Ärzte.

Um diesen die zeitraubende Arbeit zu ersparen, jedem einzelnen Patienten Grundzüge rückenschonenden Haltungs- und Bewegungsverhaltens zu vermitteln, entschloss man sich, diese Informationsvermittlung effektiver in einer Gruppe zu gestalten – der Grundstein der *Canadian Back Education Units* (CBEU) war gelegt. Der Kursus erfreute sich großer Beliebtheit, sowohl bei den Ärzten als auch bei den Patienten und etablierte sich noch im gleichen Jahr als feste Einrichtung unter der Leitung eines Orthopäden und eines Physiotherapeuten. Auf Grund des starken Interesses der Teilnehmer an emotionalen Aspekten von Rückenschmerzen wurde der Kurs 1975 um eine dritte Sitzung unter der Leitung eines Psychiaters ergänzt.

Zwei Jahre später erweiterte sich das Programm um eine weitere Sitzung mit praktischen Übungen und erreichte damit seine heutige Form.

1978 wurde der Kurs als „non-profit-making-organization" in der Provinz Ontario eingetragen. Es wurden sechs weitere Programme für Ontario, zwei Zweigstellen in Alberta und Quebec und zwei in den USA eingerichtet. In Toronto liefen zu dieser Zeit elf Kurse monatlich. Bis Ende 1978 arbeiteten 70 Angestellte mit einer zentralen Verwaltung in Toronto für die CBEU, und insgesamt hatten über 1600 Patienten an der Rückenschule teilgenommen. Das Programm ist von *Hall* und *Iceton* (1983) auf seine Effektivität hin überprüft worden (vgl. Kap. 16).

Die *California Back School* wurde 1976 in San Francisco, USA von *A. White* und *A.W. Mattmiller* gegründet und 1978 der *American Academy of Orthopaedic Surgeons* vorgestellt. Im Jahre 1983 erschien das Standardwerk über Rückenschulen von *A. White:* „Back school and other conservative approaches to low back pain". Es werden Inhalte und Ziele der „basic back school" aufgezeigt und für die einzelnen Anwendungsbereiche spezifiziert. *White* unterscheidet neben der *basic back school* die *hospital back school*, die *back school in the home environment*, die *back school in the work environment* und die *athletic back school*. Das Programm ist von *Mattmiller* (1980) evaluiert worden (vgl. Kap. 16).

In Anlehnung an die *California Back School* wurden ähnliche Programme, z.B. in Dallas unter der Leitung von *Selby* (1983), in Boise, Idaho von *Grimes* (1980) und in Hattiesburg, Mississippi, von *Attix* (1979) gegründet. In seinem Artikel „How to establish a low back school" gibt *Attix* (1981) detaillierte Anweisungen und Tipps zur Gründung von neuen Rückenschulen.

Während sich in Skandinavien, den USA und in Kanada die Rückenschule als ein Instrument zur Prävention und Rehabilitation von degenerativen Wirbelsäulenerkrankungen etabliert hat, ist die Rückenschulbewegung in Deutschland noch vergleichsweise jung. Die ersten Rückenschulen entstanden in Anlehnung an das Konzept der *California Back School* (*White*, 1983) Mitte der 80er Jahre (*Nentwig, Krämer, Ullrich*, 1985).

19.2 Drei Basismodelle im Vergleich

Die Svenska Ryggskola

Die Hauptelemente der schwedischen Rückenschule sind die „Rückenfürsorge (back care) und die ergonomische Beratung (Wie muss die Arbeitssituation verändert werden, um Rückenschmerzen zu reduzieren; bzw. welche Haltungs- und Bewegungsformen muss der Teilnehmer ausführen, um seinen Rücken zu schonen?). Die konventionelle Physiotherapie ist auf ein Minimum reduziert worden. Die Aufgabe der Physiotherapeuten sollte nach *Zachrisson-Forssell* (1981) sein, „to help educate people about measures that will relieve and prevent back pain".

Organisation

Die Patienten erfahren durch ihren Arzt von dem Programm der Rückenschule und werden vor der ersten Sitzung gründlich über das Konzept informiert. Das Programm der *Svenska Ryggskola* umfasst vier Sitzungen à 45 Minuten, die innerhalb von zwei Wochen abgehalten werden. Nach Möglichkeit findet während dieser Zeit eine ergonomische Beratung am Arbeitsplatz des Patienten statt.

Der Kurs wird von einem Physiotherapeuten geleitet und pro Kurs nehmen sechs bis acht Patienten teil. Etwa 15 Minuten pro Sitzung wird von den Teilnehmern die Ton-Dia-Schau „The Back School" von *Zachrisson-Forssell* gezeigt. Weitere Demonstrationsmaterialien sind ein Plastikskelett und Wandbildkarten. Zur praktischen Übung dienen Kästen und Gewichte sowie Putzmaterialien. Während der Informationsvermittlung befinden sich die Patienten in der Stufenlagerung (Abb. 1).

Curriculum

1. Lektion:
In der ersten Sitzung wird den Teilnehmern vor allem medizinisches Basiswissen vermittelt. Es werden anatomische und physiologische Grundlagen der Wirbelsäule erklärt und Ursachen für die Genese von Wirbelsäulenbeschwerden aufgezeigt.

Die verschiedenen Behandlungsmethoden werden diskutiert und die hohe Rate an Spontanremissionen bei Rückenschmerzen betont.

Die Patienten lernen die Stufenlagerung kennen und werden aufgefordert, diese entspannende Haltung so oft wie möglich einzunehmen.

2. Lektion:
In der zweiten Sitzung wird der Zusammenhang von Körperhaltung und Belastung für den Rücken aufgezeigt und die „Low-pressure-theory" (*Nachemson*, 1965) vorgestellt. Die Teilnehmer werden instruiert, bei allen Tätigkeiten den Bandscheibeninnendruck so

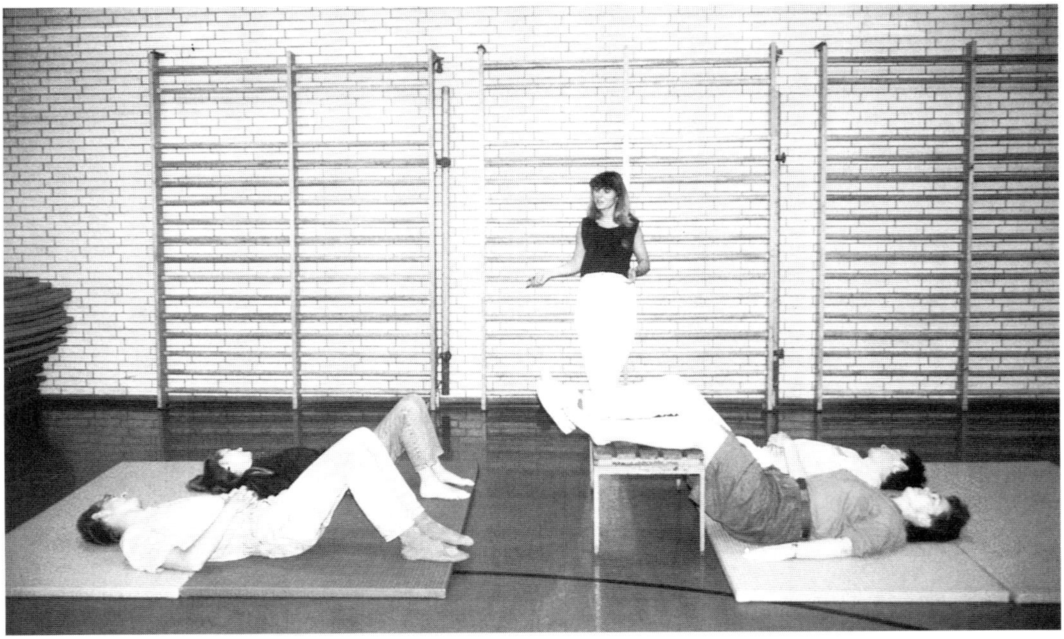

Abb. 1 Unterricht in der schwedischen Rückenschule. (Nach: *Zachrisson-Forssell, M.*: The Swedish Backschool Physiotherapy. Vol. 66, No. 4. 1980. P. 113, fig. 2).

gering wie möglich zu halten. Sie lernen Regeln für bandscheibenschonendes Sitzen und Stehen kennen. Bandscheibenbelastende Haltungen, wie Vornüberbeugen und Verdrehen des Oberkörpers, werden aufgezeigt und alternatives Bewegungsverhalten diskutiert. Die Wichtigkeit von häufig wechselnder Bewegung und einer gut trainierten Muskulatur wird betont. Es werden Entspannungsübungen für den Nacken- und Schulterbereich und Übungen zum Aufbau eines Muskelkorsetts im Lendenbereich vorgestellt. Die Teilnehmer werden instruiert, diese Übungen täglich fortzusetzen.

3. Lektion:
In der dritten Sitzung werden den Teilnehmern Regeln zum richtigen Heben und Tragen vermittelt und eine Übung zum Training der Beinmuskulatur vorgestellt. Anschließend diskutieren die Patienten eine möglichst rückenfreundliche Gestaltung ihrer individuellen Arbeitssituation. Zum Abschluss erhalten die Teilnehmer Ratschläge für das akute Schmerzstadium. Sie werden instruiert, während der akuten Schmerzphase die Stufenlagerung einzunehmen und bekommen Tipps zum richtigen Hinlegen und Aufstehen vom Liegen.

4. Lektion:
In der vierten Sitzung wird die Wichtigkeit von körperlicher Aktivität trotz Rückenschmerzen betont. Regelmäßige sportliche Betätigung dient nicht nur der Verbesserung der Ernährungslage der Bandscheiben und dem Muskeltraining, sondern erhöht auch die psychische und physische Toleranz gegenüber dem Schmerz.

Einige Übungen für die Wassergymnastik werden vorgestellt. Den Patienten wird angeboten, in einer fakultativen fünften Sitzung unter der Leitung des Physiotherapeuten die vorgestellten Übungen im Schwimmbecken zu trainieren.

Zur Lernkontrolle werden die Teilnehmer gebeten, eine schriftliche Inhaltsangabe über den Kursus abzugeben. Auf dieser Basis kann der Physiotherapeut eventuell aufgetretene Missverständnisse klären und die Hauptpunkte des Curriculums zusammenfassend darstellen.

Die Canadian Back Education Units (CBEU)

Organisation

Das Programm umfasst vier Sitzungen von jeweils 90 Minuten Dauer, die im wöchentlichen Turnus abgehalten werden. Der Abstand zwischen den einzelnen Sitzungen von einer Woche soll den Teilnehmern die Gelegenheit geben, die Informationen zu verarbeiten und Fragen zu formulieren. Sechs Wochen nach der letzten Sitzung findet eine Abschlusssitzung statt. Pro Kursus nehmen 15–20 Patienten teil.

Das CBEU-Team ist interdisziplinär; die einzelnen Sitzungen werden jeweils von einem Orthopäden, einem Physiotherapeuten, einem Psychiater und einem Psychologen geleitet. Zusätzlich ist – um die Kontinuität zu gewährleisten – immer ein Physiotherapeut anwesend.

Die Klientel der CBEU setzt sich hauptsächlich aus Patienten mit chronischen Rückenschmerzen zusammen (40% haben länger als fünf Jahre Schmerzen; 50% länger als drei Jahre). Ausschlusskriterien für die Teilnahme an der CBEU sind neurologische Störungen und die Notwendigkeit von Zusatzoperationen. Die Kurse sind ausschließlich für ambulante Patienten konzipiert (out-patient-program).

Hall (1980) betont die Wichtigkeit der Einstellungsänderung der Patienten gegenüber ihren Rückenbeschwerden. Die Patienten sollen für die Ursachen von Rückenschmerzen sensibilisiert werden, lernen für ihren Rücken Sorge zu tragen (back care) und ihre Beschwerden eigenverantwortlich zu „managen".

Die Teilnahmegebühr beträgt 30$ pro Patient und wird für Gehälter und Materialien verwendet. Sie wird entweder vom Patienten selbst oder von privaten Versicherungsträgern bezahlt; der „Ontario-Health-Insurance-Plan" kommt nicht für die Kosten auf.

Curriculum

1. Lektion:
Die erste Sitzung wird von einem Orthopäden geleitet, der die Teilnehmer über Anatomie, Physiologie und Pathophysiologie der Wirbelsäule informiert. Es werden mögliche Ursachen von Beschwerden diskutiert und Fragen der Teilnehmer beantwortet.

2. Lektion:
Die Leitung der zweiten Sitzung obliegt einem Physiotherapeuten, der den Teilnehmern die Bedeutung der unterschiedlichen Körperhaltungen für die Wirbelsäule aufzeigt und die Möglichkeiten der „Rückenfürsorge" (back care) diskutiert. Die Rolle der Physiotherapie bei der Behandlung von Rückenschmerzen wird betont. Den Patienten wird ein zehnminütiges Übungsprogramm für den Rücken vorgestellt und sie werden aufgefordert, diese Übungen täglich durchzuführen.

3. Lektion:
Die dritte Sitzung wird von einem Psychiater bzw. einem Psychologen durchgeführt, der den Teilnehmern den Zusammenhang von psychischen Störungen und Rückenbeschwerden aufzeigt. Den Patienten wird erklärt, dass emotionale Störungen und Stress zu Muskelverspannungen und Schmerzen führen können; aber auch umgekehrt Rückenschmerzen durch psychische Probleme (z.B. Depressionen, Angst) verstärkt werden können.

4. Lektion:
In der vierten Sitzung werden verschiedene Übungen von den Teilnehmern praktiziert. Der Psychologe übt mit den Patienten ein Muskelentspannungsverfahren. Unter der Leitung des Physiotherapeuten werden isometrische Übungen und die Beckenkippung durchgeführt.

Die California Back School

Organisation

Das Programm der *California Back School* umfasst vier Sitzungen. Die ersten drei Sitzungen finden im wöchentlichen Abstand statt; die letzte Sitzung einen Monat nach der dritten.

Pro Kurs nehmen maximal vier Patienten teil. Auf Grund der geringen Teilnehmerzahl kann während des Kurses auf die individuellen Bedürfnisse der Teilnehmer detailliert eingegangen werden. Für Teilnehmer mit speziellen Problemen, z.B. Patienten mit Beinprothesen, aktive Sportler oder Patienten mit psychischen Problemen werden Einzelkurse angeboten.

Jede Sitzung dauert 90 Minuten, wobei jeweils ca. 15 Minuten lang audiovisuelle Medien gezeigt werden. Im Unterschied zur schwedischen und zur kanadischen Rückenschule wird der Patient während des gesamten Kurses medizinisch betreut. Patienten mit neurologischen Störungen werden krankgeschrieben und vor jeder Sitzung von einem Orthopäden entsprechend therapiert.

Zu Beginn der ersten Sitzung füllen die Patienten einen Fragebogen mit insgesamt 25 Fragen zu ihrer Schmerzgeschichte in ihrem Bewegungsverhalten aus (*White,* 1983, S. 3–4) und fertigen ein „Schmerzbild“ an (*White,* 1983, S. 12). Anschließend wird nochmals eine medizinische Funktionsprüfung vorgenommen, und wenn keine Kontraindikationen vorliegen, folgt der „Hindernislauf“. Der „Hindernislauf“ ist von *White* entwickelt worden und hat verschiedene Zielsetzungen:

1. Er dient zur Aufdeckung von falschem Haltungs- und Bewegungsverhalten der Teilnehmer.
2. Er wird von *White* (1983) als diagnostisches Mittel zur Identifikation von schmerzhaften Haltungs- und Bewegungsverhalten verwendet.
3. Er gibt den Teilnehmern die Möglichkeit, ihr theoretisches Wissen über rückenschonende Verhaltensweisen in die Praxis umzusetzen und richtiges Bewegungsverhalten für insgesamt 14 kritische Verhaltensweisen zu trainieren.
4. Er stellt ein standardisiertes Messinstrument dar, mithilfe dessen zum einen individuelle Fortschritte gemessen werden und zum anderen verschiedene Gruppen – z.B. mit bestimmten Diagnosen – bezüglich ihres Bewegungsverhaltens miteinander verglichen werden können.

Der Hindernislauf besteht aus folgenden Punkten:
entspanntes Sitzen; Sitzen beim Ausfüllen der Fragebögen; Stehen; Gehen; Greifen (Über-Kopf-Höhe); Bücken; Knien; Heben; Drehen; seitliches Bücken; Schieben und Ziehen (beim Staubsaugen); unter Hindernissen hergehen; im Bett liegen.

Die Teilnehmer werden bei der Vorführung dieser 14 Verhaltensweisen systematisch beobachtet und falsche Bewegungsformen auf einem standardisierten Formblatt notiert. Diese Informationen dienen als Basis für die weitere Instruktion des Patienten.

Curriculum

1. Lektion:
Nach einer kurzen Anamnese, einem Interview über die alltägliche Situation des Patienten und dem Hindernislauf werden den Patienten mittels audio-visueller Medien Informationen zu Anatomie und Physiologie der Wirbelsäule vermittelt und die „low-pressure-theory“ (*Nachemson,* 1965) sowie mögliche Schmerzursachen erklärt. Sie lernen Regeln zum entlastenden Sitzen, Stehen und Liegen kennen (Abb. 2). Dabei wird die Notwendigkeit häufig wechselnder Bewegungen betont.

Anschließend werden sie mit der Stufenlagerung und der Methode der Beckenkippung vertraut gemacht. Es werden für den Rücken gefährliche Bewegungsformen wie Vornüberbeugen des Oberkörpers und Hohlkreuzpositionen aufgezeigt und Möglichkeiten zur Vermeidung diskutiert.

2. Lektion:
Die Erfahrungen mit den Regeln zum richtigen Sitzen, Stehen und Liegen werden diskutiert und die Patienten werden aufgefordert,

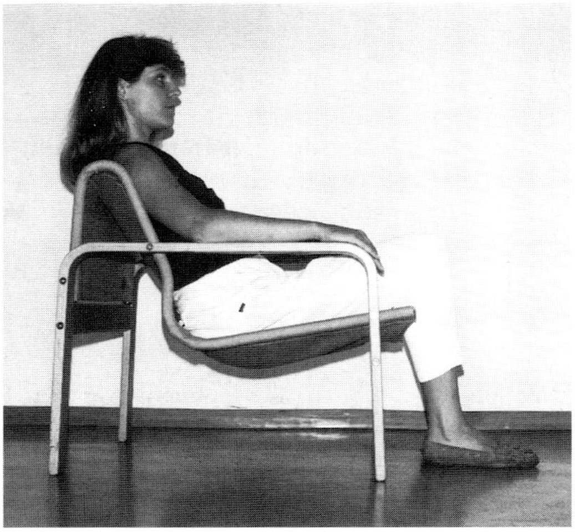

Abb. 2 Richtiges Sitzen. (Nach: *White, A.:* Back school and other conservative approaches to low back pain. Mosby, St. Louis, 1983, p. 52, fig. 4-3c).

diese Verhaltensweisen rückenschonend zu demonstrieren.

Anhand von AV-Medien werden die Patienten über weitere rückenschonende Bewegungsformen wie Greifen (Über-Kopf-Höhe), Bücken, Heben und Tragen und rückenschonende Aktivitäten der täglichen Routine, wie z.B. Schuhe zubinden, informiert.

Im „obstacle-course" werden die Patienten aufgefordert, die besprochenen Bewegungsformen rückenfreundlich auszuführen. Anhand von audio-visuellen Medien werden die Patienten über eine rückenfreundliche Gestaltung der Arbeitssituation, wie z.B. Sitzen am Schreibtisch informiert (back school in the work environment).

Anschließend werden isometrische Übungen zum Training der Bauch- und Oberschenkelmuskulatur demonstriert und von den Teilnehmern geübt.

3. Lektion:
Nach einer kurzen Besprechung der Erfahrungen mit den neuen Regeln, schreiben die Patienten einen Kenntnistest. Es folgt der Hindernislauf und das Training der isometrischen Übungen.

In der „back school in the house environment" werden Ratschläge zum rückengerechten Arbeiten im Haushalt und im Garten gegeben; in der *athletic back school* erhalten die Teilnehmer Instruktionen zum rückengerechten Sporttreiben.

4. Lektion:
Die letzte Sitzung dient in erster Linie der Wiederholung (Quiz, Hindernislauf) und der Vertiefung. Die Patienten haben abschließend die Gelegenheit, spezielle Probleme zu besprechen.

19.3 Zusammenfassender Überblick und Diskussion

Während das Hauptziel der einzelnen Rückenschulen eindeutig als „back care" definiert ist, unterscheiden sich die drei Basismodelle stark in der Organisation und Durchführung der Kurse.

Die Gruppengröße schwankt zwischen 1–4 Teilnehmern in Kalifornien bis zu 20 in Kanada. Auch im zeitlichen Aufwand gibt es deutliche Unterschiede: In Schweden beschränkt man sich auf 4 x 45 Minuten, während die Kurse in Kanada und Kalifornien mindestens das Doppelte an Unterrichtszeit benötigen. Im Unterschied zu Kanada, die vor allem chronische Patienten zu ihrem Teilnehmerkreis zählen, handelt es sich in Kalifornien und in Schweden in erster Linie um Patienten mit akuten Beschwerden. Auf Grund der speziellen Probleme, die sich im Umgang mit chronischen Patienten ergeben, ist die personelle Ausstattung in Kanada sehr breit gefächert: neben dem Physiotherapeuten und dem Orthopäden werden auch Psychiater und Psychologen eingesetzt. In Schweden und in Kalifornien finden die Rückenschulen unter der Leitung von Physiotherapeuten statt; die medizinische Betreuung der kalifornischen Rückenschule obliegt einem Orthopäden. Im Unterschied zu Kanada und Schweden handelt es sich in Kalifornien nicht nur um ein out-patient-program – es existiert auch eine „hospital back school". Die Tab. 1 gibt einen Überblick über Gemeinsamkeiten und Unterschiede der drei Basismodelle.

Tab. 1 Vergleich der Basismodelle

	Schweden	Kanada	Kalifornien
Gründung	1969 in Stockholm von *Zachrisson-Forssell*	1974 in Toronto von *Hall*	1976 in San Franciso von *White* und *Mattmiller*
Personal	Physiotherapeut	Physiotherapeut Orthopäde Psychiater Psychologe	Physiotherapeut (Orthopäde)
Dauer	4 Sitzungen à 45 Minuten innerhalb von 2 Wochen	4 Sitzungen à 90 Minuten inner- halb von 4 Wochen nach 6 Wochen Abschlusssitzung	4 Sitzungen à 90 Minuten innerhalb von 7 Wochen
Klientel	Patienten insbe- sondere mit akuten Beschwerden	Patienten insbe- sondere mit chro- nischen Beschwerden	Patienten insbeson- ders mit akuten Be- schwerden
Gruppengröße	6–8 Patienten	15–20 Patienten	4 Patienten, auch Einzelsitzungen
Verbreitung	Skandinavien, England, Irland, Niederlande	Kanada und USA	USA und Deutschland
Besonderheiten	Stufenlagerung wäh- rend der Informa- tionsvermittlung	Kooperation mit Psychiatern bzw. Psychologen	– Hindernislauf – med. Betreuung – Einzelkurse
In-/Out-Patient- Program	out-patient-program	out-patient-program	in- und out-patient- program
Evaluation	*Berquist-Ullmann/ Larsson*, 1977	*Hall* und *Iceton*, 1983	*Mattmiller*, 1980
Hauptziele	– „Rückenfürsorge" – ergonomische Beratung	– „Rückenfürsorge" – Einstellungsänderung gegenüber Beschwerden	– „Rückenfürsorge"

Angesichts der hier dargestellten Gemeinsamkeiten und Unterschiede der drei Basiskonzepte, stellen sich folgende Fragen:

1. Stellt die Rückenschule ein erfolgreiches Verfahren in der Rehabilitation von Wirbelsäulenerkrankungen dar?
2. Wie ist ihre Bedeutung im Vergleich zu anderen Therapieverfahren zu beurteilen?
3. Welches Konzept ist im Vergleich unterschiedlicher Ansätze für welche Patienten das erfolgversprechendste?
4. Wie kann die einzelne Rückenschule optimiert werden?
5. Können mithilfe der Rückenschule als prophylaktisches Verfahren degenerative Wirbelsäulenerkrankungen wirksam reduziert werden?

Ansätze zur Klärung dieser Fragen haben die Studien zur Evaluation verschiedener Rückenschulen gemacht (vgl. Teil IV).

19.4 Perspektiven

Rückenschulen werden definiert als Trainingsprogramme zur Prävention und Rehabilitation von degenerativen Wirbelsäulenerkrankungen. Bislang setzt sich der Teilnehmerkreis jedoch vorwiegend aus Rückenschmerzpatienten zusammen. In den aufgezeigten Rückenschulen ist das Programm ausschließlich auf seine rehabilitative Zielsetzung reduziert.

Die Etablierung von Rückenschulen zur Primärprävention von degenerativen Wirbelsäulenerkrankungen ist in verschiedenen Einrichtungen, z.B. im Kindergarten (vgl. Kap. 13), in der Schule (vgl. Kap. 14) bzw. am Arbeitsplatz sinnvoll.

Um der Entstehung von Wirbelsäulenerkrankungen während der Arbeitszeit vorzubeugen, wäre die Einrichtung einer Rückenschule in dem jeweiligen Unternehmen sinnvoll. Die Arbeitnehmer müssten über mögliche Gefahren für ihren Rücken und über eine möglichst rückenschonende Arbeitsweise während der Arbeit aufgeklärt werden. Insbesondere bei Arbeiten, die ein hohes Maß an Haltungskonstanz erfordern, wäre die regelmäßige Durchführung von Bewegungszeiten während der Arbeitszeit sinnvoll. In den USA sind bei verschiedenen großen Unternehmen, z.B. bei den „Southern Pacific Transportation Companies“ und den „Safeway Stores“, Rückenschulen eingerichtet worden, die die Erkrankungsrate an Wirbelsäulenbeschwerden um 20–50% reduziert haben (*White*, 1983, S. 144).

20 Organisationsformen im deutschsprachigen Raum

C.-H. Ullrich

20.1 Bestandsaufnahme

Im deutschsprachigen Raum wurden die ersten Rückenschulen 1984 gegründet. Nach der Phase der Erprobung mit einigen Pilotprojekten (15 Rückenschulen bis 1988) existieren heute über 800 Rückenschulen. Ermöglicht wurde dies durch verstärkte Angebote von Kursen zur Rückenschullehrer-Ausbildung vom Seminar Wirbelsäule-Rückenschule-Schmerztherapie e.V. Angeboten werden diese Kurse, die die Ausbildung zum Rückenschullehrer beinhalten, vom Seminar Rückenschule e.V., vom Zentralverband der Krankengymnasten Deutschlands (ZVK), vom Forum Gesunder Rücken besser Leben e.V., vom Bundesverband der Rückenschulen, BdR, sowie von einigen erfahrenen Rückenschulen, die Hospitationsmöglichkeiten anbieten.

Im Jahr 1988 wurde anhand einer systematischen Befragung von Rückenschulen, die bis zu diesem Zeitpunkt im deutschsprachigen Raum existierten, eine Auswertung durchgeführt. Die seinerzeit vorliegenden Erfahrungen wurden auf der Zentraltagung der Rückenschulen vorgestellt und dienten als Basis für die Verabschiedung des Rückenschulkonzeptes. Es ist die Grundlage des Kursprogrammes „Rückenschule".

Ergebnisse der Befragung

Klientel

Pro Kurs werden zwischen sechs und zwanzig Personen aufgenommen. Als Diagnose für die Teilnehmer werden genannt: „degenerative Wirbelsäulenerkrankungen", „Lumboischialgie", „Facettensyndrom", „akute und chronische Rückenschmerzen unterschiedlicher Genese", „Zustand nach Diskotomie", „Zustand nach Wirbelsäulenfrakturen", „Wirbelkanalstenosen", „Osteoporose", „stressbedingte Rückenschmerzen ohne organisches Substrat". Zunehmend wird die Teilnahme von Personen berichtet, die noch keine Rückenschmerzen hatten und vorbeugend den Kurs belegen. Die Altersangaben streuen zwischen 12 und 70 Jahren; die Altersgruppe zwischen 30 und 50 Jahren wird am häufigsten genannt.

Rückenschullehrer und Räume

Als Rückenschullehrer in der *orthopädischen Rückenschule* werden eingesetzt: Orthopäden, Krankengymnasten und Psychologen. Die bestehenden Rückenschulen organisieren ihre Kurse in unterschiedlichsten Räumen: Hier reichen die Angaben von einem Seminarraum der Universitätsklinik, über einen Gymnastiksaal mit Spiegelwand, krankengymnastische Therapieräume, Räumlichkeiten der regionalen Krankenkassen, Räume für Ergotherapie, eine speziell angemietete Wohnung, Volkshochschulräume bis hin zu Räumen in Kur- und Rathäusern. In *präventiven und rehabilitativen Rückenschulen* werden Sport- und Biologielehrer, Krankengymnasten, Übungsleiter, Yogalehrer, Sporttherapeuten, Masseure und Bademeister, Gymnastiklehrer und Sportpädagogen eingesetzt.

Requisiten

Alle befragten Rückenschulen setzen verschiedene Hilfsmittel für ihre Kurse ein. Die Informationsvermittlung wird durch Medien unterstützt. Am häufigsten werden Overhead- und Diaprojektoren benutzt, teilweise Poster, Stehtafeln und Videofilme. Für das lebensnahe Training wirbelsäulengerechten Verhaltens werden Möbel (verschiedene Sitzgelegenheiten, Bett, Stehpult) und Küchen- bzw. Gartengeräte verwendet (Besen, Schaufel, Feger, Staubsauger usw.). Für die gymnastischen Übungen kommen u.a. Würfel, Bälle, Luftballons, Reifen und Keulen sowie Mini-Trampolin und Gymnastikbänder zum Einsatz.

Inhalte

In der *orthopädischen Rückenschule* vermitteln alle bestehenden Rückenschulen in unterschiedlicher Ausführlichkeit theoretische Grundkenntnisse in Anatomie, Physiologie und Pathologie der Wirbelsäule. Informationen und praktische Übungen zum Bewegungsverhalten beim Sitzen, Stehen, Liegen, Heben und Tragen gehören ebenfalls zum Programm aller befragten Rückenschulen. Einige Programme beinhalten Übungen zur Körperwahrnehmung, Entspannungs- und Atemübungen. Exkursionen ins Badezimmer, in die Küche und zum Auto werden in einigen Rückenschulen bereits durchgeführt.

In der *präventiven und rehabilitativen Rückenschule* stehen rückenfreundliche Sportausübungen im Vordergrund. Theoretische Grundkenntnisse werden in unterschiedlicher Intensität vermittelt.

Zertifikate und Kosten

In Kliniken und Rehabilitations-Zentren entstehen keine Kosten für die Teilnehmer eines Rückenschulprogrammes. Ambulante Rückenschulen erheben zur Deckung von Mietkosten und Honoraren für Rückenschullehrer je Sitzung zwischen ca. 5,– und 35,– €. Diese Gebühr wird den Teilnehmern teilweise anteilig durch die Krankenkassen rückerstattet. Zeitweise geschah dies zu 100% (dies ist außer in Sozialfällen psychologisch ungünstig), zeitweise wurden von denselben Krankenkassen keine Kosten erstattet. Bei einer Rückenschule am Arbeitsplatz hat die dortige Betriebskrankenkasse häufig 100% der anfallenden Kosten übernommen. Rückenschulen sollten Zertifikate („Testate", „Urkunden") vergeben, deren Erhalt von der regelmäßigen Teilnahme und/oder dem Bestehen eines Kenntnis- und/oder dem Bestehen eines Kenntnis- und Verhaltenstests abhängig ist. Die Rückerstattung durch den Kostenträger erfolgt dann bei Vorlage des Zertifikats und der Quittung über den Einzahlungsbetrag. Viele Krankenkassen haben zeitweise ihren Mitgliedern die Kurskosten zu 100% erstattet, Kursteilnehmer anderer Krankenkassen tragen 50% Eigenanteil.

Methodik und Didaktik

Die bestehenden Rückenschulen unterscheiden sich sowohl in der Form ihrer Organisation als auch im didaktisch-methodischen Vorgehen bei der Schulung wirbelsäulengerechten Verhaltens.

Typische Organisationsformen werden in Kap. 20.2 vorgestellt. Für die didaktischen Vermittlungsformen können beschreibend vier verschiedene Prinzipien festgehalten werden, die in jeweils unterschiedlichen Gewichtungen in den einzelnen Rückenschulen praktiziert werden:

Am häufigsten wird ein *informativ-demonstrierendes* Vorgehen eingesetzt; Rückenschullehrer veranschaulichen biomechanische Zusammenhänge und Verhaltensregeln in Form eines Vortrages mit begleitenden Demonstrationen. Beim *krankengymnastisch-übenden* Unterricht stehen gymnastische und Verhaltensübungen im Mittelpunkt des Unterrichtes. Die *verhaltensmedizinisch orientierte* Vermittlung wirbelsäulengerechten Verhaltens nutzt Verfahren der Verhaltenstherapie bzw. Verhaltensmodifikation für den Unterricht. Der *spielerisch-sportlich* ausgerichtete Vermittlungsstil arbeitet mit Bewegungsspielen, die in Gruppen zu Musik rückengerechte Gymnastik und Motorik einüben.

Die Anwendungsfelder der Rückenschule, die an dieser Stelle bereits in der ersten Auflage dieses Buches vorgestellt wurden, sind noch erweitert worden. Die Prävention beginnt bereits in der Rückenschule mit Schwangeren. Im Kindergarten soll die Rückenschule helfen, die bis dahin noch vorhandenen natürlichen Bewegungsformen zu erhalten. In der Schulzeit üben Klassenlehrer und Biologielehrer Multiplikatorfunktion für die Rückenschule aus. Speziell in das Sportstudium sowie in die medizinischen Studiengänge soll Rückenschule Eingang finden. Die Anwendungsfelder der Rückenschule weiten sich weiterhin aus von Rückenschulen durch niedergelassene Kollegen, in Krankenhäusern mit stationärem und ambulantem Programm, in Kurkliniken, Sportvereinen, Betrieben, Krankenkassen und letztendlich im Altenheim.

20.2 Modelle der Organisation

Um die unterschiedlichen Organisationsformen von im deutschsprachigen Raum bereits bestehenden Rückenschulen zu erläutern, werden sieben prototypische Modelle zumeist aus der Befragungsstichprobe herausgegriffen und in Hinblick auf Leitung, Teilnehmerkreis, Aufbau und Organisation beschrieben. Ein typisches Beispiel wird jeweils genannt.

Ambulante Rückenschule in Zusammenarbeit mit einer orthopädischen Praxis

Beschreibung

Ein niedergelassener Orthopäde, ein Krankengymnast und ein Psychologe stellen gemeinsam ein Programm zusammen. Sie mieten Räumlichkeiten für die Durchführung der Kurse an, die meist ab abends stattfinden.

Klientel

Der Teilnehmerkreis besteht hauptsächlich aus Patienten, die sich wegen degenerativer Wirbelsäulenerkrankungen in ärztlicher Behandlung befinden und denen die Teilnahme von Ärzten der Region empfohlen wurde.

Aufbau und Organisation

Lehrer sind der Orthopäde, der Krankengymnast, der Psychologe und nach Bedarf freie Mitarbeiter, die durch vorausgehende Hospitation eingearbeitet wurden. Anfallende Kosten werden aus den erhobenen Teilnahmegebühren bestritten, die den Teilnehmern anteilig von den Krankenkassen erstattet werden.

Typisches Beispiel

Mettmanner Rückenschule im Gesundheitszentrum Heiligenhaus.

Rückenschule in einer Klinik mit operativem Betrieb

Beschreibung

In einem Krankenhaus (z. B. einer orthopädischen Klinik) wird ein Rückenschulprogramm für stationäre Teilnehmer eingerichtet.

Klientel

Teilnehmer sind vor allem operativ behandelte Patienten der Klinik.

Aufbau und Organisation

Das Programm wird durchgeführt in Unterrichts- bzw. KG-Räumen der Klinik. Die Rückenschullehrer gehören zum Klinikpersonal oder werden von der Klinik für das Programm eingestellt.

Typisches Beispiel

Ambulante Rückenschule in der Universitätsklinik Bochum.

Stationäre Rückenschule in einer Rehabilitationsklinik

Beschreibung

Von den Ärzten, Psychologen und Krankengymnasten der Klinik wird als Teil des konservativen Behandlungsprogrammes und der Rehabilitations-Maßnahmen eine Rückenschule angeboten.

Klientel

Stationäre Patienten nach konservativer Behandlung bzw. im Verlauf der Rehabilitation.

Aufbau und Organisation

Der Unterricht findet täglich oder mehrmals in der Woche im Rahmen des Klinikbetriebes statt. Räumlichkeiten und Lehrpersonal werden aus dem Bestand der Klinik zur Verfügung gestellt. Für die Teilnehmer entstehen keine Kosten.

Typisches Beispiel

Rückenschule Bad Peterstal, Schlüsselbad Klinik.

Rückenschule an der Volkshochschule

Beschreibung

Ein Orthopäde, ein Krankengymnast und ein Psychologe bieten im Rahmen des örtlichen Volkshochschulprogrammes einen Rückenschulkursus an.

Klientel

Personen mit Rückenschmerzen vor oder nach ärztlicher Behandlung.

Aufbau und Organisation

Das Rückenschulprogramm wird als Kurs im Vorlesungsverzeichnis der Volkshochschule geführt und findet in den Räumen der Volkshochschule statt. Die Teilnehmer schreiben sich für den Kurs im Sekretariat der Volkshochschule ein und entrichten eine Kursgebühr. Die Rückenschullehrer erhalten ein Honorar als Dozenten der Volkshochschule.

Typisches Beispiel

Volkshochschule Tübingen.
Viele Volkshochschulen bieten inzwischen nicht die orthopädische, sondern die allgemeine Rückenschule mit einzelnen Referenten und nicht mit dem Team: Orthopäde, Krankengymnast und Psychologe an.

Rückenschule in Betrieben

Beschreibung

Rückenschullehrer bieten Produktions- oder Verwaltungsbetrieben Kurse zu wirbelsäulengerechtem Verhalten am Arbeitsplatz an. Je nach Art des Arbeitsplatzes kann der Kurs auf spezielle Bereiche (z. B. auf bevorzugt sitzende oder stehende Tätigkeiten oder häufige Hebe- und Tragebewegungen) zugeschnitten werden.

Klientel

Mitarbeiter des Betriebes.

Aufbau und Organisation

Es werden Gruppen von acht bis zehn Mitarbeitern zusammengestellt, die nach Ende der Arbeitszeit in einem Tagungsraum des Betriebes unterrichtet oder vor Ort an ihrem Arbeitsplatz instruiert werden.

Typisches Beispiel

Antje Reinhardt, Südzucker Mannheim.

Rückenschule bei Krankenkassen

Beschreibung

Große Krankenkassen wie die AOK, BEK, TK und viele mehr haben eine Zeit lang Rückenschulkurse für ihre eigenen Mitglieder angeboten. Diese Kurse finden zumeist in den jeweiligen Räumen der Krankenkasse statt.

Klientel

Teilnehmer sind meist Versicherte dieser Krankenkasse.

Aufbau und Organisation

Das Programm wird durchgeführt in Seminarräumen der Krankenkasse. Die Referenten sind meist Krankengymnasten oder Sportlehrer.

Typisches Beispiel

AOK-Rückenschule, BEK-Rückenschule, BKK-Rückenschulen.
Die Techniker Krankenkasse hat einen Vertrag mit dem Seminar Rückenschule e.V. geschlossen und bietet die orthopädische Rückenschule mit dem Team: Orthopäde, Krankengymnast und Psychologe in der ganzen Bundesrepublik an.

Rückenkurse

Beschreibung

Unter der Bezeichnung „Rückenkurse", „Wirbelsäulenkurse" oder „Rückengruppen" werden von hierfür spezialisierten Sportlehrern und Übungsleitern Programme zur wirbelsäulengerechten Mobilisation und Kräftigung der Muskulatur angeboten.

Klientel

Personen, die rechtzeitig Rückenbeschwerden vorbeugen wollen und ehemalige Rückenschüler zur Stabilisierung.

Aufbau und Organisation

In Gruppen von 15 bis 20 Teilnehmern wird in spielerischer Form die rückenfreundliche Ausübung von Sport und Gymnastik erlernt. Dabei steht die Motivierung durch Gruppenspiel, Spaß und Musik im Vordergrund. Es werden etwa 10 einstündige Kursabende durchgeführt, zum Teil besteht ein fließender Übergang zwischen Rückenschule und Rückenkursen.

Typisches Beispiel

Karlsruher Rückenforum, Lady Vitalis in Velbert.

20.3 Organisationsformen der primären, sekundären und tertiären Prävention

Die Rückenschule für Patienten, die bereits degenerative Erkrankungen haben, hat die Aufgabe, der Verschlechterung der Symptomatik vorzubeugen, die Beschwerden zu lindern und der Rehabilitation zu dienen, d.h. sie stellt sekundäre und tertiäre Prävention degenerativer Wirbelsäulenerkrankungen dar. Wegen der hier notwendigen Sachkenntnis muss die Durchführung eines Rückenschulprogrammes für diese Adressatengruppe einem Team aus Orthopäden, Krankengymnasten und Psychologen vorbehalten sein. Dies entspricht den Empfehlungen der Deutschen Orthopädischen Gesellschaft.

Im Bereich der primären Prävention werden Kinder, Schüler und Personen ohne Wirbelsäulenerkrankungen in der Ausführung wirbelsäulengerechten Verhaltens trainiert. Diese Programme finden in Schulen, Sport- und Gymnastikgruppen statt. Sie tragen im Gegensatz zur orthopädischen Rückenschule die Bezeichnung „allgemeine" oder „präventive Rückenschule". Kursleiter sind Sport- und Gymnastiklehrer und speziell ausgebildete Übungsleiter. Weiterhin sollen Rückenkurse Teilnehmern angeboten werden, die bereits ein Rückenschulprogramm absolviert haben. Die Rückenkurse dienen hier sowohl der Stabilisierung der rückenfreundlichen Bewegungsformen wie auch dem regelmäßigen Training der wirbelsäulengerechten Ausführung von Gymnastik- und Sportarten.

Leider hat sich die ursprüngliche Unterscheidung „Rückenschule" – „Rückenkurse" nicht durchgesetzt. Jede Institution möchte aus Werbegründen den Namen „Rückenschu-

INHALTE

Anatomie
Physiologie
Pathologie

Die 10 Rückenschul-Regeln:

1. Du sollst dich bewegen
2. Halte den Rücken gerade
3. Gehe beim Bücken leicht in die Hocke
4. Hebe keine schweren Gegenstände
5. Verteile Lasten und halte sie dicht am Körper
6. Halte beim Sitzen den Rücken gerade und stütze den Oberkörper ab
7. Stehe nicht mit gestreckten Beinen
8. Liege nicht mit gestreckten Beinen
9. Treibe Sport, am besten Kraul- oder Rückenschwimmen, Laufen oder Rad fahren
10. Trainiere täglich deine Wirbelsäulen-Muskeln

Verhaltensmedizinische Bausteine:

- Selbstbeobachtung
- Verhaltensübung
- Kognitives Training
- Entspannungstraining
- Schmerzbewältigung
- Selbstkontrolle

ORGANISATIONSFORMEN

	präventive Rückenschule	**orthopädische Rückenschule**
Teilnehmer	jeder	Patienten mit orthopädischer Diagnose
Lehrer	Lehrer, Ärzte, Krankengymnasten, Übungsleiter, ...	Orthopäde, Physiotherapeut, Psychologe
Orte	Schule, Kindergarten, Altenheim, Verein, Kurort, Krankenkasse, VHS	Orthopädie-, KG-Praxis, Orthopädische Klinik, Rehaklinik, PEP + POP
Aufbau	Information, übende Verfahren allgemein, berufs- und sportspezifisch	Theorie, med. Betreuung, praktische Anwendung, Verhaltenstherapie, Schmerzbewältigung
Anzahl	1 Person bis unbegrenzt	8 bis 12 Teilnehmer je Kurs
Dauer	5 Sitzungen bis unbegrenzt	6 Kursstunden à 90 min. (5 Kurseinheiten wöchentlich, 6. Sitzung 4 Wochen nach der 5. Sitzung)
Kosten	frei vereinbar	ca. 90,0 € je Kurs
Ausbildungswege	Forum Gesunder Rücken e.V., BdR, Mettmanner Rückenschule, DVGS	(Seminar Rückenschule e.V.), ZVK, BdR
Ziel	primäre Prävention —ggf.→ / tertiäre Prävention ←	sekundäre Prävention

Exkursion	Arbeitsplatz, Auto, Büro, Badezimmer
Requisiten	Stühle, Besen, Schaumstoffwürfel, Getränkekasten, Alltagsgegenstände
Dokumentation	jährl. Mitteilung an Seminar Wirbelsäule-Rückenschule-Schmerztherapie e.V., Erfahrungsaustausch auf jährlichen Rückenschultagungen

Tab. 1 Organisationsformen der Rückenschule: präventive und orthopädische Rückenschule

le“ benutzen, auch wenn die Kriterien, unter denen die eigentliche Rückenschule gegründet worden ist, nicht erfüllt werden.
Die Unterscheidung lautet daher jetzt:

Orthopädische Rückenschule =
sekundäre Rückenschule

präventive Rückenschule =
präventive und rehabilitative primäre und tertiäre Rückenschule

Die Tab. 1 zeigt deutlich die Aufgabenverteilung und die Unterschiede dieser beiden Rückenschulformen auf.

20.4 Empfehlungen

Für die Durchführung des Rückenschulprogrammes hat sich eine Einteilung in 6 Kurssitzungen bewährt. Die ersten 5 Sitzungen finden im wöchentlichen Abstand statt, die letzte Sitzung vier Wochen nach der 5. Die Kursinhalte orientieren sich an den 10 Rückenschulregeln.

Eine einzelne Kurssitzung dauert etwa 60–90 Minuten.

Es empfiehlt sich die Anwendung eines Bestellsystems mit der Möglichkeit telefonischer Rücksprache. Eine Überweisung in die Rückenschule ist nicht möglich, hingegen aber eine Zuweisung (Empfehlung zur Teilnahme an der Rückenschule). Interessenten sollten ein Informationsblatt erhalten, welches die wichtigsten Informationen zum Inhalt und zur Organisation enthält.

Bei evtl. Nachfragen durch Krankenkassen empfiehlt es sich, dem Teilnehmer ein entsprechendes Informationsblatt für ihre Krankenkassen mitzugeben. Aus dieser Informationsschrift sollte hervorgehen, ob die jeweiligen Rückenschullehrer eine Ausbildung durch die Verbände (Seite 161) Seminar Rückenschule-Schmerztherapie eV., B.d.R., ZVI oder Forum Gesunder Rücken e.V. vorweisen können. Dies sollte Grundlage der Kostenerstattung sein, um eine Qualitätssicherung zu gewährleisten.

Abrechnungsmodell Orthopädische Rückenschule

Die Rückenschule findet in den Räumen der Krankengymnastin statt. Die Krankengymnastin nimmt die Teilnahmegebühr ein und bezahlt anteilig die Referenten.

Die Kursgebühr beträgt ca. 90,– €. Sie wird im Voraus – spätestens am 1. Kurstag bezahlt.

Ein Kursus setzt sich aus sechs Kursstunden zusammen, die jeweils eine Dauer von ca. 90 Minuten haben. Die ersten fünf finden im wöchentlichen Abstand statt, die sechste Stunde findet vier Wochen nach der fünften statt. Die Teilnehmerzahl sollte ungefähr 10 betragen.

10 x 90,– € = 900,– €.

Der Orthopäde erhält für den ersten Tag, den er allein gestaltet ca. 200,– € und für den sechsten Tag anteilig ca. 125,– €. Die restlichen 575,– € werden anteilig auf Krankengymnasten und Psychologen verteilt. Jede Person versteuert „ihr Honorar".

Bei erhöhter Teilnehmerzahl (bis max. 15 Personen) erhöht sich das Honorar entsprechend.

Abrechnungsmodell präventive und rehabilitative Rückenschule

Die Gebühren richten sich nach den Wünschen der Anbieter. Die Referenten werden vom Anbieter unterschiedlich bezahlt oder sind eigene Angestellte.

20.5 Probleme beim Aufbau einer Rückenschule

Von Rückenschulleitern wurde wiederholt von Problemen berichtet, die zumeist die Aufbauphase einer Rückenschule betrafen. Dies deckt sich ungefähr mit der schriftlichen Befragung der Rückenschulleiter aus dem Jahre 1988.

Die schriftliche Befragung der Rückenschulleiter ergab Hinweise auf Schwierigkeiten in der Aufbauphase von Rückenschulprogrammen vor allem in folgenden Bereichen: Fragen der Finanzierung, Schwierigkeiten bei der Motivation und Compliance, bei der Terminwahrnehmung und in einigen Städten mit fachfremden Institutionen, die sich ebenfalls Rückenschule nennen. Dies betraf vor allem einige „so genannte Rückenschulen", die ohne entsprechende Qualifikation von Übungsleitern und Sportlehrern und zum Teil von örtlichen Krankenkassen das Bestreben haben, den Begriff Rückenschule als werbewirksamen Faktor zu gebrauchen.

Schwierigkeiten treten besonders häufig durch Begriffsvermischungen auf. „Ich habe doch bereits an einer Rückenschule teilgenommen." Selbst wenn diese z. B. mehr ein Gymnastikkurs war, ist es schwierig, diese Person davon zu überzeugen, wie wichtig eine Verhaltensänderung im täglichen Leben für sie ist. Eine Verhaltensänderung lässt sich in der Regel nur durch einige spezielle verhaltensmedizinische Programme erreichen. Der Laie sieht jedoch meist nicht ein, wieso es für ihn von Vorteil ist, wenn er nochmals an einer Rückenschule teilnimmt. Für ihn ist RÜCKENSCHULE = RÜCKENSCHULE. Leider kennen bis heute auch viele Ärzte und Therapeuten sowie besonders Krankenkassenmitarbeiter die Unterschiede nicht. Besonders gravierend ist dieses Manko bei Krankenkassen, da hier die meisten Auskünfte verlangt werden.

Die zu Beginn der Rückenschulbewegung berichteten Probleme hinsichtlich der Finanzierung sind wesentlich geringer geworden, insbesondere dadurch, dass keine separaten Räumlichkeiten mehr dafür angemietet werden müssen. Nach unseren Empfehlungen kann der Rückenschulkurs in den Räumen der Krankengymnastin durchgeführt werden.

Die Bezahlung der Rückenschullehrer ist unterschiedlich und wird je nach Aufwand der Instruktoren vorgenommen. Probleme wurden auch angegeben, wenn Krankenkassen Rückenkurse und die Bezahlung der Rückenschullehrer in eigener Regie durchführen. Dies gilt besonders für den bayrischen Raum. Es wird daher empfohlen, dass besonders Krankenkassen sich an die Richtlinien der DGOT halten.

Die Motivation zur Teilnahme scheint insbesondere ein Problem stationärer Rückenschulen zu sein. Hier kommen die Teilnehmer nicht im engeren Sinne freiwillig zu den Kursen, wie dies bei den ambulanten Programmen der Fall ist. Die Bereitschaft zur Aufnahme der neuen Informationen und vor allem zur Umsetzung der neu gelernten Regeln für richtiges Bewegungsverhalten ist eingeschränkt. Hier sollte durch den vermehrten Einsatz von spielerischen (etwa Musikbegleitung) Übungen die Freude am Programm erhöht und durch psychologische Maßnahmen der Verhaltensmodifikation die Compliance bei der Veränderung des Bewegungsverhaltens intensiviert werden.

Der Aufbau einer neuen Rückenschule führt nur noch selten zu besonders kritischer Aufmerksamkeit der in der Nähe niedergelassenen Ärzte und speziell Fachärzte für Orthopädie. Erfreulicherweise ist festzustellen, dass bundesweit eine Mit- bzw. Zusammenarbeit angestrebt wird.

Die ursprüngliche Sorge, besonders der Orthopäden, dass behandlungsbedürftige Patienten am Facharzt vorbei die Rückenschule aufsuchen und so möglicherweise notwendige medizinische Maßnahmen versäumen, wurde in der sekundären Prävention nicht mehr geäußert, da jede Rückenschule von einem Orthopäden mitbetreut wird. Durch die Beteiligung verschiedener Orthopäden an einer Rückenschule im selben Ort entfällt auch der Verdacht, dass hier eine Form unerlaubter Werbung für eine einzelne Praxis betrieben wird. Wichtig ist weiterhin eine rechtzeitige und ausreichende Information der Kollegen und Krankengymnasten am Ort, um solche Probleme erst gar nicht aufkommen zu lassen.

Die Zusammenarbeit mit anderen Fachgruppen, speziell den Hausärzten, hat sich in den vergangenen Jahren deutlich verbessert und sollte obligat sein.

Die Krankengymnasten hatten zunächst die Gründung von Rückenschulen mit großer Skepsis betrachtet. Sie argumentierten, dass die Inhalte der Rückenschule ohnehin seit langem fester Bestandteil krankengymnastischer Arbeit seien und sich somit ein eigenes Rückenschulprogramm erübrige. Hier bestand ein Missverständnis, denn das primäre Ziel der Rückenschule ist die Veränderung von Körperhaltungen und Bewegungsverhalten und nicht die Ausführung krankengymnastischer Übungen. Inzwischen ist an die Stelle der Skepsis in den meisten Fällen ein starkes Interesse und der Wunsch nach Zusammenarbeit getreten. Die feste Einbindung von Krankengymnasten in jede Rückenschule hat die Zusammenarbeit zwischen Arzt und Krankengymnasten verstärkt.

Ein neues Problem hatte sich in den vergangenen Jahren dadurch ergeben, dass vermehrt Sportlehrer Anspruch auf die Durchführung einer Rückenschule erhoben.

Diese Schwierigkeiten konnten ebenfalls weitgehend aus dem Wege geräumt werden. Gerade den Sportlehrern obliegt die Aufgabe, den großen Bereich der primären Prävention durch Rückenkurse und primäre Rückenschule abzudecken. In diesen Rückenkursen sollte das Training nach den Rückenschulregeln ausgerichtet sein. Zum einen ist es wünschenswert, dass Sportlehrer und/oder Krankengymnasten Rückenkurse im Anschluss an die Rückenschule anbieten, zum anderen sollte jedes Angebot an Rückentraining oder Wirbelsäulengymnastik nur nach den Prinzipien der Rückenschule durchgeführt werden. Eine Auffrischung dieser Verhaltensregeln in einem Rückenkurs ist wünschenswert.

Das große undifferenzierte Angebot an Rückenschulen besonders der primären Prävention gibt wieder mehr Anlass zur Sorge, dass Patienten am Arzt speziell Facharzt für Orthopädie vorbeigehen und möglicherweise wichtige und therapeutische Maßnahmen versäumen.

Durch gut ausgebildete Rückenschullehrer mit großem Verantwortungsbewusstsein sollte dieses Problem bereinigt werden können.

Nach Meinung des Seminar Wirbelsäule-Rückenschule-Schmerztherapie e.V. ist es unverändert Sinn eines Rückenschulkurses, eine Verhaltensänderung zu erreichen. Aus diesem Grund ist Anfang der 80er Jahre die Rückenschulbewegung im deutschsprachigen Raum gegründet worden.

Wünschenswert und medizinisch sinnvoll ist eine Verstärkung des neu gelernten Verhaltens und ein Training der Muskulatur des Bewegungsapparates durch Wahrnehmung von Rückenkursen und Gymnastikkursen im Anschluss an die Rückenschule.

In diesen Veranstaltungen sollte auch rücken- und gelenkfreundliches Verhalten, besonders am Arbeitsplatz sowie in Freizeit und Sport vertieft werden. Leiter solcher Kurse sollten die entsprechende Qualifikation in erweiterten Fortbildungsveranstaltungen erwerben. Der BdR und das Forum Gesunder Rücken e.V. bieten solche Kurse an.

Das Seminar Wirbelsäule-Rückenschule-Schmerztherapie e.V. empfiehlt den Krankenkassen, die Rückenschule sowie Kurse, die von Lehrern/Übungsleitern mit entsprechender Qualifikation durchgeführt werden, anteilig zu erstatten.

21 Wirtschaftliche Aspekte

H. Struif

Rückenschulprogramme werden in der Praxis in verschiedenen Formen angeboten und durchgeführt. Dabei wird zunehmend die Frage diskutiert, ob die ambulante Rückenschule als eigenständige wirtschaftliche Organisation betrieben werden kann und welche Gestaltungsmöglichkeiten sich anbieten. In diesen Entscheidungsprozess sind neben anderen auch steuerliche Überlegungen mit einzubeziehen.

Die Konzeption der Rückenschule sieht idealtypisch die Zusammenarbeit zwischen Arzt, Krankengymnast und Psychologe vor. Der Zusammenschluss dieser drei Berufsgruppen, die Rückenschule in Form der GdbR zu führen, erweist sich vor allem aus standesrechtlichen sowie berufspolitischen Gründen in der Praxis als nicht durchführbar (vgl. Kap. 20 u. 22), sodass eine steuerrechtliche Erörterung unterbleiben kann.

Als eine gangbare Lösung wird die Empfehlung angesehen, die Leitung einer ambulanten Rückenschule auf einen Krankengymnasten zu übertragen, wobei die beratende Tätigkeit des Arztes und des Psychologen durch *Konsiliarverträge* gesichert ist. Diese Organisationsform wirft steuerrechtlich keine besonderen Probleme auf:

Der *Krankengymnast* übt einen sog. „Katalogberuf" des § 18 Abs. 1 Nr. 1 EStG aus; d.h. seine Tätigkeit und damit auch die, welche er im Rahmen der Rückenschule erbringt, ist als eine selbstständige freiberufliche Tätigkeit qualifiziert. An diese Einordnung knüpft das Steuerrecht verschiedene Folgen: Nachdem durch die Steuerreform 1990 der Freibetrag für freie Berufe in Höhe von 5% der Einnahmen, maximal ca. 600,– € weggefallen ist, bestehen im Bereich der Einkommensteuer lediglich bestimmte Erleichterungen bei der Buchführung und Gewinnermittlung. Die Zuordnung zu den Einkünften aus selbstständiger Tätigkeit bedeutet weiterhin, dass die Leitung einer Rückenschule durch einen Krankengymnasten nicht der Gewerbesteuer unterliegt. Schließlich sind die von der Rückenschule erbrachten Leistungen auf Grund einer speziellen Befreiungsvorschrift (§ 4 Nr. 14 UStG) von der Umsatzsteuer befreit.

Eine andere denkbare Möglichkeit wäre, die Führung einer Rückenschule auf eine *„berufsfremde" Person"* zu übertragen. Die Bezeichnung „berufsfremd" soll dahingehend abgegrenzt werden, dass die Person auf Grund ihrer Ausbildung und in ihren Tätigkeitsmerkmalen nicht dem typischen Berufsbild des Arztes, Krankengymnasten und Psychologen entspricht. Diese Abgrenzung ist vor allem vor dem Hintergrund dessen, was die Rückenschule eigentlich vermitteln will, von Bedeutung.

Festzustellen ist, dass die Verwirklichung der Rückenschulkonzeption durch die Beraterfunktion des Arztes, Krankengymnasten und Psychologen wahrgenommen wird. Der Aufgabenbereich des Berufsfremden wäre somit letztlich auf eine koordinierende wirtschaftliche Funktion reduziert. Hier stellt sich folglich die grundsätzliche Frage nach der Zuordnung der Einkünfte in solche aus selbstständiger Arbeit oder solche aus gewerblicher Tätigkeit.

Unter Beachtung der in den gesetzlichen Vorschriften enthaltenen Abgrenzungskriterien sowie der hierzu von der Rechtsprechung entwickelten Grundsätze kann die Leitung einer Rückenschule durch eine berufsfremde Person nicht unter die selbstständige Tätigkeit im Sinne des § 18 EStG subsumiert werden. Einkommensteuerrechtlich wären die Einkünfte als solche aus Gewerbebetrieb gem. § 15 Abs. 2 EStG zu qualifizieren mit der Konsequenz, dass Gewinne grundsätzlich der Gewerbesteuer unterliegen. Hierbei sind jedoch die Freibeträge – bei Gewerbeertrag ca. 24.000,– € und beim Gewerbekapital ca. 60.000,– € zu berücksichtigen. Darüber hinaus wird die Gewerbeertragssteuerbelastung durch die Anwendung des sog. Staffeltarifes (§ 11 Abs. 2 GewStG) erheblich gemildert. Für den Bereich der Umsatzsteuer stellen die erbrachten Leistungen steuerbare Umsätze dar, die mangels einer Befreiungsvorschrift steuerpflichtig sind, und zwar mit dem normalen Steuersatz von 15%. Dabei kann die von anderen Unternehmen in Rechnung gestellte Umsatzsteuer als Vorsteuer in Abzug gebracht werden. Liegen die Umsätze zuzüglich der darauf entfallenen Steuer unter ca. 16.250,– € und werden diese im laufenden Kalenderjahr voraussichtlich ca. 50.000,– € nicht übersteigen, so kann die Versteuerung nach § 19 Abs. 1 UStG gewählt werden. Diese Vorschrift besagt, dass unter den genannten Voraussetzungen die auf die Umsätze geschuldete Steuer *nicht* erhoben wird. Gleichzeitig darf jedoch der Unternehmer keine Umsatzsteuer in Rechnung stellen, noch kann er einen Vorsteuerabzug geltend machen.

Bei der Wahl dieser Organisationsform ist jedoch kritisch anzumerken, dass durch die berufsfremde Person eine wirtschaftliche Eigendynamik entfaltet werden könnte. Diese kann der Zielvorstellung der Rückenschule entgegenlaufen, sodass Verantwortungsbereich und Kontrolle exakt zu definieren sind.

Bei der Erörterung juristischer Probleme wird angeregt (vgl. Kap. 22), die Gründung der Rückenschule in Form einer GmbH in Erwägung zu ziehen. *Gesellschafter der GmbH* könnten dann die Personen der beteiligten Berufsgruppen – Arzt, Krankengymnast und Psychologe – sein. Zunächst wäre zu prüfen, wer die Gesellschaft als *Geschäftsführer* vertritt. Die Funktion des Geschäftsführers kann von jeder natürlichen Person ausgeübt werden, aber auch von jedem der an der GmbH beteiligten Gesellschafter, sofern keine berufsrechtlichen Hinderungsgründe dem entgegenstehen. Durch § 46 GmbHG wird u.a. bestimmt, dass sowohl die Bestellung und Abberufung der Geschäftsführer als auch die Überwachung der Geschäftsführung den *Gesellschaftern* obliegt. Die Gesellschafterstellung ermöglicht somit eine weitgehende Einflussnahme auf die Geschäftsführung und deren Kontrolle, sodass die Durchsetzung der Konzeption der Rückenschule gewährleistet erscheint.

Die GmbH als eigenständige juristische Person zieht steuerrechtlich bestimmte Konsequenzen nach sich. Kraft Rechtsform gilt die GmbH stets als *Gewerbebetrieb* gem. § 3 Abs. 2 Nr. 2 GewStG; d.h. ihre wirtschaftliche Betätigung unterliegt der Gewerbesteuer. Für Kapitalgesellschaften entfällt jedoch die Vergünstigung, den Freibetrag von ca. 24.000,– € sowie den Staffeltarif im Rahmen des Gewerbeertrages in Anspruch nehmen zu können.

Im Rahmen der *Einkommensbesteuerung* gilt für Kapitalgesellschaften der gespaltene Körperschaftssteuertarif: 45% für die im Unternehmen verbleibenden Gewinne, 30% für die an die Gesellschafter ausgeschütteten Gewinnanteile. Dabei wird die Gewinngröße wesentlich durch die Höhe der Geschäftsführergehälter sowie der Konsiliarverträge mitbestimmt.

Im Falle eines *Verlustausweises* ist bei juristischen Personen auf eine Besonderheit hinzuweisen. Die GmbH als eigene Rechtspersönlichkeit kann einen Verlust nicht ohne weiteres an die beteiligten Gesellschafter weitergeben (hierfür wäre eine besondere Vertragsgestaltung erforderlich). Vielmehr kann die GmbH einen Verlust nur auf die folgenden Geschäftsjahre vortragen und mit zukünftigen Gewinnen verrechnen, sofern kein Verlustrücktrag möglich ist. Darüber hinaus könnte bei Vorliegen mehrerer Verlustjahre die Gefahr einer Überschuldung oder Zahlungsunfähigkeit auftreten.

Für die von der GmbH erbrachten Leistungen besteht *Umsatzsteuerpflicht* mit dem normalen Steuersatz von 15% unter Berücksichtigung des Vorsteuerabzuges (ggf. Möglichkeit der Inanspruchnahme des § 19 Abs. 1 UStG).

Umsatzsteuer, Gewerbesteuer und Körperschaftssteuer sind die Steuerarten, die bei der GmbH für die laufende Besteuerung von Bedeutung sind. Daneben sieht sich die GmbH mit einer Reihe vor allem handelsrechtlicher Bestimmungen konfrontiert, die von ihr beachtet werden müssen. So sind z. B. durch das Bilanzrichtliniengesetz ab 1.1.1987 wichtige Änderungen für Kapitalgesellschaften in Kraft getreten, die die Rechnungslegungsvorschriften sowie die Offenlegungs- und Prüfungspflichten betreffen.

Ein vorläufiges Fazit führt zu der Feststellung, dass die Gründung einer GmbH nur dann sinnvoll erscheint, wenn die Rückenschule eine entsprechende Geschäftstätigkeit entfalten kann. Dabei sollte der Aufwand, den die Wahl der Rechtsform der GmbH zwangsläufig nach sich zieht (Aufbringung des Stammkapitals, Beachtung der gesetzlichen Vorschriften, Steuerbelastung), in einer vernünftigen wirtschaftlichen Relation zu den möglichen Erträgen stehen.

Unabhängig davon, in welcher Form eine Rückenschule geleitet wird, ist aus betriebswirtschaftlicher Sicht den *Abrechnungsmöglichkeiten* der von der Rückenschule angebotenen Leistungen sowie der Kostenstruktur ein besonderes Augenmerk zu widmen. Auf Grund der feststellbaren Kostenbelastung ist die „Gebührengestaltung" so auszurichten, dass zumindest langfristig eine Kostendeckung gewährleistet ist. Die bisher praktizierte Methode, das Rückenschulprogramm über einen mehrwöchigen Kursus zu vermitteln, stellt dabei eine Möglichkeit dar. Denkbar erscheint auch die Form einer kompakten Fortbildungsveranstaltung oder eines Seminars mit begrenzter Teilnehmerzahl. Hier wären speziell die Zielgruppen Arbeitsplatz/Betrieb, Kindergarten, Schule, Sportvereine etc. anzusprechen. Da die zu entrichtende Kursgebühr entweder bei den Teilnehmern steuerlich abzugsfähige Werbungskosten darstellen oder/bzw. von den betreffenden Arbeitgebern in der Regel erstattet werden, könnte sicherlich eine bessere Kalkulationsbasis gegeben sein. Last but not least ist seitens der Träger der Rückenschule durch Verhandlungen mit den Krankenkassen, privaten Versicherern und anderen offiziellen Stellen auszuloten, ob und in welcher Höhe Kostenübernahmen möglich sind.

Von den verschiedenen Abrechnungsmöglichkeiten soll ein Modell näher skizziert werden, das in der Praxis zunehmend Bedeutung erlangt hat und Anwendung findet. Bei dieser Form der Rückenschule – ausgerichtet nach den Richtlinien der DGOT – wird das Rückenschulprogramm in einem Kurs angeboten, der 6 Unterrichtseinheiten mit einer durchschnittlichen Dauer von ca. 90 Minuten vorsieht. Dabei finden die ersten 5 Kurseinheiten im wöchentlichen Rhythmus statt, während die 6. Stunde 4 Wochen nach der 5. Kursstunde terminiert ist. Diese zeitliche Abfolge hat sich als durchaus sinnvoll erwiesen, weil Erfahrungen und Lerneffekte der Teilnehmer ausgetauscht und überprüft werden können und ggf. seitens der Veranstalter korrigierend eingegriffen werden kann.

Zur organisatorischen Abwicklung ist festzustellen, dass der Rückenschulkurs zweckmäßigerweise in den Räumen des Krankengymnasten stattfinden sollte. Eine Durchführung der Rückenschule in der Arztpraxis des an der Veranstaltung beteiligten Orthopäden ist wegen berufs- und standesrechtlicher Bedenken möglichst zu vermeiden. Die Zahl der Kursteilnehmer sollte 10 bis maximal 15 Personen betragen, einmal um die Gruppe überschaubar zu halten, zum anderen um eine optimale Effizienz der vorgetragenen Lerninhalte und der praktischen Anwendungen gewährleisten zu können. Das Prinzip der Rückenschule sieht vor, dass die 1. Unterrichtseinheit von dem Orthopäden allein gestaltet wird, während die letzte Kursstunde gemeinsam mit dem Krankengymnasten und/oder Psychologen durchgeführt wird.

Die finanzielle Abrechnung erfolgt dergestalt, dass der Krankengymnast von jedem Teilnehmer die Kursgebühr erhebt. Diese beträgt ca. 75,– € pro Person und ist zu Beginn des Kurses zu bezahlen. Von diesen Einnahmen erhält der Orthopäde als Honorar für seine Referententätigkeit für die 1. Unterrichtseinheit eine Vergütung von ca. 175,– € und für die letzte Kursstunde einen anteiligen Betrag von ca. 100,– €. Die verbleibenden Einnahmen werden zwischen Krankengymnasten und Psychologen aufgeteilt, wobei der Verteilungsmaßstab zwischen den beiden Berufsgruppen abzustimmen ist. Anzumerken ist, dass die vorstehend genannten Beträge sich in der Praxis herauskristallisiert haben; sie stellen jedoch keine festgeschriebenen Wertgrößen dar, sondern sind grundsätzlich frei verhandelbar und können als Orientierungshilfe bzw. Empfehlung angesehen werden.

Auch die steuerrechtliche Seite dieses Abrechnungsmodelles erweist sich als unkompliziert und ohne besondere Probleme. Da die Rückenschulkurse von einem Krankengymnasten durchgeführt und abgerechnet werden, sind die erzielten Einnahmen Umsätze aus seiner Tätigkeit als Krankengymnast, die gemäß § 4 Nr. 14 UStG von der Umsatzsteuer befreit sind. Im Rahmen der jährlich zu erstellenden Gewinnermittlung werden die erlösten Teilnehmergebühren unter den Einnahmen aufgeführt, während sämtliche durch den Kurs verursachten Aufwendungen, unter anderem die an den Orthopäden und Psychologen bezahlten Honorare, Betriebsausgaben darstellen. Der Überschuss oder Verlust aus der Rückenschule – was wohl die Ausnahme sein dürfte – ist damit ein Teilbereich der Einkünfte aus der freiberuflichen Tätigkeit des Krankengymnasten, der über die persönliche Steuererklärung zur Einkommensteuer veranlagt wird. Der Vollständigkeit halber sei abschließend vermerkt, dass bei dem vorgestellten Abrechnungsmodell die Frage der Gewerbesteuer nicht ansteht, weil die Tätigkeit des Krankengymnasten eindeutig als selbstständige freiberufliche Tätigkeit definiert ist (§ 18 Abs. 1 Nr. 1 EStG).

22 Juristische Fragen

L. Krüger

Die Gründung einer Rückenschule, in der es zu einer Zusammenarbeit von Ärzten, Krankengymnasten und Psychologen kommen soll, wirft zahlreiche juristische Probleme auf.

Es stellt sich sofort bei der Gründung einer Rückenschule die Frage, in welcher juristischen Gesellschaftsform die Tätigkeit der Rückenschule durchgeführt werden soll.

Hier bietet sich zunächst der Gedanke an, eine *Gesellschaft bürgerlichen Rechts* zwischen den drei Berufskreisen zu bilden, in der alle gleichberechtigte Partner sind. Auch die Haftung gegenüber Dritten wäre gleichmäßig verteilt, wobei jedoch jeder in vollem Umfange einzeln mit seinem gesamten Vermögen für etwaige Forderungen aufkommen müsste.

Diese Gesellschaftsform stößt noch immer auf die Grenze der Berufsordnung. Zwar finden in der jüngsten Muster-Berufsordnung, die der Umsetzung in Satzungsrecht der Ärztekammern bedarf, die neuen Formen kooperativer Berufsausübung zwischen Ärzten und Angehörigen anderer Fachberufe ihren Niederschlag. So gestattet nunmehr der § 23a der Muster-Berufsordnung den Zusammenschluss einer medizinischen Kooperationsgemeinschaft zwischen den Berufen, die an einer Rückenschule aktiv mitarbeiten. Es muss jedoch gewährleistet sein, dass allein der Arzt die ihm vorbehaltenen medizinischen Entscheidungen treffen kann. Jeder Kooperationspartner bleibt selbstständig und eigenverantwortlich im Rahmen seiner berufsrechtlichen Kompetenz zuständig.

Aber selbst die ausdrückliche Aufnahme der Gestattung der Zusammenarbeit in einer Partnerschaft nach dem Partnerschaftsgesetz wird für einen niedergelassenen Vertragsarzt wenig hilfreich sein. Denn als kaum zu überwindende Hürde wird sich das weiterhin in § 25 geltende Werbeverbot erweisen, weil bei Werbemaßnahmen der Rückenschule der Name des Arztes involviert ist und damit entweder der § 25 Verbot der Eigenwerbung – oder der Fremdwerbung durch den Arzt – regelmäßig erfüllt sein dürfte.

Letztendlich wird sich die Gründung einer Gesellschaft bürgerlichen Rechts schon deshalb ausschließen, weil – hierbei ist unterstellt, dass es sich um einen Vertragsarzt handelt – dem Arzt auch durch die Zulassungsordnung Schranken gesetzt werden. Zwar ist nach § 33 Zulassungsordnung/Ärzte die gemeinsame Nutzung von Praxisräumen und Praxiseinrichtungen sowie die gemeinsame Beschäftigung von Hilfspersonal durch mehrere Ärzte – also Kassenärzte und Nichtkassenärzte – möglich, aber die Zulassungsordnung spricht ausdrücklich von Ärzten. Dementsprechend dürfte ein Zusammengehen von einem Vertragsarzt mit Nichtärzten, wenn es sich um eine gemeinsame Tätigkeit handelt, die als Ausübung der Heilkunde im Sinne der Bundesärzteordnung zu definieren ist, vom Vertragsarztrecht nicht gebilligt werden. Zusätzlich bestimmt der § 20 Zulassung Ärzte in Abs. 2, dass für die Ausübung kassenärztlicher Tätigkeit *der* Arzt nicht geeignet ist, der eine ärztliche Tätigkeit ausübt, die ihrem Wesen nach mit der Tätigkeit des Kassenarztes am Kassenarztsitz nicht zu vereinbaren ist. Bei der Frage der wesensfremden Tätigkeit ist allein maßgeblich, ob die Gefahr einer Interessenkollision besteht, also ob der Kassenarzt unter Umgehung des Prinzips der beschränkt freien Arztwahl Patienten in seine Praxis ziehen kann, oder ob er sich durch diese Tätigkeit Vorteile gegenüber anderen Kassenärzten verschaffen kann. Dies dürfte umso leichter zu bejahen sein, wenn der Arzt Mitgesellschafter in einer Rückenschule ist.

Zusammenfassend ist folglich aus den obigen dargelegten Gründen der Schluss zu ziehen, dass die Gründung einer Gesellschaft bürgerlichen Rechts nicht die geeignete Gesellschaftsform für eine Rückenschule darstellt.

Diesen Schwierigkeiten kann aus dem Wege gegangen werden, indem die Rückenschule als *GmbH* gegründet wird und damit der Arzt, insbesondere der Vertragsarzt, aus der Schusslinie der Berufsordnung und der Zulassungsordnung herauskommt.

An der Gründung der GmbH können selbstverständlich die Personen beteiligt sein, die auch später in der GmbH tätig werden. Jedoch ist dieser Tätigkeit dann eine eigenständige juristische Person vorgeschaltet. Allerdings darf der Arzt, insbesondere der Vertragsarzt, nicht Geschäftsführer der GmbH sein. Eindeutig von der Rechtsordnung gebilligt wird jedoch, dass sich selbstverständlich auch ein Vertragsarzt als Gesellschafter an einer GmbH beteiligen kann.

Ein Verstoß gegen das Verbot der Zusammenarbeit mit Nichtärzten liegt dann nicht vor, wenn der Arzt mit dieser GmbH einen *Konsiliarvertrag* vereinbart oder sich sozusagen als „Werksarzt" anstellen lässt. Hier wäre nur darauf zu achten, dass seine ärztliche Tätigkeit entsprechend den konsiliarärztlichen Bestimmungen definiert oder seine werksärztliche Tätigkeit nur nebenberuflich ausgeübt wird, damit gewährleistet ist, dass er weiterhin persönlich für die Versorgung der Versicherten im erforderlichen Maße zur Verfügung steht.

Schließlich ist mit der Gründung der GmbH auch die Gefahr, gegen das Werbeverbot zu verstoßen, weitestgehend ausgeräumt. Unstreitig ist in der Rechtsprechung, dass derartige juristische Personen an Werbeankündigungen nicht gehindert sind, wenn sie wahrheitsgemäß und in sachlicher Form mehr als ein einziges Hauptindikationsgebiet sowie ihre spezifische Behandlungsmethode angeben, sofern sie hierbei keinen Arztnamen oder die Berufsbezeichnung des Arztes verwenden.

Bei einer entsprechenden Vertragsgestaltung zwischen der GmbH und dem Arzt sind auch die oben dargelegten Bedenken bezüglich der Tangierung der Zulassungsordnung ausgeräumt.

Dementsprechend wäre aus juristischer Sicht die Gründung einer Rückenschule in Form einer GmbH anzuraten.

Problematisch erscheint lediglich die *Abrechnungsfähigkeit* der in der Rückenschule GmbH erbrachten Leistungen. Diese können entweder nur über Dienstleistungsverträge mit den zu behandelnden Patienten abgerechnet werden oder aber die GmbH unterzieht sich der Mühe, mit den Kassen Einzelverträge zu schließen.

23 Psychologische Didaktik in der orthopädischen Rückenschule: Das Münchener Manual

S. Höfling

23.1 Stabile Verhaltensänderung als Ziel

Die Bezeichnung „Rückenschule“ (back school; Ryggskola) für ein präventives Konzept, das Erlernen wirbelsäulenschonender Haltens- und Verhaltensweisen zum Ziel hat, legt nahe, dass den Erfindern des Begriffs bewusst war, dass es sich dabei um einen Lernprozess handelt. Mit Hilfe eines Lehrplanes wird Wissensstoff vermittelt. Da sich das Lernziel am Körper der Schüler manifestieren soll, genügt die Vermittlung theoretischen Wissens im Unterricht allein nicht, es bedarf auch des „leibhaftigen“ Antrainierens orthopädischer, krankengymnastischer und sportwissenschaftlicher Erkenntnisse. Können die Schüler den Unterrichtsstoff bei der Lernzielkontrolle (etwa beim Rückenparcour oder Rückenquiz) wiedergeben, dann wird ihnen ein Zertifikat über die erfolgreiche Teilnahme an der Rückenschule ausgestellt. Aber war die Rückenschule wirklich erfolgreich? Hat sie ihr Ziel der lang anhaltenden Prävention erreicht? Ist es ihr gelungen, dass der Unterrichtsstoff in Fleisch und Blut, in „Rücken und Seele“ übergegangen ist? Zieht man Parallelen zur eigenen Vergangenheit als Schüler, kommen vielen von uns Zweifel über die verhaltenssteuernde Effektivität von Wissensvermittlung. Inkonsistente Forschungsergebnisse über die Rückenschul-Effektivität bestätigen oftmals die persönliche Skepsis (vgl. *Höfling* und *Böhle,* 1991; Abb. 1).

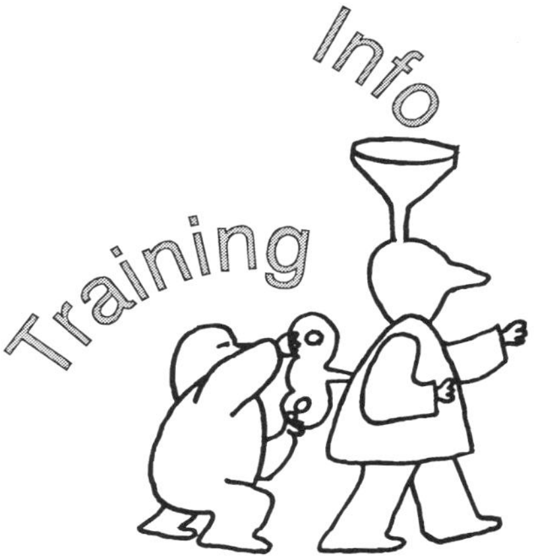

Abb. 1 Falsche Didaktik.

Die Wegstrecke, während der sich die Schüler oder die Teilnehmer einer Rückenschule gesundheitsbewusst bewegen und halten, dürfte bei simplen Eintrichterungs- und Trainingsmethoden nur sehr kurz sein. Wird nicht mehr kontrolliert, nicht mehr geprüft, wird schnell vergessen. Ein Transfer vom Kurzzeitgedächtnis zum Langzeitgedächtnis findet nicht statt. Noch wesentlicher aber ist, dass der Schüler sich bei dieser Lehrmethode nicht mit seinem Lehrer identifizieren kann. Er wird nicht in die Lage versetzt, sich nach Abschluss der Schule selbst weiter zu motivieren, zu instruieren, zu korrigieren. Brauchen wir deshalb die lebenslange Rückenschule? Brauchen wir die Volksbewegung „Rückenschule“? Garantiert „Immer-mehr-Desselben“ dauerhafte Verhaltensänderung? Ein Vergleich zu den im Großen und Ganzen unwirksamen Antiraucher-Kampagnen ist durchaus statthaft (wirksam scheinen hier nur die sozialen Sanktionen, nicht aber die Aufklärung zu sein).

Das Gewicht bei den bisherigen Rückenschulkonzeptionen lag bislang zu sehr auf der inhaltlichen Ausarbeitung des Unterrichtsstoffes. Vernachlässigt wurde jedoch die aktive Gestaltung des Lernprozesses. Lernen erfolgt in einem interaktiven Prozess, nicht durch Input und passives Aufnehmen. Die Aufgabe, die bei einer effektiven Umsetzung des orthopädischen und krankengymnastischen Wissens geleistet werden muss, ist eine Lernatmosphäre zu entwickeln, die optimales Lernen ermöglicht. Die Rückenschule muss Lernbedingungen schaffen, die für jeden Einzelnen seine persönlichen Lernerfahrungen vermittelt. Eintrichtern und Eintrainieren schaffen keine anhaltenden verhaltenssteuernde Lernerfahrungen (höchstens negative Urteile über die Schule).

Das Münchner Manual zur Orthopädischen Rückenschule von *Kaisser* und *Höfling* (1990) hat sich dem Thema der Förderung des Lernprozesses in der Rückenschule gewidmet. Die dort beschriebenen *Allgemeinen Regeln des Lernens* sollen den einzelnen Rückenschullehrer anleiten, seinen Unterrichtsstoff so auszurichten, dass der Lerneffekt bei den Teilnehmern maximiert wird und dauerhaft bleibt. Besonderes Augenmerk gilt der Gestaltung der Lernatmosphäre. Rückenschule ist nicht Aktionismusschule! In der Rückenschule agiert nicht ein Experte, dem die Teilnehmer rezipierend gegenüberstehen. Rückenschule benötigt eine transaktionale Atmosphäre, d.h. den gegenseitigen kooperativen Austausch von Informationen, Gefühlen, Erwartungen, Korrekturen und Verstärkungen. Im Münchner Manual werden die fatalsten Fehler der Rückenschullehrer, die einer transaktionalen Lernatmosphäre entgegenstehen, in Form von Antiverhaltensregeln vorgestellt und angemesseneren Verhaltensformen gegenübergestellt. Jede Unterrichtseinheit wird in ihrer praktischen Durchführung skizziert und die Aufmerksamkeit des Rückenschullehrers auf den ablaufenden Lernprozess gerichtet. In diesem Münchner Durchführungsmodell muss der Rückenschullehrer Abschied nehmen vom Frontalunterricht und der *einseitigen* Ausrichtung auf „Spaßvermittlung“ oder Erzeugen eines „guten Körpergefühls“. Er muss Abschied nehmen vom Expertenstatus und sich ein kooperatives Arbeitsverhalten aneignen. Das Manual stellt Anforderungen an die beziehungsgestalterischen Fähigkeiten des Lehrers, die sich nicht auf Schaffung einer wohligen, guten Atmosphäre beschränken. Diese weiterreichenden psychologischen Anforderungen sind legitim und notwendig, da die Zufriedenheit mit der zwischenmenschlichen Interaktion den Erfolg der Rückenschule deutlich mitbestimmt. In den medizinischen Untersuchungen zur Compliance hat die Zufriedenheit mit der ärztlichen Beziehungsgestaltung prognostischen Wert für den Behandlungserfolg (*Ley,* 1986; *Sackett* und *Snow,* 1986). In der Psychotherapieforschung besteht Konsens, dass die Qualität der Therapeut-Patient-Beziehung therapeutische Wirkung besitzt (*Garfield,* 1982; *Höfling,* 1988). Bei der Psychotherapie handelt es sich ebenfalls um die Gestaltung von Lernatmosphäre, in der spezifische Techniken, Wissensvermittlung und konzentratives Üben erst wirksam werden können. Das *Wie* etwas vermittelt wird, bestimmt das *Was* vermittelt und ob gelernt wird. Der Rückenschulleiter muss also lernen, wie man lernt, damit er eine förderliche Lernatmosphäre erzeugen kann. Einige wesentliche Elemente aus dem Münchener Manual sollen hier nachfolgend angesprochen werden.

23.2 Lernstadien im Aneignen neuen Verhaltens

Zum Lernen gehören Wahrnehmen, Explorieren, Prüfen, Innehalten, Verstehen, Aufnehmen, Merken, Ausprobieren, Üben, Erinnern und selbstinduziertes Umsetzen (Eigenmotivation). Die Aufrechterhaltung des Erlernten auch über längere Zeit und unter schwierigen situativen, psychischen und physischen Bedingungen muss Bestandteil des Unterrichtsprogramms sein. Die dauerhafte Verhaltensänderung, die Verhinderung der Rückkehr in gewohnte und schädliche Haltens- und Verhaltensweisen fordert vom Teilnehmer hohes Engagement, permanente Eigenmotivation und hohe Gesundheitsverantwor-

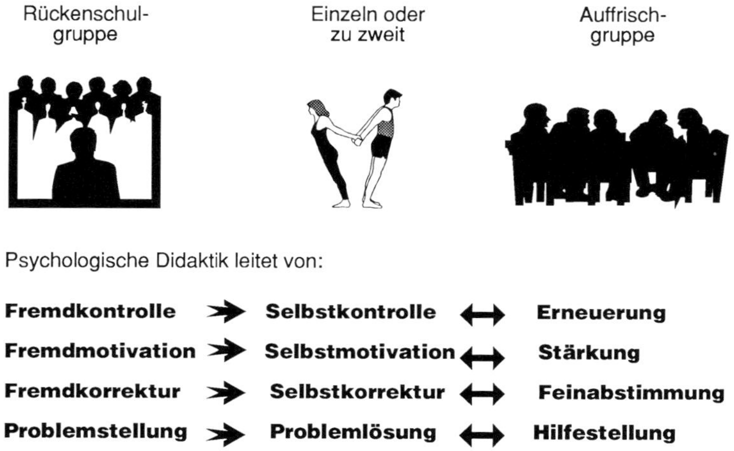

Abb. 2 Wege zur Gesundheitsversorgung.

tung. Rückenschule ist auch Motivationsschule (Abb. 2).

Vom Beginn der Rückenschule an muss den Teilnehmern klar werden, dass nur sie allein die Veränderungen in ihren Haltens- und Verhaltensweisen bewirken können. Der Rückenschullehrer ist nur Wegbegleiter und Förderer beim Aneignen neuen bzw. Löschung schädlichen Verhaltens. Dementsprechend bestimmen die Teilnehmer in der Rückenschule mit, an welchen Problemen und Themen in der jeweiligen Unterrichtsstunde gearbeitet wird, an welchen Themen länger verweilt werden muss, wo alternative Lösungen gefunden werden müssen, usw. Das Unterrichtstempo wird gemeinsam bestimmt. Nach *Jordan-Marsh* (1985) sind mindestens sieben Stadien im Aneignen neuen Verhaltens zu durchlaufen:

1. Sensibilisierung für das Problem (Gewahrwerden und Gewahrsein)
2. Informieren
3. Persönlicher Bezug
4. Management
5. Konsequenzen
6. Aktive Mitarbeit
7. Erneutes Beurteilen des Problems.

Diese Stadien, die bei der Erreichung des geforderten Ziels der Verhaltensinnovation durchlaufen werden, sind definiert aus der Sicht der Vorgänge, die beim lernenden Individuum stattfinden. Es handelt sich bei den Stadien immer um Aktivierungen und Motivierungen. In jedem dieser Stadien treten Gefühle und Gedanken, Hindernisse und Probleme auf.

Wahrnehmungssensibilisierung

Voraussetzung für das Erlernen wirbelsäulenschonenden Verhaltens ist eine ausreichende Körperwahrnehmung. Da die menschliche Aufmerksamkeit selektiv ist – aus dem Fluss der Ereignisse und Signale wird stets etwas herausgegriffen und das übrige ignoriert – muss Aufmerksamkeit in der Rückenschule gerichtet werden. Möglichst bedient man sich bei der Aufmerksamkeitsfokussierung mehrerer Sinne (visuell, auditiv, taktil, kinästhetisch). Wahrnehmung ist auch nie absolut, sie ist relativ. Kontrastierende Wahrnehmungen liefern oft die prägnantesten Erkenntnisse (vgl. psychologische Gestaltgesetze der Wahrnehmung, z.B. *Metzger,* 1968). Kontrastreiche Wahrnehmungserfahrungen (z.B. Spannung – Entspannung, Links-rechts-Asymmetrien, Lordose – Kyphose, Fremdwahrnehmung – Selbstwahrnehmung) sind in der Rückenschule von großer Wichtigkeit. Die Körperwahrnehmung muss so exakt geschult werden, dass den Teilnehmern im Alltag auftretende Fehlhaltens- und Verhaltensweisen sofort auffallen.

Information

Ähnlich selektiv geht der Mensch mit Informationen um. Aus dem Überfluss an täglichen Informationen werden zum Schutze der eigenen Gesundheit nur ganz wenige, persönlich bedeutsame (verwertbare, zweckdienliche) aufgegriffen und im Gedächtnis verankert. Damit orthopädische und krankengymnastische Informationen aus diesem täglichen Fluss heraustreten, müssen sie prägnante Eigenschaften besitzen: Wissensinhalte müssen sparsam, strukturiert, einfach, wohldosiert und verhaltensnah angeboten werden (s. *Höfling*, 1991). Wissensdarbietung muss auch, um wiedererinnert zu werden, an der richtigen Stelle der Unterrichtseinheit positioniert werden. Der Positionseffekt hat immense Bedeutung für die Wiedererinnerung. Wichtige Informationen während allgemeiner Aufbruchstimmung der Teilnehmer, bei unruhiger Atmosphäre, oder nebenbei erwähnt, verschaffen sich kein Gehör. Erinnerung ist Voraussetzung für dauerhafte Rückenpflege im Alltag.

Wissen steuert aber nicht automatisch Verhalten. Trotz besseren Wissens verhalten sich die meisten Menschen gesundheitsschädlich. Man kann sich manchmal des Eindrucks nicht erwehren, dass Gesundheit (obwohl als das höchste Gut propagiert) nur als Mittel zu dem Zweck des Ausführens gesundheitsschädlicher Verhaltensweisen dient. Damit orthopädisches und krankengymnastisches Wissen verhaltenssteuernde Qualitäten erhalten kann, muss in der Rückenschule dieses spezifische Wissen von Beginn an mit Handlungen verbunden sein. Wahrnehmung, Information, Handeln und Wahrnehmen der Ergebnisse bilden eine Einheit und sollten daher einheitlich unterrichtet werden. Ein langer Theorieteil ist kontraproduktiv für das Ziel: Verhaltensänderung. Die Teilnehmer müssen gleichzeitig wahrnehmen und erleben können, wovon Orthopäde, Krankengymnasten, Sportlehrer etc. reden. Nur so kann Wissen mit Handlung verknüpft werden. Die ideale Vorstellung ist doch, dass der Rückenschulteilnehmer im Alltag ein Fehlverhalten schnell und präzise wahrnehmen kann, sich sofort an die krankengymnastischen Informationen erinnert und im gleichen Moment korrigierende Verhaltensweisen einsetzt.

Persönlicher Bezug

Die Bereitschaft zum Erlernen neuer Verhaltensweisen ist abhängig von der Bedeutung dieser Verhaltensweisen für den Einzelnen. Akute Schmerzen stellen meist einen persönlichen Bezug her. Verschwinden die Schmerzen, ist häufig auch ihre motivierende Kraft zur Vorsorge erloschen. Persönlicher Bezug zur Notwendigkeit permanenter Rückenhygiene wird jedoch auch sichtbar bei den auftretenden Gedanken bezüglich der persönlichen Fähigkeit und Unfähigkeit, das deklarierte Ziel der Rückenschule zu erreichen. Einstellungen sich selbst, der Gesundheit, dem Gesundheitswesen gegenüber, tatsächliche individuelle Kapazitäts- und Kompetenzprobleme, sowie psychische und psychosoziale Barrieren erschweren im entscheidenden Ausmaße den Lernprozess. Hier gilt es dann, mit dem Lehrprogramm innezuhalten, nachzudenken, gemeinsame Lösungen und Alternativen zu finden, Verhaltenskompetenzen aufzubauen, Barrieren zu beseitigen. Erforderlich sind oftmals Strategien, die sinnvollerweise von Experten anderer Professionen durchgeführt werden sollten (vgl. Therapiestraße von *Rieder* in *Kaisser* und *Höfling*, 1990, S. 51). Die Kooperation mit einem klinischen Psychologen in der Rückenschule ist hilfreich, um den blockierten Lernprozess schnell wieder in Gang zu bringen.

Management

Management meint die Umsetzung der Unterrichtseinheit in den Alltag. Regelmäßigkeit bei der Kontrolle, der Verhaltenskorrektur, bei der gymnastischen Übung ist ein Ziel, das nur erreicht werden kann, wenn die Teilnehmer gelernt haben, sich selbst zu „managen". Ein innerer Terminplan erinnert die Schüler, die gestellten Aufgaben (Bewegungspausen, Gymnastik) zu gewissen Zeiten zu erfüllen. Die Schüler müssen in die Lage versetzt worden sein, sich selbst zu erinnern, sich selbst anzustoßen, sich selbst anzuspornen und kritische Bewertungen der Ausführungsqualität vorzunehmen, um auf deren Basis ihr Verhalten zu verfeinern. Erinnerungshilfen, Motivationshilfen, Eselsbrücken, Stickers, schriftliches Material (wohldosiert!), die der Rückenschullehrer bereitstellt oder die die Teilnehmer selbst erfinden, sind Stützungen zur Eigenstützung, zum Selbstmanagement.

Konsequenzen

Rückenschule kann positive, aber auch negative Konsequenzen nach sich ziehen. Die erwarteten oder befürchteten Konsequenzen beeinflussen den Lernprozess in der Rückenschule. Diente bislang der Rückenschmerz dem psychischen Ausgleich, wurde z.B. auf den schmerzenden Rücken der Mutter in der Familie Rücksicht genommen, so gefährdet der Erfolg der Rückenschule diesen Ausgleich: der in der Rückenschule „gefestigte" Rücken erhält wieder die gesamte Familienlast. Die möglichen negativen Konsequenzen eines effektiven Rückenschulkurses gilt es aufzuspüren und in der Rückenschule mit zu bearbeiten. Der Einbezug vom Lebenspartner im obigen Beispiel könnte eine Strategie sein. Bei komplexeren psychosozialen Beziehungsproblemen oder hohem sekundären Krankheitsgewinn sollten jedoch klinische Psychologen hinzugebeten werden.

Aktive Mitarbeit

Die aktive Mitarbeit ist letztlich die Crux der Prävention. Rückenschule ist Anleitung zum selbstständigen Weitermachen. Von der ersten Unterrichtsstunde muss aktive Mitarbeit aufgebaut und unterstützt werden. Dies gelingt nur in einem kooperativen Miteinander, nicht im klassischen Unterrichtsverhältnis: Hier der Lehrer, der Experte, der Wissende, der Aufklärer, der Überlegene – dort der Schüler, der Rezipierende, der Konsumierende, der Unwissende, der Unterlegene. Monologe des Lehrers fördern nicht die Mitarbeit. Es sind die Dialoge, das gemeinsame Ringen um die genaue Wahrnehmung, um die Entkräftigung der Gegenargumente, um die gute Lösung, die zur Mitarbeit motivieren. Die Vermittlung von Bewegungsfreude, einem guten Körpergefühl, humorvolle Einlagen und andere Elemente des Entertainens sind keine Garanten für den Langzeiterfolg. Man erzielt mit Aerobic-Shows und ähnlich gestalteten Kursen zwar Mitarbeit, die in den meisten Fällen aber innerlich passiv bleibt. Es bleibt beim äußerlichen „Mit-Machen" und wird nicht zum „selbstständigen (und allein) Weiter-Machen". Letztlich dienen diese Formen des Rückenkurses nur der Befriedigung des Gesellungsbedürfnisses der Teilnehmer.

Um aktive Mitarbeit zu erreichen, muss sich der Rückenschullehrer die Verhaltensweisen des kooperativen Stils aneignen. Dies ist leichter gesagt als getan. Mittlerweile sind die menschlichen Grundfertigkeiten, wie Zuhören, Ausreden lassen, die Gegenargumente ernst nehmen, offene Fragen stellen, usw. quasi zu einem Kunsthandwerk geworden, das erst wieder geschult werden muss.

Verstärkungen, Fremdlob und Selbstlob sind wichtige Hilfen zur Stärkung der aktiven Mitarbeit (*Höfling* et al., 1991). Eine besondere Bedeutung haben Hausaufgaben, die den Teilnehmern nach jeder Unterrichtseinheit zur eigenständigen Ausführung im Alltag mitgegeben werden. Das Hausaufgabenkonzept erfreut sich in der Verhaltenstherapie großer Beliebtheit und wird in den meisten Fällen bereits in der ersten Therapiestunde eingeführt. Auf diese Weise wird dem Patient von Anfang an klar gemacht, dass er zur Lösung seines Problems am meisten beitragen muss, dafür aber den gesamten Erfolg auf sich verbuchen darf. Nach einer Untersuchung von *Borgart* und *Kemmler* (1989) werden Hausaufgaben eingesetzt, um das in der Therapiestunde Gelernte zu vertiefen und auf den konkreten Lebensbereich zu übertragen oder Beobachtungsmaterial für die nächste Stunde zu sammeln.

Hausaufgaben in der Rückenschule können demnach:

- neu erlernte Verhaltensweisen stabilisieren;

- neue Erfahrungen durch aktives Handeln ermöglichen;
- Selbstbeobachtung verfeinern und Material für die nächste Unterrichtsstunde liefern;
- Eigenaktivität und Selbstständigkeit erhöhen;
- den Transfer des Erlernten in den Alltag ermöglichen.

Damit das Hausaufgabenkonzept bei einzelnen Teilnehmern mit negativen Assoziationen nicht gleich am Begriff scheitern muss, sollte man in der Rückenschule besser von Trainingsaufgaben sprechen. Bei der Vergabe von Trainingsaufgaben müssen jedoch einige Regeln beachtet werden. Trainingsaufgaben für die Zeit zwischen den Rückenschulstunden dürfen die Teilnehmer nicht über- oder unterfordern (Aufwand, Zeit, Dauer), sie müssen mit der Lerneinheit der Unterrichtsstunde in deutlicher Beziehung stehen und möglichst prägnant und verhaltensnah formuliert werden. Bei der Besprechung ist stets über den Sinn der Trainingsaufgabe zu informieren und mögliche Hindernisse, die auftreten können, zu besprechen. Das Münchner Manual liefert auch hier einige Vorschläge.

Erneutes Beurteilen

Jede Unterrichtseinheit im Münchner Manual zur orthopädischen Rückenschule beginnt mit dem Rückmeldungsteil. Die Teilnehmer berichten über den Erfolg bzw. Misserfolg bei der Durchführung der Trainingsaufgaben, schildern Probleme, aufgetretene Hindernisse, äußern Kritik oder beschreiben positive Veränderungen. Der Rückenschullehrer geht detailliert auf die mitgeteilten Erfahrungen ein, spart nicht mit Lob und Ermunterung, korrigiert zu hohe Erwartungen auf schnelle Besserungen, motiviert zum geduldigen und vorsichtigen Weitermachen (jeder hat sein eigenes Lerntempo), korrigiert vorsichtig, ergänzt, modifiziert oder sucht nach alternativen Problemlösungen. Auf diese Weise wird der Rückenschullehrer zum Modell für „geduldiges Dabeibleiben", auch wenn sich Erfolge nicht einstellen oder neue Schwierigkeiten auftreten. Er wird aber auch zu einem Modell der Selbstunterstützung. Er zeigt, dass er die Trainingsaufgaben ernst nimmt, dass sie für ihn von Bedeutung sind und er die Bemühungen der Teilnehmer würdigt. Diese Phase der Rückmeldung hat Vorrang vor dem Unterrichtsstoff der jeweiligen Rückenschulstunde. Die Ziele der Rückenschule sind der Transfer wirbelsäulenschonenden Verhaltens in den Alltag und das selbstständige Weitermachen der Rückenschulabsolventen. Ist die Transferstraße gebahnt und die Selbstmotivierung verankert, lässt sich der Unterrichtsstoff (z.B. Heben, Tragen, etc.) in kürzerer Zeit aneignen.

Die subjektive Neubewertung der Rückenschule und ihrer Effekte könnte sinnvollerweise nach einer bestimmten Zeitspanne (z.B. nach 6 Monaten eigenständigen Weitermachens) in einem kurzen Auffrischkurs analysiert, unterstützt und gegebenenfalls korrigiert werden (vgl. Abb. 2).

23.3 Konzeptualisierung und Standardisierung

Das Münchner Manual zur Orthopädischen Rückenschule ist eine von mehreren Optionen, orthopädisches und krankengymnastisches Wissen in Theorie und Praxis mit Hilfe psychologischer Didaktik zu vermitteln. Die Strukturierung der Unterrichtseinheiten orientiert sich am Lernprozess der Teilnehmer. Jede Unterrichtsstunde wird detailliert in Struktur und Inhalt beschrieben, wobei der Inhalt nicht invariant festliegt. Mit Hilfe des Manuals kann sich der Rückenschullehrer besser auf die Lernvorgänge konzentrieren, Lernhemmnisse schneller erkennen und in gemeinsamer Anstrengung auflösen. Das Manual ist aber auch Anregung für die Vertreter anderer Rückenschul- und Rückenkurskonzeptionen zur Offenlegung ihres „Tuns". Erst wenn wirklich deutlich gemacht werden kann, *wie* Rückenschule und Rückenkurse durchgeführt werden, können sie wissenschaftlich evaluiert werden. Wenn ein Durchführungsprogramm vorliegt, kann es gelehrt und die Durchführungsgenauigkeit geprüft werden (Integrität).

Die bisherigen Evaluationsnachweise zur Rückenschule sind unter anderem deswegen inkonsistent, weil die Rückenschule einer empirischen Studie nicht mit der Rückenschule einer anderen Studie vergleichbar ist (*Höfling* und *Kaisser*, 1992). Bei der Durchsicht der Studien fällt auf, dass die Durchführung der einzelnen Unterrichtsstunden nicht oder nur mangelhaft beschrieben ist. Wie will man wissen, was inhaltlich für den Erfolg oder Misserfolg der Rückenschule verantwortlich gemacht werden kann? Noch entscheidender ist, dass nie überprüft werden kann, ob die Rückenschullehrer wirklich das gemacht haben, was sie vorgeben, gemacht zu haben.

Die inhaltliche und didaktische Ausgestaltung der Rückenschule bestimmt den Erfolg im entscheidenden Maße, aber genau diese Ausgestaltung bleibt bislang unüberprüfbar. Ob ein bestimmtes Rückenschulmodell wirkt, ist letztlich abhängig vom didaktischen (ungeschulten) Talent des Modellerfinders. Ist z.B. das Mettmanner Modell noch erfolgreich, wenn es von Rückenschullehrern in Freiburg durchgeführt wird? Oder steht und fällt der Erfolg des Modells mit den überdurchschnittlichen didaktischen Fähigkeiten und dem Engagement der Begründer?

Will Rückenschule ihr präventives Versprechen einlösen, dann muss sie sich der wissenschaftlichen Wirksamkeitsüberprüfung unterziehen. Die Notwendigkeit zur Evaluation wurde auf der Podiumsdiskussion des 1. Internationalen Rückenschulkongresses in Salzburg 1991 mit Nachdruck unterstrichen. Evaluation einer Präventionsstrategie kann aber nicht punktuell an einem Ort mit einigen wenigen engagierten Rückenschullehrern geleistet werden. Der Erfolgsnachweis angesichts der hohen Prävalenzrate von Rückenleiden muss breit mit einer Vielzahl von Rückenschullehrern erbracht werden. Dann aber müssen die Rückenschul- und Rückenkurskonzepte inhaltlich und didaktisch offen gelegt werden, damit die Rückenschullehrer geschult werden können und überprüft werden kann, ob sie sich im Rahmen der Studie an das propagierte Konzept halten, bzw. wo und weshalb sie vom Konzept abweichen. Erst dann kann die Aussage getroffen werden, dass Rückenschule des Konzepts X wirksam ist bei Teilnehmern der Gruppen A, B und F. Rückenschule des Konzepts X wird nie bei jedem dafür geeigneten Teilnehmer effektiv sein können. Aber erst die Veröffentlichung der Durchführungskonzeption macht es möglich, die Ursachen für das Scheitern bei bestimmten Teilnehmergruppen zu eruieren. Das letzte Ziel der Rückenschulevaluation muss der differenzielle Wirknachweis sein. Er führt zur differenziellen Indikation und dient damit der optimalen Zuordnung Teilnehmer/Patient zu der jeweils „richtigen" Präventions- bzw. Behandlungsmethode.

- Rückenschule ist Wahrnehmungsschule
- Rückenschule ist Motivationsschule
- Rückenschule ist Selbstmanagementschule
- Rückenschule ist Problemlöseschule
- Rückenschule ist *keine* Aktionismusschule

24 Leitfaden für den Aufbau einer Rückenschule

Die Anregung zur Gründung neuer Rückenschulen ist ein Ziel dieses Buches. Um eine Umsetzung der bisher dargestellten Überlegungen in die Praxis zu erleichtern, werden in diesem Kapitel in knapper Form die wichtigsten Schritte für die Neugründung, die organisatorische Gestaltung und die Inhalte eines Verhaltenstrainings für Wirbelsäulenpatienten beschrieben.

Die Schritte zum Aufbau eines Rückenschulprogrammes werden hier für die Organisation und Gestaltung einer ambulanten Rückenschule erläutert, sie gelten jedoch in entsprechender Form auch für den Aufbau eines stationären Rückenschulprogrammes. Die Gestaltung von Rückenschulen in Kliniken wird durch das Vorhandensein eines organisatorischen Rahmens erleichtert.

24.1. Organisatorische Vorbereitungen

Ein Orthopäde, ein Krankengymnast und nach Möglichkeit ein verhaltenstherapeutisch ausgebildeter Psychologe entschließen sich gemeinsam, ein Rückenschulprogramm anzubieten.

Die über ihre Fachausbildung hinausgehenden Kenntnisse und Fertigkeiten für die Gestaltung einer Rückenschule erwerben sie z.Z. durch *Hospitation* in einer der bereits bestehenden Rückenschulen (siehe Kap. 20). In Zukunft werden hierfür spezielle Ausbildungseinrichtungen der Deutschen Gesellschaft für Orthopädie und Traumatologie und des Berufsverbandes Deutscher Orthopäden zur Verfügung stehen.

Die drei Fachvertreter legen vertraglich fest, in welcher *Gesellschaftsform* die Rückenschule betrieben wird. Die Bildung einer GmbH ist zu empfehlen (siehe Kap. 21 und 22).

Es müssen *Räumlichkeiten* zur Durchführung des Programmes gefunden werden, die bei Gruppengrößen von 10 und mehr Teilnehmern genügend Platz auch für praktische Übungen bieten und die Möglichkeit für *Exkursionen* (Badezimmer, Garage) eröffnen. Diese Räume dürfen nach geltender kassenärztlicher Rechtsprechung nicht die Praxisräume des Kassenarztes sein (s. Kap. 21).

Zur notwendigen *Ausstattung* der Rückenschule zählen:

- Geräte und Materialien zur anschaulichen Informationsvermittlung (Dia- oder Overheadprojektor, Wirbelsäulenmodelle, Skelett),
- Mobiliar zum Üben von Körperhaltungen und Bewegungen (unterschiedliche Stühle, eine Liege, Stehpult),
- Requisiten zur Übung alltäglicher Bewegungsvorgänge (Besen, Handfeger, Sprudelkasten),
- Einrichtungen zur Durchführung muskelstärkender Übungen (Würfel unterschiedlicher Kantenlänge, Matten).

Vor Beginn des Betriebes der Rückenschule empfiehlt sich die *Information* der örtlichen Kollegen (Ärzte, Krankengymnasten, Psychologen), der Krankenkassen und der Ärztekammer. Mit den Krankenkassen sollte vereinbart werden, dass eine anteilige Kostenerstattung nur bei Vorlage eines *Zertifikats* über die erfolgreiche Teilnahme erfolgen kann.

Maßnahmen zur *Evaluation* des Programmes (siehe Teil IV) sollten von Anfang an eingeplant und vorbereitet werden, da sie im Nachhinein ungleich mehr Aufwand erfordern. Ferner sollte zumindest die systematische Sammlung von Daten über Kenntnisse und Verhalten der Teilnehmer am Ende des Programmes durchgeführt werden. Vordrucke können beim Herausgeber angefordert werden.

24.2 Rahmen für die inhaltliche Gliederung

Für die Durchführung des Programmes hat sich eine Einteilung in vier bis acht Sitzungen bewährt, die im wöchentlichen Abstand stattfinden und 90 bzw. 45 Minuten dauern. Jeder Kurstag sollte Informationen zur Theorie der Wirbelsäule und der Rückenschmerzen, Vermittlung von Regelwissen zu wirbelsäulengerechtem Verhalten und praktische Übungen beinhalten. Der folgende Rahmenplan enthält orientierende Empfehlungen zur Gestaltung eines Kurses mit sechs Sitzungen zu je 90 Minuten.

1. Kurstag:

Theorie:	Anatomie der Wirbelsäule, Aufbau des Bewegungssegmentes
Regeln:	Sitzen, Stehen, Liegen
Übungen:	Training der Rumpfmuskulatur am Würfel

2. Kurstag:

Theorie:	Physiologie der Wirbelsäule, physiologische Kyphose und Lordose, Stoffwechsel der Bandscheiben
Regeln:	Hinsetzen, Hinlegen, Aufstehen, Tagesablauf
Übungen:	Mentales Training

3. Kurstag:

Theorie:	Pathologie der Wirbelsäule, Lumbago, Ischialgie, Facettensyndrom, Zervikalsyndrom
Regeln:	Bücken, Heben, Tragen, Drehen
Übungen:	Exkursion ins Badezimmer und zum Auto

4. Kurstag:

Theorie:	Psychologie der Rückenschmerzen Circulus vitiosus: Schmerz – Muskelspannung – Schmerz
Regeln:	Verhalten in Beruf, Haushalt, Garten persönliche Fragen, Sexualverhalten
Übungen:	Muskuläres Entspannungstraining, Schmerzbewältigung

5. Kurstag:

Theorie:	Wirbelsäulenfreundliche bzw. -schädliche Sportarten
Regeln:	Verhalten in Sport und Freizeit, Radfahren, Rückenschwimmen, Joggen, Skilanglauf
Übungen:	Gymnastik aus der Entlastungshaltung

6. Kurstag:

Theorie:	Wiederholung
Regeln:	Selbstkontrollverfahren
Übungen:	Hindernislauf, Quiz, Zertifikat

Literatur

Aberg, J.: Evaluation of an advanced back pain rehabilitation program. Spine 9 (1984) 317–318

Alexander, F.: Psychosomatische Medizin. Grundlagen und Anwendungsgebiete. Walter de Gruyter, Berlin 1951

Altman, D.G.: Practical studies for medical research. Chapman & Hall, London 1991

Anderson, B.: Stretching. Felicitas Hübner Verlag, Waldeck 1980

Arnold, D.: Ranzen-TÜV. Unterricht Biologie 106 (1985) 15–19

Arnold, K., Finn, A., Lang, E.: Zur Lage der Gesundheitserziehung an den allgemeinbildenden Schulen in der Bundesrepublik Deutschland. Pädagogische Rundschau 40 (1986) 465–486

Attix, E.A., Tate, M.A.: Low back school. A conservative method for the treatment of low back pain. Journal of the Missouri State Medical Association 20 (1979) 4–9

Attix, E.A., Nichols, J.: Establishing a low back school. Southern Medical Journal 74 (1981) 327–331

Basler, H.D.: Medizinisch-psychologische Interventionsmöglichkeiten im präventiven Bereich. In: *T. Schneller* (Hrsg.): Medizinische Psychologie III. Kohlhammer, Stuttgart 1980, S. 38–65

Bernstein, D.A., Borkovec, T.D.: Entspannungstraining. Pfeiffer, München 1975

Berquet, K.H.: Sitz- und Haltungsschäden. Auswahl und Anpassung der Schulmöbel. Thieme, Stuttgart 1988

Berquet, K.H.: Neue Erkenntnisse über Schulmöbel. Uelzen 1989

Berquist-Ullman, M., Larsson, U.: Acute low back pain in industry. Acta Orthopaedica Scandinavia 170 (1977) 1–117

Berwick, D.M., Budman, S., Feldstein, M.: No clinical effects of back schools in an HMO. A randomized prospective trial. Spine 14 (1989) 338–344

Bösken, P.: Eine vergleichende Untersuchung zur Persönlichkeitsstruktur von Patienten mit chronischem Lumbalsyndrom. Dissertation, Universität Bochum 1986

Bogart, E.J., Kemmler, L.: Hausaufgaben in der Psychotherapie. Psychologische Rundschau 40 (1989) 10–17

Brown, K.C., Sirles, A.T., Hilyer, J.C.,Thomas, M.J.: Cost-effectiveness of a back school intervention for municipak employees. Spine 17 (1992) 1224–1228

Brügger, A.: Die Erkrankungen des Bewegungsapparates und seines Nervensystems. Fischer, Stuttgart 1980

Bundesamt für Sozialversicherung: Invaliditätsstatistik. Bern 1987

Cailliet, R.: Scoliosis. F.A. Davis Company, Philadelphia 1975

Cailliet, R.: Foot and ankle pain. F.A. Davis Company, Philadelphia 1975

Cailliet, R.: Shoulder pain. F.A. Davis Company, Philadelphia 1980

Cailliet, R.: Neck and arm pain. F.A. Davis Company, Philadelphia 1981

Cailliet, R.: Hand pain and impairment. F.A. Davis Company, Philadelphia 1982

Cailliet, R.: Knee pain and disability. F.A. Davis Company, Philadelphia 1983

Cailliet, R.: Understanding your backache: A guide to prevention, treatment, and relief. F.A. Davis Company, Philadelphia 1984

Cailliet, R.: Low back pain syndrome. F.A. Davis Company, Philadelphia 1988

Campbell, D.T., Stanley, J.C.: Experimental and quasi-experimental designs for research. Chicago 1966

Cautela, J.R.: Covert extinction. Behavior Therapy 2 (1971) 192–200

Chöler, U., Larsson, R., Nachemson, A.: Back pain attempt at a structural treatmentprogram for patients with low back pain. SPRI Raport 188, Stockholm 1985

Cohen, J.E., Giel, V., Frank, W., Bombardier, C., Peloso, P., Guillemin, F.: Group education intervention for people with low back pain. Spine 12 (1987) 77–82

Consensus Development Conference: Prophylaxis and treatment of osteoporosis. Osteoporosis International 1 (1991) 114–117

Cremerius, J.: Zur Theorie und Praxis der Psychosomatischen Medizin. Suhrkamp, Frankfurt 1978

Czolbe, A.B.: Rückenschule: Verhaltenstraining bei Wirbelsäulenerkrankungen. Staatsexamensarbeit, Universität Duisburg 1986

Czolbe, A.B.: Rückenschule in Kindergarten und Schule. Kovac, Stuttgart 1994

Delpech, J.M.: De l'orthomorphie. Gabon, Paris 1828

Deyo, R.A.: How many days of bed rest for acute low back pain? New England Journal of Medicine 315 (1986) 1064–1070

DIN Deutsches Institut für Normung e.V.: DIN ISO 5970. Stühle und Tische für Bildungseinrichtungen. Funktionsmaße. Berlin 1980

Duesberg, F., Verdonck, A.: Aspekte isokinetischer Test- und Diagnoseverfahren in der Sportmedizin. In: *R. Spingte, D. Droh* (Hrsg.): Schmerz und Sport. Springer, Heidelberg 1989

Ertmann, H.: Vergleichende anatomische Untersuchungen zum Verständnis der Statik und Dynamik von Becken und Lendenwirbelsäule bei verschiedenen Beckentypen. Diätik, phys. med. rehab. 6 (1965)

Fahrni, W.H.: Backache: assessment and treatment. Musqueam Publishers, Vancouver 1976

Fairbank, J.C.T., Couper, J., Davis, J.B., O'Brien, J.P.: The Oswestry low back pain disability questionnaire. Physiotherapy 66 (1980) 271

Fischer, W., Robert, J., Vischer, T.L.: Facteurs liés aux douleurs du dos chez des emploés d'une entreprise avec évaluation 'une intervention préventive. Méd. Hyg. 53 (1995) 633–640

Fisk, J.R., Dimonte, P., McKay Courington, S.: Back schools – Past, present and future. Clinical Orthopedics and Related Research 179 (1983) 18–23

Fitzler, S.L., Berger, R.A.: Chelsea bach program: One year later. Occupational Health and Safety 52 (1983) 52–54

Fleiss, O.: Unsere Wirbelsäule. Funktionsprogramm zum Schutz der Wirbelsäule. Ehrenwirth, München 1991

Forrest, A.J., Wolkind, S.N.: Masked depression in men with low back pain. Rheumatology and Rehabilitation 13 (1974) 148–150

Frisch, H.: Programmierte Untersuchung des Bewegungsapparates. Springer, Berlin 1983

Froböse, I., Duesberg, F., Verdonck, A., Buck, H.: Steuerung des postoperativ durchgeführten isokinetischen Aufbautrainings nach Sportverletzungen. Orthopädische Praxis 3 (1990)

Frymoyer, J.W.: Back pain and sciatica. New England Journal of Medicine 318 (1988) 291–300

Garfield, S.L.: Psychotherapie. Ein eklektischer Ansatz. Beltz, Weinheim, Basel 1982

Grardel, B., Sutter, B., Plais, P.Y.: L'ecole pour lombalgiques chroniques. Rev. Rheum. Mal. Osteoartic. 58 (1991) 513–518

Gillmann, H.: Physikalische Therapie. Thieme, Stuttgart 1981

Gollner, E., Kreuzriegler, F., Kreuzriegler, K.: Rehabilitatives Ausdauertraining in Orthopädie und Traumatologie. Pflaum-Verlag, München 1991

Grifka, J.: Die Knieschule. Rowohlt, Reinbek 1992

Grimes, D., Bennion, D., Blush, K., Duncan, M.E.: Teaching patients to love their backs. Resident and Staff Physicians 5 (1980) 60–68

Gropengiesser, I., Gropengiesser, H.: Gesunde Schule. Unterricht Biologie 106/9. (1985) 4–14

Gutmann, G.: Statische Aspekte bei der Coxarthrose. Manumed: Medizinische Manuskripte 8 (1970) 111–120

Hall, H.: The Canadian Back Education Units. Physiotherapy 66 (1980) 115–117

Hall, H., Iceton, J.A.: Back school – an overview with special reference to he Canadian Back Education Units. Clinical Orthopaedics and Related Research 179 (1983) 10–17

Hasenbring, M.: Chronifizierung bandscheibenbedingter Erkrankungen. Schattauer, Stuttgart 1992

Hassenstein, P.: Hämodynamik. In: *H.-H. Hüllemann* (Hrsg.): Sportmedizin, Leistungsmedizin. Thieme, Stuttgart 1976

Haynes, R.B., Taylor, D.W., Sackett, D.: (Hrsg.): Compliance Handbuch. Oldenbourg, München 1982

Haynes, R.B., Taylor, D.W., Sackett, D.L.: Compliance Handbuch. Verlag für Angewandte Wissenschaften, München 1986

Hedtmann, A.: Schulterschule. Referat auf der 36. Jahrestagung der Vereinigung Süddeutscher Orthopäden in Baden-Baden, 1988

Heinrich, R.L., Cohen, M.J., Naliboff, B.D., Collins, G.A.: Bonebakker, A.D.: Comparing physical behavior therapy for chronic low back pain on physical abilities, psychological distress, and patients' perceptions. Journal of Behavioral Medicine 8 (1985) 61–78

Heipertz, W., Schmidt, E.: Therapeutisches Reiten. Stuttgart 1978

Heliövaara, M.: Occupation and risk of herniated lumbar intervertebral disc or sciatica leading to hospitalization. J. Chron. Dis. 40 (1987) 259–264

Heliövaara, M.: Epidemiology of sciatica. Helsinki 1988

Höfling, G.: Auf den Blickwinkel kommt es an! In: *L.F. Katzenbacher:* Hygiene in der Schule. Prögel, Ansbach 1986

Höfling, S.: Wirksamkeit und Nutzen psychotherapeutischer Behandlung. Deutscher Psychologen Verlag, dpv, Bonn 1988

Höfling, S., Kaisser, P. (Hrsg.): Orthopädische Rückenschule Interdisziplinär. Springer, Berlin, Heidelberg, New York, London, Paris, Tokyo, Hong Kong, Barcelona 1992

Höfling, S., Böhle, E.: Evaluation der Rückenschule – Ein Modell. In: *S. Höfling, P. Kaisser* (Hrsg.): Orthopädische Rückenschule Interdisziplinär. Springer, Berlin, Heidelberg, New York, London, Paris, Tokyo, Hong Kong, Barcelona 1992

Höfling, S., Kaisser, P., Stadler, M.: Orthopädische Rückenschule. Stabile Haltungsänderung durch

Einsatz psychologischer Strategien. Natur- und Ganzheits-Medizin 4 (1991) 88–93

Hollmann, W., Hettinger, Th.: Sportmedizin. Schattauer, Stuttgart 1990

Holmes, T.H., Wolff, H.G.: Life situations, emotions and backache. Psychosomatic Medicine 14 (1952) 18–33

Horn, D.: Factors affecting cessation of cigarette smoking: A prospective study. Paper presented at the meeting of the Eastern Psychological Association in Washington. 1968. Zitiert nach *P.F. Secord, C.W. Backman* (Eds.): Sozialpsychologie. Fachbuchhandlung für Psychologie, Frankfurt 1976

Hoppenfeld, S.: Orthopädische Neurologie. Enke, Stuttgart 1980

Hoppenfeld, S.: Klinische Untersuchungen der Wirbelsäule und der Extremitäten. Fischer, Stuttgart 1982

Hünig, R., Schneider, P.G.: Isokinetische Systeme zum Kraftmessen und Krafttraining. Referat auf dem Trainerkongreß „Krafttraining im Leistungssport", Osnabrück 1984

Jacobson, E.: Progressive relaxation. University of Chicago Press, 1938

Jäger, M., Wirth, C.J. (Hrsg.): Praxis der Orthopädie. Thieme, Stuttgart 1986

Jäger, M., Luttmann, A., Laurig, W.: Die Belastung der Wirbelsäule beim Handhaben von Lasten. Orthopäde 10 (1990) 132–139

Janda, V.: Muskelfunktionsdiagnostik. VEB Volk und Gesundheit, Berlin 1986

Jonath, U., Haag, E., Krempel, R.: Leichtathletik. 4. Auflage. Rowohlt, Reinbek 1983

Jonath, U., Haag, E., Krempel, R.. Leichtathletik. Rowohlt, Reinbek 1984

Jones, H.H., Priest, J.D., Hayes, D.C., Tichenor, C.C., Nagel, D.A.: Humeral hypertrophy in response to exercise. Journal of Bone and Joint Surgery 59A (1977) 204–208

Junghanns, H.: Die Belastungen der Wirbelsäule im täglichen Leben und im Sport. Hippokrates, Stuttgart 1986

Kaisser, P., Höfling, S.: Münchner Manual zur Orthopädischen Rückenschule. Springer, Berlin, Heidelberg, New York, London, Paris, Tokyo, Hong Kong, Barcelona 1990

Kanfer, F.H., Goldstein, A.P. (Hrsg.): Möglichkeiten der Verhaltensänderung. Urban & Schwarzenberg, München 1977

Kaplan, R.M., Deyo, R.A.: Back pain in health care workers. State Art Rev. Occup. Med. 3 (1988) 61

Kazdin, A.E.: Covert modeling, model similarity, and reduction of avoidance behavior. Behavior Therapy 5 (1974) 325–340

Keijsers, J.F., Steenbakkers, M.W., Mertens, R.M., Bouter, L.M., Kok, G.: The efficacy of the back school: A randomized trial. Arthritis Care Research 3 (1990) 204–209

Kempf, H.D.: Die Rückenschule. Das ganzheitliche Programm für einen gesunden Rücken. Rowohlt, Reinbek 1990

Kennedy, B.: An Australian program for management of back problems. Physiotherapy 66 (1980) 108–111

Kiesche, H.: Tägliche Bewegungszeit. In: *I. Gropengiesser, V. Schneider:* Gesundheit. Friedrich Jahresheft 1990

Klingenstierna, U.: Back schools: a review. Critical Review of Physical and Rehabilitation Medicine 3 (1991) 155–171

Knebel, K.P.: Funktionsgymnastik. Rowohlt, Reinbek 1985

Knebel, K.P. et al.: Funktionsgymnastik. Rowohlt, Reinbek 1990

Köhler, H.: Psychologische Schmerzbewältigung bei chronischer Polyarthritis. Dissertation an der Fakultät für Sozial- und Verhaltenswissenschaften der Universität Tübingen, 1982

Kohlmann, C.W., Krohne, W., Küstner, E., Schrezenmeir, J., Wahlter, U., Beyer, J.: Der „IPC-Diabetes-Fragebogen": Ein Instrument zur Erfassung krankheitsspezifischer Kontrollüberzeugungen bei Typ-I-Diabetikern. Diagnostica 37 (1991) 252–270

Krämer, J.: Zum Stoffaustausch der Bandscheiben. Zeitschrift für Orthopädie 111 (1973) 507

Krämer, J.: Bandscheibenbedingte Erkrankungen. 3. Auflage. Thieme, Stuttgart 1994

Krämer, J.: Osteoporose: Diagnostik, Therapie und Prophylaxe. Wissenschaftliche Verlagsgesellschaft, Stuttgart 1991

Krämer, J.: Bandscheibenschäden: Vorbeugen durch Rückenschule. 17. Auflage. Heyne, München 1996

Kütemeyer, M., Schultz, U.: Psychosomatik des Lumbago-Ischias-Syndroms. In: *T. v. Uexküll* (Hrsg.): Psychosomatische Medizin. 3. Auflage. Urban & Schwarzenberg, München 1986

Kvien, T., Nilson, H., Vik, P.: Education and self-care for patients with low back pain. Scandinavian Journal of Rheumatology 10 (1981) 318–320

Lankhorst, G.J., van de Stadt, R., Vogelaar, T.W., van der Korst, J.K., Prevo, A.J.H.: The effect of the Swedish back school in chronic idiopathic low back pain – a prospective controlled study. Scandinavian Journal of Rehabilitation Medicine 15 (1983) 141–145

Lankhorst, G.J., van de Stadt, R.J., van der Korst, J.: The natural history of idiopathic low back pain. Scandinavian Journal of Rehabilitation Medicine 17 (1985) 1–4

Laser, T.: Lumbale Bandscheibenleiden – Diagnostik und konservative Behandlung. Zuckschwerdt, München 1988

Laser, T.: Bandscheibenleiden. Ein Leitfaden für alle mit Kreuzschmerzen. Zuckschwerdt, München 1988

Lazarus, A.A.: Behavior rehearsal vs. nondirective therapy vs. advice effecting behavior change. Behavior Research and Therapy 4 (1966) 209–212

Leventhal, H.: Findings and theory in the study of fear communications. In: *L. Berkowitz* (Ed.): Advances in experimental social psychology. Vol. 5. Academic Press, New York 1970

Leventhal, H., Singer, R.P., Jones, S.: Effects of fear and specifity of recommendation upon attitudes and behavior. Journal of Personality and Social Psychology 2 (1965) 20–29

Leventhal, H., Watts, J.C., Pagano, F.: Effects of fear and instruction on how to cope with danger. Journal of Personality and Social Psychology 6 (1967) 313–321

Ley, P.: Cognitive variables and noncompliance. The Journal of Compliance in Health Care 1 (1986) 2

Lewit, K.: Manuelle Medizin im Rahmen der medizinischen Rehabilitation. Urban & Schwarzenberg, München 1984

Lindequist, S., Lundberg, B., Wikmark, R., Bergstad, B., Lööf, G., Ottermark, A.C.: Information and regime at low back pain. Scandinavian Journal of Rehabilitation Medicine 16 (1984) 113–116

Lindström, I., Öhlund, C., Eek, C.: The effect of graded activity on patients with subacute low back pain: A randomized prospective clinical study with an operant conditioning behavioral approach. Physical Therapy 72 (1991) 279–293

Linton, S.J., Bradley, L.A., Jensen, I., Sprangfort, E., Sundell, L.: The secondary prevention of low back pain: a controlled study with follow-up. Pain 36 (1989) 197–207

Lowen, A.: Bioenergetik: Therapie der Seele durch Arbeit mit dem Körper. Rowohlt, Reinbek 1979

Maier, P., Scharf, H.P., Noack, W.: Möglichkeiten und Grenzen bei der Interpretation unterschiedlicher Krankheitsbilder und Trainingszustände mit isokinetischen Systemen. In: *W. Puhl, W. Noack, H.-P. Scharf, F. Sedunko:* Isokinetisches Muskeltraining in Sport und Rehabilitation. Perimed, Erlangen 1988

Maier-Riehle, M., Härter, M.: Die Effektivität von Rückenschulen aus empirischer Sicht – eine Metaanalyse. Zeitschrift für Gesundheitspsychologie 4 (1996) 197–219

Mariotti, G., Schlumpf, U., Zillig, R., de Ruyter, R.: Rückenschule: Erwartungen, Ergebnisse und Erkenntnisse. Versuch einer Evaluation. Phys. Rehabil. Kur. Med. 2 (1992) 52–57

Maruta, T.D., Swanson, D.W., Swanson, W.M.: Pain as a psychiatric symptom: Comparison between low back pain and depression. Psychosomatics 17 (1976) 123–127

Mattmiller, A.W.: The California back school. Physiotherapy 66 (1980) 118–122

Melzack, R., Wall, P.D.: Pain mechanisms: a new theory. Science 150 (1965) 971–979

Metzger, W.: Psychologie. 4. Auflage. Dr. Deitrich Steinkopff Verlag, Darmstadt 1968

Mielke, M.: Primäre Prävention von Wirbelsäulenerkrankungen im Kindergarten. Entwicklung und Evaluation eines Programmes der vorschulischen Gesundheitserziehung. Unveröff. Diplomarbeit, Universität Duisburg 1990

Mielke, R. (Hrsg.): Interne/externe Kontrollüberzeugung. Huber, Bern 1982

Miltner, W., Birbaumer, N., Gerber, W.D. (Hrsg.): Verhaltensmedizin. Springer, Berlin 1986

Moffett, J.A.K. et al.: A controlled prospective study to evaluate the effectivness of a back school in the relief of chronic low back pain. Spine 11 (1986) 120–122

Moraldo, M.: Knieschule – mit der Arthrose leben. Referat auf der 36. Jahrestagung der Vereinigung Süddeutscher Orthopäden in Baden-Baden, 1988

Morrison, G.E.C., Chase, W., Young, V., Roberts, W.L.: Back pain: Treatment and prevention in a community hospital. Archives of Physical and Medical Rehabilitation 69 (1988) 605–660

Nachemson, A.: The effects of forward leaning on lumbar intradiscal pressure. Acta Orthopaedica Scandinavia 35 (1965) 314

Nachemson, A.: Back schools and chronic low back pain. Referat auf der 74. Tagung der Deutschen Gesellschaft für Orthopädie und Traumatologie, Saarbrücken 1988

Neer, C.S.: Impingement Lesions. Clinical Orthopaedics and Related Research 173,II (1983) 70–77

Nentwig, C.G.: Psychologische Ursachen für Rückenschmerzen am Arbeitsplatz. In: *J. Jerosch, U. Witting, D. Brunsmann:* Berufsbedingte Erkrankungen der Wirbelsäule. Enke, Stuttgart 1996, 13–18

Nentwig, C.G., Czolbe, A.B.: Pilotprojekt: Rückenschule für Kinder. Unveröff. Manuskript, Universität Duisburg, 1988

Nentwig, C.G., Czolbe, A.B.: „Willi Wirbel bewegt sich richtig!". Grundschule 1 (1990) 22–24

Nentwig, C.G., Lüderitz, A.: Psychosomatische Aspekte von Rückenbeschwerden. Therapiewoche 42 (1992) 1368–1369

Nentwig, C.G., Krämer, J., Ullrich, C.H.: Rückenschule: Verhaltenstraining zur Prävention und Rehabilitation degenerativer Wirbelsäulenerkrankungen. Referat auf der 15. Jahrestagung der Europäischen Gesellschaft für Verhaltenstherapie in München, 1985

Nöcker, J.: Physiologie der Leibesübungen. Enke, Stuttgart 1980

Pedroni, G.: Die sozialen Kosten von Rheuma in der Schweiz. Studien zur Gesundheitsökonomie 9. Basel, 1986

Peltier, L.F.: The "back school" of Delpech in Montpellier. Clinical Orthopaedics and Related Research 179 (1983) 4–9

Puhl, W., Noack, W., Scharf, H.-P., Sejunko, F. (Hrsg.): Isokinetisches Muskeltraining in Sport und Rehabilitation. Perimed, Erlangen 1988

Rattner, J.: Psychosomatische Medizin heute. Seelische Ursachen körperlicher Erkrankungen. Fischer, Frankfurt a.M. 1977

Rauber, A., Kopsch, F.: Anatomie des Menschen. Band I. Bewegungsapparat. Thieme, Stuttgart 1988

Reinhardt, B.: Die stündliche Bewegungspause. Hippokrates, Stuttgart 1983

Reinhardt, B.: Gesunder Rücken – besser leben. Rückenschule. Perimed, Erlangen 1989

Reinhardt, B. (Hrsg.): Die orthopädische Rückenschule. Medizinisch Literarische Verlagsgesellschaft, Uelzen 1991

Riihimäki, H., Wickström, G., Hänninen, K., Mattson, T., Waris, P., Zitting, A.: Radiolographically detectable lumbar degenerative changes as risk indicators of back pain, a cross-sectional epidemiologic study of concrete reinforcement workers and hose painters. Scand. J. Work Environ. Health 15 (1989) 208–285

Rohen, J., Yokochi, C.: Anatomie des Menschen. Schattauer, Stuttgart 1988

Rosenbrock, H.: Wege zu einer effektiven Prävention. In: *Bundesvereinigung für Gesundheitserziehung* (Hrsg.): 40 Jahre Gesundheitserziehung in der Bundesrepublik Deutschland. Rückblick – Ausblick – Perspektiven. 1989

Rüeysegger, P., Durand, E.P., Dambacher, M.A.: Differential effects of aging and disease on trabecular and cortical bone density. Bone (1990)

Schiebler, T.H., Schmidt, W.: Anatomie. Springer, Heidelberg 1987

Schlapbach, P.: Back school. In: *P. Schlapbach & N.J. Gerber* (Hrsg.): Physiotherapy: Controlled trials and facts. Karger, Basel 1991

Schoberth, H.: Orthopädie des Sitzens. Springer, Berlin 1989

Selby, D.: Conservative Care of nonspecific low back pain. Orthopedic Clinics of North America 13/3 (1982)

Spitzy, H.: Die körperliche Erziehung des Kindes. 2. Aufl. Springer, Wien 1926

Staeck, L.: Der Stellenwert der Gesundheitserziehung im zeitgemäßen Biologieunterricht. Prävention 1/5 (1982) 3–8

Staffel, F.: Die menschlichen Haltungstypen und ihre Beziehungen zu den Rückgratverkrümmungen. Bergmann, Wiesbaden 1989

Stegemann, J.: Leistungsphysiologie. Thieme, Stuttgart 1971

Sternbach, R.A.: Measuring the severity of clinical pain. In: *J.J. Bonica* (Ed.): Advances in neurology. Vol. IV. Raven-Press, New York 1974, S. 281–288

Stoboy, H.: Das Muskeltraining und seine Bedeutung für den atrophierten und normalen Muskel. In: *W. Puhl, W. Noack, H.-P. Scharf, F. Sedunko:* Isokinetisches Muskeltraining in Sport und Rehabilitation. Perimed, Erlangen 1988

Tilton, F.E., Degioanni, J.J.C., Schneider, V.S.: Long-term follow-up of Skylab bone demineralization. Aviation Space and Environmental Medicine 51 (1980) 1209

Thoreson, C.E., Mahoney, M.: Behavioral self-control. Holt, New York 1974

Turk, D.C., Meichenbaum, D., Genest, M.: Pain and Behavioral Medicine: A cognitive behavioral perspective. Guilfort, New York 1983

Ulich, E. (Hrsg.): Beiträge zum Mentalen Training. Limpert, Frankfurt 1973

Ullrich, C.H., Nentwig, C.G.: Mettmanner Rückenschule: Verhaltensänderungen im Alltag. Referat auf der 36. Jahrestagung der Vereinigung Süddeutscher Orthopäden in Baden-Baden, 1988

Ullrich, C.H., Windemuth, D., Nentwig, C.G.: Ergebnisse einer vergleichenden Studie zur Wirkung von Externaanwendung und Physiotherapie mit und ohne Knieschule. Referat auf der 36. Jahrestagung der Vereinigung Süddeutscher Orthopäden in Baden-Baden, 1988

Ullrich, C.H.: Training ohne Reue. Das Trainingsbuch für jeden Sportler. Zuckschwerdt, München 1994 (2. Auflage)

Versloot, J.M., Rozeman, A., van Son, A.M., van Akkerveeken, P.F.: The cost-effectiveness of a back school program in industry. A longitudinal controlled field study. Spine 17 (1992) 22–27

Vorderwülbecke, M.: Skilanglauf. 3. Ausgabe. Rowohlt, Reinbek 1986

Waddel, G.A.: A new clinical model for the treatment of low back pain. Spine 12 (1987) 632–644

Weinberger, M., Tierney, W.M., Cowper, P.A., Katz, B.P., Booher, P.A.: Cost-effectiveness of increased telephone contact for patients with osteoarthritis. Arthritis Rheum. 36 (1993) 243–246

Weineck, J.: Sportanatomie. Beiträge zur Sportmedizin. Bd. 9. Perimed, Erlangen 1983

Weber, K.: Tennis-Fitness. BLV, München 1982

Weber, M., Cedraschi, C., Roux, E., Kissling, R., von Känel, S., Dalvit, G.: A prospective controlled study of low back school in the general population. British Journal of Rheumatology 35 (1996) 178–183

White, A.: Back school and other conservative approaches to low back pain. Mosby, St. Louis 1983

Wilcke, A.: Die Rückenschule. Therapiewoche 38 (1988) 3803

Wilcke, A.: Rückenschule und Krafttraining. Referat auf der 36. Jahrestagung der Vereinigung Süddeutscher Orthopäden in Baden-Baden, 1988

Windemuth, D., Nentwig, C.G.: Gesundheitsspezifische Kontrollüberzeugungen als Indikationsvariable für Verhaltenstrainingsprogramme bei orthopädischen Patienten. Verhaltensmodifikation und Verhaltensmedizin 12 (1991) 297–308

Wirhed, R.: Sport-Anatomie und Bewegungslehre. Schattauer, Stuttgart 1984

Wood, D.J.: Design and evaluation of a back injury prevention program within a geriatric hospital. Spine 12 (1987) 77–82

Zachrisson-Forssell, M.: The Swedish back school. Physiotherapy 66 (1980) 112–114

Zachrisson-Forssell, M.: The back school. Spine 6 (1981) 104–106.

Sachregister